（中文翻译版）

# 全膝关节置换术随访病例

## Total Knee Arthroplasty：Long Term Outcomes

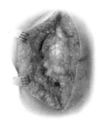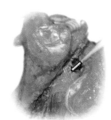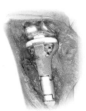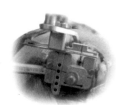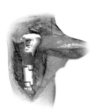

主　编　Theofilos Karachalios
主　译　杨　佩　王坤正

科学出版社

北　京

图字：01-2019-1392

# 内 容 简 介

　　本书共 26 章，每章在综合大量文献的基础上为读者展示了膝关节置换的历史传承与最新进展。前 4 章分别介绍了膝关节置换的相关历史及基础知识，以及不同的设计思路，不同的假体所带来的经验教训，并对膝关节假体的疗效进行了客观的评价。第 5 章至第 25 章详细讨论了各项因素对膝关节置换临床疗效的影响。最后对目前膝关节假体设计下的患者生活质量和满意度进行了讨论。

　　本书适合骨科医师、康复医师和医学生等参考阅读。

**图书在版编目（CIP）数据**

　全膝关节置换术随访病例/ (希) 西奥·洛斯·卡拉查利奥斯主编；杨佩，王坤正主译.—北京：科学出版社，2019.9
　书名原文：Total Knee Arthroplasty: Long Term Outcomes
　ISBN 978-7-03-062064-4

　Ⅰ.全…　Ⅱ.①西…②杨…③王…　Ⅲ.人工关节—膝关节—移植术 (医学) —病案　Ⅳ. R687.4

　中国版本图书馆CIP数据核字（2019）第167578号

责任编辑：王海燕 / 责任校对：张怡君
责任印制：肖　兴 / 封面设计：吴朝洪

**科 学 出 版 社** 出版
北京东黄城根北街 16 号
邮政编码：100717
http://www.sciencep.com

**中国科学院印刷厂** 印刷
科学出版社发行　各地新华书店经销
*

2019 年 9 月第 一 版　开本：787×1092 1/16
2019 年 9 月第一次印刷　印张：13 3/4
字数：323 000

**定价：168.00 元**
（如有印装质量问题，我社负责调换）

# 译者名单

主　译　杨　佩　王坤正
副主译　王春生　王　伟　田　润
译　者（以姓氏笔画为序）
马　俊　马　瑞　刘晓辉　李　哲
李　越　李沂阳　杨　鲲　宋丹丹
张　晨　张子琦　倪建龙　唐一仑
焦　鸣　魏启鲁

# 主 编

Theofilos Karachalios

色萨利大学骨科
拉里萨
希腊

# 编者名单

**Ioannis Antoniou, MD** Orthopaedic Department, Center of Biomedical Sciences （CERETETH）, University of Thessalia, Larissa, Hellenic Republic

Orthopaedic Department, Center of Biomedical Sciences （CERETETH）, University General Hospital of Larissa, Larissa, Hellenic Republic

**Kyriakos Avramidis, MD, DSc** Orthopaedic Department, General Hospital of Larissa, Larissa, Hellenic Republic

**Gregory Avramidis, MD** 3rd Orthopaedic Department, KAT Hospital, Athens, Hellenic Republic

**George C. Babis, MD, DSc** 2nd Orthopaedic Department, School of Medicine, Athens University, Konstantopouleio General Hospital Nea Ionia, Athens, Greece

**Konstantinos A. Bargiotas, MD, DSc** Orthopaedic Department, University General Hospital of Larissa, Larissa, Hellenic Republic

**Lisa G. Coles, PhD** Department of Mechanical Engineering, University of Bath, Bath, UK

**Zoe H. Dailiana, MD, DSc** Department of Orthopaedic Surgery, Faculty of Medicine, School of Health Sciences, University of Thessalia, Larissa, Hellenic Republic

**Spyridon Galanakos, MD, DSc** 4th Orthopedic Department, KAT Hospital, Athens, Greece

**Eduardo García-Cimbrelo, MD, PhD** Orthopaedics Department, Hospital La Paz-Idi Paz, Madrid, Spain

**Sabina Gheduzzi, PhD** Department of Mechanical Engineering, University of Bath, Bath, UK

**Harinderjit S. Gill, PhD** Department of Mechanical Engineering, University of Bath, Bath, UK

**Dimitrios Giotikas, MD, DSc** Department of Trauma and Orthopaedics, Addenbrookes Hospital–Cambridge, University Hospitals NHS Foundation Trust, Cambridge, UK

**Enrique Gómez-Barrena, MD, PhD** Orthopaedics Department, Hospital La Paz-Idi Paz, Madrid, Spain

**Michael E. Hantes, MD, DSc, PhD** Department of Orthopaedic Surgery, University Hospital of Larissa, Larissa, Greece

Faculty of Medicine, School of Health Sciences, University of Thessaly, Larissa, Greece

**Demetrios Kafidas, MD** Orthopaedic Department, University of Thessalia, Larissa, Hellenic Republic

**Petros Kalampounias, MD** 3rd Orthopaedic Department, KAT Hospital, Athens, Hellenic Republic

**Theofilos Karachalios, MD, DSc** Orthopaedic Department, Faculty of Medicine, School of Health Sciences, Center of Biomedical Sciences （CERETETH）, University of Thessalia, University General Hospital of Larissa, Larissa, Hellenic Republic

**Polykarpos I. Kiorpelidis, MD** Department of Orthopaedic Surgery and Musculoskeletal Trauma,

Faculty of Medicine, School of Health Sciences, University of Thessalia, Larissa, Hellenic Republic

**George Komnos, MD** Orthopaedic Department, Center of Biomedical Sciences （CERETETH）, University of Thessalia, Larissa, Hellenic Republic

Orthopaedic Department, General Hospital of Karditsa, Karditsa, Hellenic Republic

**Anna Konstantopoulou, MD** Department of Orthopaedics and Traumatology, University Hospital of Patras, Rion, Greece

**Vasileios Kontogeorgakos, MD, DSc** Department of Orthopaedic Surgery, ATTIKON University General Hospital, Athens, Hellenic Republic, Greece

Medical School, University of Athens, Athens, Hellenic Republic, Greece

**Antonios Kouzelis, MD, DSc** Department of Orthopaedics and Traumatology, University Hospital of Patras, Rion, Greece

**George A. Macheras, MD, DSc** 4th Orthopedic Department, KAT Hospital, Athens, Greece

**Konstantinos Makridis, MD** Orthopaedic Department, Center of Biomedical Sciences （CERETETH）, University of Thessalia Hellenic Republic, Larissa, Hellenic Republic

**Panagiotis Megas, MD, DSc** Department of Orthopaedics and Traumatology, University Hospital of Patras, Rion, Greece

**John Michos, MD, DSc** Senior Consultant Orthopaedic Surgeon, D' Orthopaedic Department, Asklepieion General Hospital, Boula, Athens

**Anthony W. Miles, PhD** Department of Mechanical Engineering, University of Bath, Bath, UK

**Vasileios S. Nikolaou, MD, PhD, MSc** 2nd Orthopaedic Department, School of Medicine, Athens University, Konstantopouleio General Hospital Nea Ionia, Athens, Greece

**Elias Palaiochorlidis, MD, DSc** Orthopaedic Department, Center of Biomedical Sciences （CERETETH）, University of Thessalia, Larissa, Hellenic Republic

**Ippolyti Papakostidou, RN, DSc** Department of Orthopaedic Surgery, Faculty of Medicine, School of Health Sciences, University of Thessalia, Larissa, Hellenic Republic

**Eduardo García-Rey, MD, PhD, EBOT** Orthopaedics Department, Hospital La Paz-Idi Paz, Madrid, Spain

**Nikolaos Rigopoulos, MD** Orthopaedic Department, Center of Biomedical Sciences （CERETETH）, University of Thessalia, Larissa, Hellenic Republic

**Nikolaos Roidis, MD, DSc** 3rd Orthopaedic Department, KAT Hospital, Athens, Hellenic Republic

**Alexander Tsarouhas, MD, DSc** Private Orthopedic Surgeon, Kalambaka, Thessaly, Greece

**Sokratis E. Varitimidis, MD, DSc** Department of Orthopaedic Surgery and Musculoskeletal Trauma, Faculty of Medicine, School of Health Sciences, University of Thessalia, Biopolis, Larissa, Republic Hellenic

**Konstantinos Veltsistas, MD** 3rd Orthopaedic Department, KAT Hospital, Athens, Hellenic Republic

**Aristides Zimbis, MD, DSc** Orthopaedic Department, Center of Biomedical Sciences （CERETETH）, University of Thessalia, Larissa, Hellenic Republic

School of Health Sciences, Faculty of Medicine, University of Thessalia, Larissa, Hellenic Republic

**Irini Tatani, MD** Department of Orthopaedics and Traumatology, University Hospital of Patras, Rion, Greece

# 译者序

世界人工关节置换术经过近百年的发展，目前已成为根除关节病痛、恢复关节功能及提高患者生活质量的治疗手段被广泛开展。在中国，接受人工关节置换术的患者数量也逐年增加。同时，新技术、新方法和先进的围术期处理的理念已经在国内得到了传播与应用，并在临床上逐渐积累了大量符合我国国情的关节外科手术技巧和围术期管理经验。然而，目前中国关节外科仍然面临诸多问题。地区发展不平衡、手术指征掌握不严及过于求新、追求时髦等，都是未来关节外科发展亟须面对的关键点。如何解决这些问题，是每一位关节外科医生需要思考的问题。

国外骨科同仁已经建立了完善的关节登记系统，每一例关节假体的患者信息、随访资料、并发症情况都有完整记载，通过对这些数据的分析，能够为临床工作提供强有力的证据支持，为假体的设计和改进提供可靠的方向。在我国，关节置换仍处于"群雄割据"的状态，各路"豪强"都占有着大量的患者群体及良好的手术效果，互相缺乏一个统一的随访和评价体系，"车不同轨，书不同文"，既不利于国内、国际的关节技术交流，也无法实现我国关节外科对全球关节技术的输出。

在此背景下，我和我的团队组织翻译了此书，希望在介绍国外各种手术效果的同时，能让每一位国内关节外科同仁思考：为什么我们没有属于自己的长期随访结果作为参考证据出现在国际关节外科的视野之中？为什么我们的患者基数如此之大、手术例数如此之多，却不能把我们的长期随访病例转化为临床依据，供世界关节外科同仁学习？

每个时代下的人都有属于自己的使命。在一代代关节外科人披荆斩棘，筚路蓝缕的拼搏下，我国关节外科已获得长足的进步。在全球化的大背景下，让我国的关节外科在世界有一立足之地，是我们这几代关节外科人的使命和责任。希望我们的这一点微薄的翻译工作能为中国关节外科走向世界贡献一点力量。

中华医学会骨科学分会候任主任委员
中华医学会骨科学分会关节外科学组组长
中国医师协会骨科医师分会副会长
中国医师协会骨科医师分会关节外科专家工作委员会主任委员
西安交通大学医学部关节外科中心主任

# 译者前言

　　自然科学发展到今天，已经逐渐建立起一套较为完整的研究客观世界的理论及应用工具，它使我们得以一步步判断客观事物并理解其内在规律。在自然科学的理论和方法指导下，人工关节技术才能够突破一个个障碍，稳步向前发展。时至今日，关节置换术已成为晚期骨关节炎患者治疗的金标准，使无数关节炎患者无痛地活动，继续完善其社会功能。在基础科学家、应用科学家及骨科医生的不懈努力下，关节外科正在向精准化、微创化的新方向发展。

　　然而，在一片欣欣向荣下，我们也应该清楚认识到目前关节外科所面临的前所未有的挑战。老龄化是我国社会正在面临的重要问题。目前，我国 60 岁以上人口达到 2.22 亿，占总人口的 16.15%。预计到 2020 年，老年人口将达到 2.48 亿，其中 80 岁人口达到 3067 万。老龄化比例逐年增高，是导致关节病患者数量迅速增加的一个重要因素；同时，社会活动日趋复杂，有毒、有害类物质的接触增多，以及人民对生活质量的更高要求，都使得我国关节外科发展过程中的缺点凸显。如何应对即将到来的"洪峰"，对于处在医疗改革深水区大环境下的关节外科是一个巨大的挑战。

　　在此背景下，我们翻译了 Theofilos Karachalios 教授主编的《全膝关节置换术随访病例》一书。如原著前言所介绍，Theofilos Karachalios 教授客观地评估了全膝关节置换术的长期临床研究数据，以及可能影响手术结果的各种因素，包括成本效益问题，为初学者或经验丰富的医生提供指导。我们翻译此书，希望能"以史为鉴"，在了解全膝关节置换术发展过程中，一代代研究者如何借助自然科学的研究方法和理论，解决各种阶段性问题，少走弯路和错路；在关节置换取消准入制度的前提下，如何脚踏实地、以现有证据为尺，知可为，知不可为，知不为。

　　对于全膝关节置换在我国当前的应用和未来的发展，我们同样需要回答以下几个问题：什么样的移植物才是适合于国人膝关节重建的最佳设计和固定？什么是我国的金标准？我们应该如何做才能满足不同经济背景下患者的要求？这些问题，我国的一些关节外科学者已经在尝试用更加科学的方法来解决，但希望能有更多的学者参与进来。这本书是一块基石，我们翘首以盼有更多新鲜血液的加入！

　　最后，衷心感谢本书所有翻译人员的辛苦付出与专业表现。没有他们一个个日夜的努力和奉献，本书难以完成翻译及出版。感谢所有校对人员的认真工作，才能使本书最终以良好的观感呈现给读者。

中华医学会骨科学分会关节外科学组委员

中华医学会骨科学分会青年委员会委员

杨　佩

中华医学会骨科学分会青年委员会关节外科学组副组长

中国医师协会骨科医师分会关节外科专家工作委员会委员

# 原著前言

　　一直到 20 世纪 60 年代至 70 年代初的时候，人们经常能看到一些髋、膝关节畸形和活动严重受限的残疾男女，使用各种助行器短距离蹒跚挪动的场景。患者常抱怨关节炎所带来的巨大痛苦和烦恼。1962 年 11 月，也就是 50 多年前，John Charnley 开创了髋关节重建的先河并取得现代化突破。正因为基础科学家、工程师、专业的骨科医生及业界相关人士等将他们的科研和职业生涯投入到成人重建术的发展，今天的医学才能够让关节炎患者无痛活动及恢复功能。

　　全膝关节置换术（TKA）的起源可以追溯到 1889 年，Themistocles Gluck 在柏林发表了一系列演讲，描述了用一整套象牙制品和浮石、熟石膏进行关节置换的方法。20 世纪 50 年代，McKeever 首次开展了胫骨表面置换。在接下来的 10 年中，设计师在约束式或铰链式假体或髁置换上做了很大的努力。最早的植入物设计存在较多问题，主要是由于部件的松动、破损和感染的比例很高。由于膝关节生物力学和运动学的复杂性，有效膝关节置换术设计的临床应用时间与全髋关节置换术（THA）相比，至少被推迟了 15 年。20 世纪七八十年代产生了解剖学和功能学两种不同的设计方法，这也是真正令人满意的膝关节置换术的临床应用。

　　全关节置换术发展成 20 世纪外科手术最重要的领域之一。然而，全膝关节置换术走向成功的道路是不易和坎坷的。手术技术和软组织平衡问题的出现，低质量植入物的使用，失败模式的确认，髌股关节问题引起的高失败率，使外科医生不得不从残酷的临床失败中一次次学习，患者往往成为全膝关节置换术和髋关节置换术的"时尚受害者"。

　　关节置换发展的最初几十年，专家的意见和材料设计者的研究成果影响着外科医生，他们的观点有时会比较偏颇。产业影响产生的数据既未被过滤，也未被彻底评估。我们被引导相信手术失败应该归咎于植入物，而且由于缺乏有力的证据支持我们的外科技术的治疗原则，我们让自己熟悉适合及不适合的关节置换策略。幸运的是，我们现在有可靠的教育和培训计划，我们严格审查高质量的文献，有循证研究（Ⅰ期和Ⅱ期随机对照试验，Meta 分析和国家登记数据）和监管机构通报，并审议行业建议。我们还认真记录出现在手术过程中的并发症，并且采取相应的预防措施。现在被广泛认可的是全膝关节置换者的长期存活是个多因素问题，因为除了植入物因素，相关的诊断、患者自身情况、外科医生和手术技术等因素也非常重要。除了这些问题，还要考虑的是财政问题。医疗服务者有理由质疑置换过程的成本效益，尤其是需要采用更新、更昂贵的技术和植入物，这使得系统的、可信的研究调查显得更为重要。

膝关节作为一种生物传动器，其目的是接受和传递一系列在股骨、髌骨、胫骨和腓骨之间的负载，而不会引起结构或代谢损害。关节置换术的目的是最大限度且尽可能安全地保证关节的功能完整性。这是一个较为复杂的问题，涉及负荷传递的优化、人工关节的运动力学、设计上的问题和软组织的代谢功能状态。20世纪90年代末，有人提出，行膝关节置换术的膝关节并不能重现健康、未受伤成年人的关节功能状态。人们也观察到，全膝关节置换患者行走方面与正常人对比有差异，他们步速较慢、步幅较小、起步相时间较短及步态僵硬。很多受试者还显示了股骨在胫骨上的前移，这种现象称作矛盾运动，对全膝关节置换的功能结果有显著的提示意义。鉴于这些观察结果，像不规则的运动、异常的髌骨轨迹、聚乙烯磨损和关节活动度差等并发症是可以解释的。全膝关节置换的功能恢复缓慢；相当数量的患者对手术结果不满意，他们认为手术未能成功地使他们恢复正常生理活动，或可以参加与年龄相适应的文体活动。

对于全膝关节置换当前的应用和未来的发展，我们需要回答以下几个问题：什么样的设计和固定才是用于膝关节置换重建的最佳移植物？金标准是什么？我们是否可以做得更好？为尝试阐明这些问题，本书作者客观地评估了长期临床研究的数据和可能影响手术结果的各种因素。我们认为，即使个人研究中心和植入物产业已投入大量研究工作，这并非总能转化成临床结果的改善，而且成本效益的问题常未被考虑。显而易见，理论和实验研究并不总是与长期临床研究保持同步，而且缺乏有质量的Ⅰ期和Ⅱ期临床结果的研究。

在这本书中，我们着眼于全膝关节置换术的长期结果。无论你是想寻求快速入门的初学者，又或是想深入了解现状的经验丰富的医生，希望这本书都能对您有所帮助！

## 主要参考文献

1. Learmonth ID, Young C, Rorabeck C. The operation of the century: total hip replacement. Lancet. 2007;370（0597）:1508-19.
2. Muirhead-Allwood SK. Lessons of a hip failure. BMJ. 1998;316（7132）:644.
3. Blaha JD. The rationale for a total knee implant that confers anteroposterior stability throughout range of motion. J Arthroplasty. 2004;19:22-6.

Larissa, Hellenic Republic          Theofilos Karachalios

# 目  录

# CHAPTER 1

# 第 1 章 | 全膝关节置换术简史

Konstantinos Makridis，Theofilos Karachalios

K. Makridis，医学博士
希腊拉里萨市塞萨利亚大学
生物医学中心，骨科

T. Karachalios，医学博士，理学博士（✉）
希腊拉里萨大学总医院
塞萨利亚大学医学院，骨科
e-mail: kar@med.uth.gr

## 一、简介

全膝关节置换术（TKA）发展的特点是制造合适的介入材料，临床应用膝关节生物力学和使用安全可靠的方法进行组件固定。由于采用切除和介入成形程序，并引进了多中心和几何学的膝关节，膝关节置换有了显著的改进和重要的创新。全髁膝关节的设计结合了平面截骨、平衡屈曲／伸直间隙，仔细进行韧带松解的手术技术，建立了现代 TKA 的标准。因此，TKA 已成为最成功的骨科外科手术之一。最近的创新理念，如患者专用检测仪器和计算机辅助手术有可能进一步提高 TKA 设计的有效性、耐用性和使用寿命。

膝关节炎患者手术的主要适应证是持续的疼痛和功能障碍，对患者的生活质量和功能状态产生负面影响，日常活动如站立、行走、爬楼梯等受到制约。手术的目的是恢复受损的软骨和软骨下骨，创造一个行使正常膝关节功能的人工关节。下肢力线和关节运动学的恢复是至关重要的，因为膝关节假体的失准直已经牵涉长期并发症，包括僵硬、髌股关节不稳、聚乙烯磨损加速及植入物松动。

TKA 的演变经历了不同的阶段和步骤。最初修复退行性关节的尝试包括切除和介入成形的过程，但结果令人失望。紧接着研究者凭借这些原始的技术，研制出第一代植入物，包括多中心和几何学的膝关节。虽然短期结果是有前景的，但随着时间推移，许多缺点和并发症已经逐渐显露。可以说，从 1970 年开始的 10 年里，TKA 基本概念和原则的确立，以及大多数现代设计的开发，开启了 TKA 的现代化进程。

本章的目的是简要回顾 TKA 的历史发展（表 1-1），并介绍从最初使用原始的、第一代膝关节植入物的外科技术一直到当前设计的逐步演变过程。

## 二、TKA 的发展历史

在 19 世纪末和 20 世纪初，已有第一次尝试修复受损或退化膝关节的报道。1861 年 Fergusson 首次报道膝关节切除成形术，即制造一个切口，去除多余的骨来改善运动和稳定性的过程。1863 年，Verneuil 等尝试通过插入一个关节囊瓣来阻止切除关节面之间的骨生长。为了简化膝关节的力学，Gluck 提出要完全切除关节面和交叉韧带，并用由象牙制成的铰链式假体来重建关节。20 世纪初是关节介入成形术的时代，多种材料得以应用，如脂肪（Lexer，1917 年）、加铬的猪膀胱（Baer，1918 年）、脂肪和筋膜（Murphy，1913 年、Putti，1921 年及 Albee，1928 年）、玻璃纸（Sampson，1949 年）、尼龙片（Kuhns，1950 年）和皮肤（Brown，1958 年）。Campbell 推广了自由筋膜移植物作为一种介入材料的使用。其中的一些技术在强直膝的治疗获得有限的成功，但一般来说中长期结果是令人失望的。

1950 ～ 1960 年，一些医生在股骨或胫骨半关节置换中使用了不同类型的金属模具，而其他外科医生则为严重的关节炎和不稳定的病例设计与开发了特定的铰链植入物。髓内柄的应用改进了这些假体的功能，这也是 TKA 进一步发展的额外推动力。Judet 介绍了第一个由丙烯酸制成的铰链假体，而 Magnoni、Walldius 和 Shiers 报道了类似的设备，其也用髓内柄来提供稳定性和恢复下肢力线。为了应对髌股关节疼痛和松动的问题，McKeever 和 MacIntosh 引入了髌骨假体的概念，并运用了金属胫骨部件。然而，生物力学问题、冶金差、不恰当固定和频繁的感染导致了高失败率。

诸如骨水泥作为固定材料的创新和高密度聚乙烯塑料作为支承面的引入，极大推动了 TKA 的进一步发展。多中心和几何学设计开启了第一代膝关节置换的时代，而 Gunston 是第一个进行这种假体试验的外科医生。Gunston 型多轴膝关节假体是一种最低限度限制型植入物，包含两个独立的高密度聚乙烯表面。Gunston 模仿 Charnley 早期在全髋关节置换（THA）中使用低摩擦的概念，最大限度地减少截骨，保留交叉韧带，试图重现正常膝关节的多中心运动。

表 1-1　TKA 的发展历史

| 19 世纪 |
| --- |
| 1861 年→ Fergusson 切除成形术 |
| 1863 年→ Verneuil 切除成形术 |
| 1891 年→ Gluck 象牙铰链假体 |
| 20 世纪 |
| 1913 年→ Murphy 脂肪和筋膜 |
| 1917 年→ Lexer 脂肪 |
| 1918 年→ Baer 加铬的猪膀胱 |
| 1921 年→ Putti 脂肪和筋膜 |
| 1924 年→ Campbell 自由筋膜移植物 |
| 1928 年→ Albee 脂肪和筋膜 |
| 1947 年→ Judet 丙烯酸铰链 |
| 1949 年→ Sampson 玻璃纸，Magnoni 丙烯酸铰链 |
| 1950 年→ Kuhns 尼龙片 |
| 1951 ～ 1958 年→ Brown 皮肤介入，Walldius / Shiers 金属铰链 |
| 1960 年→ McKeever 金属胫骨部件 |
| 1966 年→ MacIntosh 金属胫骨部件 |
| 1969 年 → Gunston 多 轴 膝 关 节，Eftekhar Mark Ⅰ |
| 1970 年→ Kodama-Yamamoto Mark Ⅰ，Freeman-Swanson 膝关节 |

| 1971 年→ 几何膝关节，双髁膝关节，希恩铰链假体 |
| --- |
| 1972 年→ UCI 膝，解剖型膝，利兹膝 |
| 1973 年→ Attenborough 铰链假体，几何Ⅱ代，ICLH，Eftekhar Mark Ⅱ |
| 1974 年→ 全髁膝，双髌膝 |
| 1975 年 → Ewald，Kodama Mark Ⅱ，Cloutier，Anametric，后交叉髁 |
| 1976 年→ Guepar 铰链，牛津半月板膝，全髁膝Ⅱ代，新泽西膝 |
| 1977 年→ 布切布帕帕斯（BP）膝，布里格姆膝，Gustilo 膝 |
| 1978 年→ 英索尔 - 伯斯坦后稳定膝关节系统，运动后稳定和交叉保护 |
| 1979 年→ 滑行半月板膝，弗里曼 - 萨缪尔森 |
| 1980 年→ LCS 移动轴承，PCA |
| 1983 年→ AGC |
| 1980 年→ PFC Sigma，Miller-Gallante，Stanmore 铰链 |
| 1987 年→ 天然膝 |
| 1989 年 → 英 索 尔 - 伯 斯 坦 后 稳 定 Ⅱ 代，Kinemax |
| 1990 年→ 聚甲醛树脂 |
| 1992 年→ Interax |
| 1993 年→ Profix |
| 1995 年→ Nex-Gen，Advance |
| 1996 年→ Scorpio |
| 1997 年→ Wright Medical 内轴膝 |
| 21 世纪 |
| Genesis Ⅰ代，Genesis Ⅱ代，Legion 和 Journey Ⅱ代，自然屈曲膝关节，LPS-Flex 活动平台膝关节，Triathlon 和 Scorpio NRG，Vanguard，个性比器械及计算机辅助手术 |

Eftekhar 提出使用金属支撑的胫骨组件和组装式聚乙烯内衬的设计。植入物由骨水泥固定，长髓内柄的使用将确保植入物的固定。Eftekhar Mark Ⅰ代后来演变成单髁膝关节置换设计，即 Eftekhar Mark Ⅱ代。第一个几何膝关节置换术（Geomedic Ⅰ knee 或 Geometric Ⅰ

第 1 章　全膝关节置换术简史

knee）是由 Coventry、Riley、Finerman、Turner 和 Upshaw 共同提出的。对两个交叉韧带的保护，高度一致性，使用小钉改善胫骨固定，以及非髌骨置换，是这一设计的主要概念。这种移植物后来演变成几何Ⅱ代膝。1975 年，Zimmer 应用几何设计的理念制造了另外两种移植物。Geotibial 膝使用胫骨钉来改善固定，Geopatellar 膝使用股骨假体凸缘来改善髌骨轨迹。这些移植物演化成 Multi-Radius 膝、Miller Gallante 膝、Miller Gallante Ⅱ代膝和 Nexgen 膝。同年，Howmedica 给出了类似但更符合解剖学的设计，即 Anametric 膝，又演变成多孔涂层解剖膝（PCA）和最终的 Duracon 膝。

同时，随着第一代关节置换术的发展，一些铰链式假体，如 Sheehan、Attenborough、Stanmore 和最流行的 Guepar 假体也得到发展。尽管最初热情很高，然而，由于髌股关节并发症、植入物的破损、早期磨损及内固定失败的发生率很高，这些假体的结局很不理想。如今，铰链关节置换术多用于修补、肿瘤和高不稳定风险的病例。

伴随多轴和几何膝关节的发展，全髁膝关节置换的想法诞生了。为了重建正常的关节面，这些设计包括覆盖内外侧髁的单个股骨组件，表面重修内外侧平台的单个胫骨组件，以及用于固定的骨水泥。髌骨股骨关节不一定包括在设计中；有些类型的设计还有股骨假体凸缘，但髌骨扣还未投入使用。手术方法基于两个理念：解剖和功能的途径。根据解剖的途径，只有关节面被替换或重修，两个交叉韧带和大部分软组织的限制结构被保留，植入物表面被设计成一种能最小化软组织撞击风险的方式。根据功能的途径，膝关节的力学被简化成切除髁和交叉韧带，主要问题是创造屈曲伸直中平行、均等的间隙。

1970 年，Kodama 和 Yamamoto 推出第一款解剖学全髁膝。单件聚乙烯胫骨部件有一个中央切口，用来保存两个交叉韧带，增强固定靠鳍和钉压配。这种膝后来演变为 Mark Ⅰ、Ⅱ、Ⅲ代膝和最终的由 Corin 研发的新山本 Micro-Fit 膝。与此同时，Waugh 和 Smith 开发了没有股骨假体凸缘的 UCI 膝。这种植入物后来演变成 Gustillo-RAM 膝、Genesis Ⅰ代和Ⅱ代膝。

髌骨扣最早大概应用于 Townley 设计的解剖学膝盖。髌股轨迹是由股骨假体凸缘结构辅助的，而运动范围是用不同曲率半径的矢状面和中侧设计改进的。全膝关节的原型就是这样的植入物的演变。Leeds 膝，是另一种研发产品，比解剖膝更复杂。遗憾的是，创造弯曲骨表面以适应股骨组件的理念和胫骨组件设计的复杂性导致其生产和使用过程困难重重。类似的 Ewald 膝，由于其高整合设计制约了关节的运动，也变得不那么受欢迎。

特种外科医院（HSS）是人工全膝关节置换制造和研发蓬勃发展的主要单位。1971 年，Ranawat 做了第一例对称的、解剖的和稳固的双髁膝植入术。若干年后又诞生了一种改良设计即双髌膝，有附加前部股骨假体凸缘和后切除保全后交叉韧带（PCL）的胫骨衬垫。双髌膝后来演变成 DePuy 公司生产的 PFC 组装膝和 PFC Sigma 膝，以及 Howmedica 公司生产的 Kinematic、Kinematic Ⅱ、Kinemax 和 Kinemax Plus 系统。

膝关节设计的功能性方法应用在 Freeman Swanson 膝上。两个交叉韧带都被舍弃以简化膝关节的运动学，同时股骨切口做得平整以保留骨组织。那些年特定的仪器设备、垫片和髓内引导都是很有创新性的。

全髁膝关节（TC）是影响所有现代植入物的最实质性的设计。这款膝结合了解剖双髁和一致的表面设计的优点。其矢状径模仿天然膝关节，髌骨轨迹由前方的股骨假体凸缘和聚乙烯制的髌骨扣来改善。支承表面被做成双碟形，以提供更好的稳定性。该手术技术包括平截骨、均匀的屈曲/伸直间隙和仔细的韧带松解，使手术成功率较高。全髁膝关节的演进包括全髁Ⅱ代膝和英索尔-伯斯坦后稳定膝关节系统。

1975～1980 年，出现了一些移动轴承关节置换术。不受限制的旋转运动、低约束力和最小松动被认为是这些假体的主要优点。O'Connor 和 Goodfellow 提出牛津半月板膝关节置换术，而 Buechel 和 Pappas 描述了交叉韧带固定（bicruciate-retaining）和旋转平台的设计，其后来被命名为新泽西膝关节系统，并演变为低接触应力（LCS）和 LCS 旋转髌骨膝关节（DePuy公司）。1977 年，Polyzoides 和 Tsakonas 提出另一种移动半月板轴承膝关节，名为滑行半月板膝（Zimmer），后来演变成 Rotaglide 膝（Corin）。

在 1980 年和 1990 年之间的 10 年中，当时即有假体只发生了很小的改变和修正。需要进一步澄清和研究的主要问题有是否用骨水泥固定、聚乙烯磨损、固定或移动轴承的使用、良好对齐的实现和髌骨置换。1980 年，DePuy 公司推出 LCS 移动轴承膝和 Howmedica 公司的 PCA 全膝关节系统。1983 年，Biomet 公司开发出 AGC 膝，1 年后 Johnson & Johnson 公司推出 PFC Sigma 膝，Zimmer 公司推出 Miller-Gallante 膝。1987 年，Intermedics

制造天然膝。1989 年，Insall-Burstein Ⅱ 代后稳定膝关节出现在市场上。同年 Howmedica 推出 Kinemax 膝，1 年后同一家公司又推出聚甲醛树脂植入物。1992 年 Howmedica 推出 Interax 全膝系统，1993 年 Smith & Nephew 公司制造出 Profix 膝。3 年后 Zimmer 推出 NexGen 膝，Wright Medical 推出 Advance 膝关节系统。1996 年，Osteonics 开发出 Scorpio 膝，接着 1997 年 Wright Medical 推出内轴膝。

接下来几年，出现很多新的植入物，最流行的包括 Smith & Nephew 公司的 Genesis Ⅰ、Genesis Ⅱ、Legion 和 Journey Ⅱ，Zimmer 公司的 Natural knee Flex 和 LPS-Flex Mobile，Stryker 公司的 Triathlon 和 Scorpio NRG，Biomet 公司的 Vanguard knee。此外，最近几家公司创新地提出基于患者的特定膝关节对策和计算机辅助膝关节手术的理念。最受患者欢迎的特定的膝关节系统包括 Visionaire system（Smith & Nephew）、Tru-Match protocol（DePuy）、Persona knee（Zimmer）和 Signature knee（Biomet）。Stryker、DePuy 和 B-Braun Aesculap 公司已拥有导航手术系统。

## 三、结论

膝关节的重建已走过了各种步骤和阶段。多年来，通过切除和介入成形术，在膝关节生物力学、手术方法、固定技术和假体设计等领域得到了显著改进。全髁膝关节的引入被证明是 TKA 现代发展的基石。通过保留这种膝关节设计的主要原则，并在膝关节植入物的后续发展中不断增加新元素，TKA 已成为骨科学中最成功的外科手术之一。

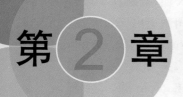

# CHAPTER 2

# 第 2 章 | 自然膝关节和置换膝关节的运动学

Lisa G. Coles，Sabina Gheduzzi，Anthony W. Miles，Harinderjit S. Gill

L.G. Coles，博士　S. Gheduzzi，博士　A.W. Miles，博士　H.S.Gill，博士（✉）

英格兰巴斯，巴斯大学机械工程学院

e-mail: richie.gill@ndorms.ox.ac.uk

## 一、简介

人的膝部包含两个关节：胫股关节和髌股关节，外由复杂的软组织包被（图2-1）。经过数百万年的进化，膝关节现在已满足我们的各项运动，并且在哺乳动物中是相对独特的。能够完全伸展后腿站立的哺乳动物很少，在两膝伸直的情况下，双腿站立并能够使身体旋转的哺乳动物更少。然而，与其他哺乳动物相比，人类膝关节进化到能够承受强大的股四头肌侧向作用力而完成这一动作。这与许多其他的进化，共同形成了一个复杂的结构，我们把它称作膝关节。

本章将讨论对天然膝关节运动的历史和当代的理解，以及全膝关节置换术（TKA）对关节运动学的影响。首先，膝关节由三个刚体部分构成，几乎能达到6个自由度，其在运动学方面的相关问题将会被提出。重点强调过去用来评价膝关节运动学的方法，提出运动学数据分析和阐述这方面的问题。之后本章正文将详细描述近代对膝关节运动学理解的历史进展，并且以置换关节运动学的相关问题讨论收尾。

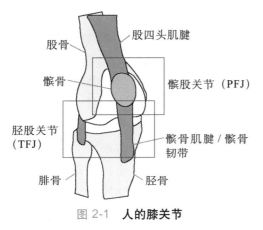

图 2-1　**人的膝关节**

## 二、刚体运动学

人的膝关节包含四块骨：胫骨、腓骨、股骨和髌骨，以及两个关节：胫股关节和髌股关节。腓骨在膝关节不构成关节面，因此从运动学的讨论中略去。这些通常被认为是刚体的骨，有6个自由度：包括3个旋转和3个平移（图2-2）。膝关节也受到许多被动和主动软组织结构的限制。最值得注意的是侧韧带和交叉韧带，以及伸肌屈肌结构。膝关节的运动取决于骨的几何结构和软组织的包被。因此，评价和描述膝关节的整体运动是一项复杂的任务。

对膝关节内部骨骼运动的评估通常被单独考虑为两个独立的关节，把问题局限在描述一个刚体（如胫骨）相对于另一个刚体（如股骨）的运动，这在某种程度上使问题得到简化。

然而，单一刚体运动的测量是非常错误的。有许多方法可以评估一个刚体的运动，每一个都有一定的局限性。相对于单

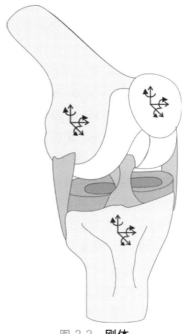

图 2-2　**刚体**

一刚体或其他情况，也许更重要，但是更难理解的地方在于，用来结合、转换和表示两个刚体相对于一个刚体运动的方法导致了错误和不确定性。

Freeman、Pinskerova 和 Pinskerova 等对目前和过去评价膝关节运动学的方法进行了详细讨论，并在本章中做出总结。在影像技术（如 X 线）出现之前，膝关节运动学的评估是靠尸体样本解剖来完成的。尸体骨样本被切开，通过关节面的形态来评估膝关节运动学。通过个体软组织结构的相继局部解剖，软组织结构的影响也得到了研究。这些方法是具破坏性和侵入性的，而且不能对全范围的关节运动进行评估。

随着 X 线技术得到更广泛的应用和改良，无论是尸体还是活体项目，在不同的静止体位，外科医生和科学家都能够对关节面进行评估。然而，X 线只能给出 3D 关节的 2D 图像，并且得到一个解剖平面图，但最终是要任意平面的评估。这通常会导致一个狭义和非生理学的关节运动学观点，同时，至今仍较突出的复杂运动理论的发展，通常也会导致对关节运动学的不完全理解。

近来，使用 X 线、荧光透视、RSA、CT、MRI 和图像匹配方法相结合的多种方法已经被用来在 3D 层面进行评价，包括关节面的相对运动，或被动及主动运动时骨间接触点的运动。需要重点指出的是，关节面的相对运动和骨间接触点的运动不是等价的测量，而且两者不能交换使用。使用解剖标志点和 3D 成像记录直接追踪骨骼的位移可以完成关节面相对运动的评估。通过追踪骨表面间距离最小的点可以完成两个表面接触点运动的评估。这与骨的运动不一致。需要重点指出的是，被动和主动情境下的不同。在主动运动学的评估中，当肌肉承受负荷时，膝关节软组织也承受张力，因此，与被动运动时相比，软组织将在更大程度上引导和限制膝关节运动。这已被证实对关节运动学有影响。

医学影像技术通常局限于静态、准静态，或者非常受限的动态情况。相反，运动分析理论能够评价各种日常生活活动的关节运动。使用光学传感器追踪研究对象皮肤上的标记。三个非直角标记中最小的一个可以用来计算一个骨段的瞬时位置和姿势（旋转定位）。这个计算假定该部分为刚体，皮肤和软组织发生最小滑动。

基于包含多个环节和骨段的运动链的人体模型，数学方法被用于评估关节运动学，如膝关节。这个评估需要选择一个可靠和统一的全面参考系，可重复的解剖学标志记录，以及位置向量和姿势矩阵的恰当处理。有很多方法来解释位置和姿势矩阵：基于欧拉角、螺旋轴、几何假设或解剖位置。有些方法在某些弯曲度时有万向节锁的风险，同时所有的方法都存在不同旋转自由度之间的复杂耦合关系。分析表明，在相对较小运动（也就是膝关节的外旋、内旋）的自由度中，不同的方法可以导致角度的计算变化超过 30°。当影像学方法被用来评价关节运动时，与解剖学标志记录和统一方法的全关节运动学讨论的相关问题相继出现。Cappozzo 等和 Woltring 对这个复杂的主题进行了更加详细的讨论。

刚体（如膝关节内的骨）6 个自由度运动的评价和描述是复杂的，伴随着大量的错误，容易被误解。在评价运动学研究时，这些问题必须谨记。然而，正如我们即将在接下来的各部分所讨论的，只有结合了大量不同研究结果并分别对这些结果进行比较讨论，我们才有可能得到一个统一的结论。

## 三、正常膝关节运动学 [1]

人类膝关节的运动学已经被研究了150多年，促成当前理解的发展时期大致可以分为三个阶段：早期理解、经典理论和现代理论（图2-3）。

### （一）早期理解

1836年，Weber 兄弟解剖了一具人体尸体，并检查了各种下肢关节内的骨骼形状和相对运动。他们证明了股骨后髁的圆形特征，并且围绕一个内轴纵向旋转，同时发生屈曲。进一步的早期工作利用早期运动捕捉系统的形式，支持了这样的断言，即膝关节通过纵向旋转耦合任何屈曲运动。

第一个在膝关节上进行的放射学研究表明它可以建模为一个连杆机构。Zuppinger 假定交叉韧带在整个屈曲范围内保持拉紧，与胫骨和股骨一起，形成一个刚性四连杆结构。其他早期工作对此假设有争议，因为在整个屈曲范围内后交叉韧带（PCL）是绷紧的。然而，只有四连杆机构的形象被记住并在 20 世纪 70 年代被纳入经典理论中。其他许多早期的研究，大多是在德国由解剖学家进行的，随着英语成为科学的主要语言而被人遗忘。

### （二）经典理论

1917～1970年，较少开展膝关节运动学的研究。然而，在 20 世纪 70 年代，科学家和工程师开始使用 X 线片和其他影像学手段来尝试描述膝关节运动学，他们大多并不了解早期在德国和法国发表的很多研

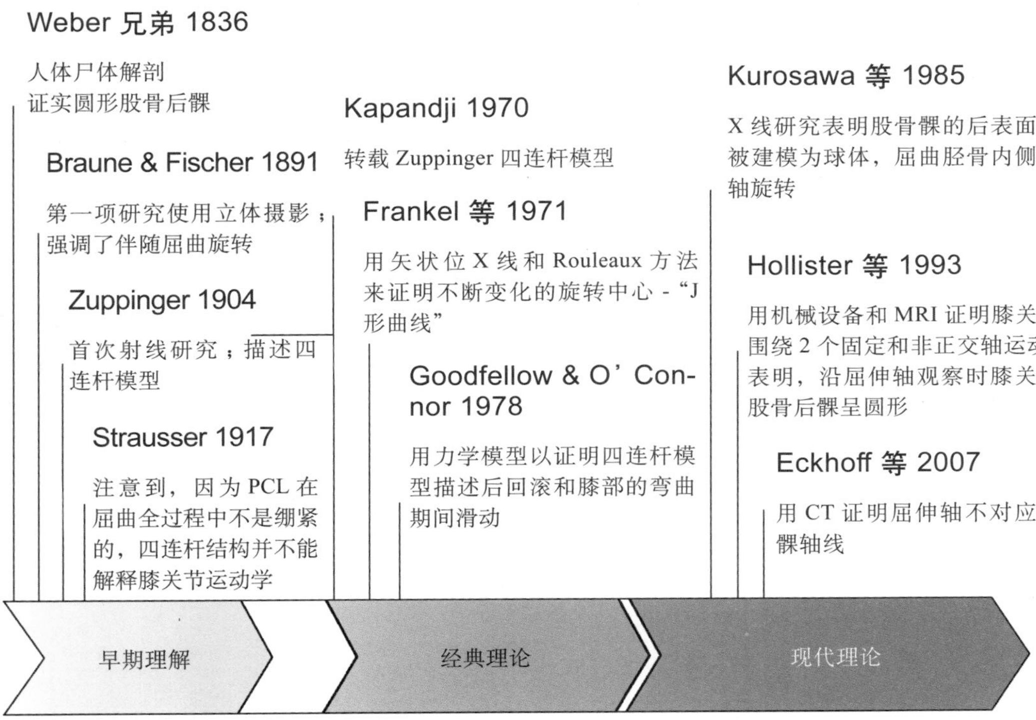

**Weber 兄弟 1836**

人体尸体解剖证实圆形股骨后髁

**Braune & Fischer 1891**

第一项研究使用立体摄影；强调了伴随屈曲旋转

**Zuppinger 1904**

首次射线研究；描述四连杆模型

**Strausser 1917**

注意到，因为 PCL 在屈曲全过程中不是绷紧的，四连杆结构并不能解释膝关节运动学

**Kapandji 1970**

转载 Zuppinger 四连杆模型

**Frankel 等 1971**

用矢状位 X 线和 Rouleaux 方法来证明不断变化的旋转中心 - "J 形曲线"

**Goodfellow & O'Connor 1978**

用力学模型以证明四连杆模型描述后回滚和膝部的弯曲期间滑动

**Kurosawa 等 1985**

X 线研究表明股骨髁的后表面可被建模为球体，屈曲胫骨内侧枢轴旋转

**Hollister 等 1993**

用机械设备和 MRI 证明膝关节围绕 2 个固定和非正交轴运动。表明，沿屈伸轴观察时膝关节股骨后髁呈圆形

**Eckhoff 等 2007**

用 CT 证明屈伸轴不对应于髁轴线

| 早期理解 | 经典理论 | 现代理论 |
|---|---|---|

图 2-3　按时间轴描绘现代膝关节运动学理论的发展

---

1 本部分内容来自本章第一位作者的博士课题（作者保留的课本副本）。

究成果。对尸体和活体拍摄矢状位膝关节 X 线片。假想关节的两个轴为平面，用 Rouleaux 方法评估股胫屈曲轴。这样的分析，证明了当在矢状面上观察时，膝关节的瞬时旋转中心沿着半圆或 J 形曲线移动，如果图像没有在运动平面上拍摄，就会出现显著误差。四连杆机制，最初由 Zuppinger 提出并由 Kapandji 重申，经典描述了旋转中心移动的复杂运动。除了膝关节屈伸运动，还可用于描述由此引起的股骨后移和旋转。四连杆结构没有考虑胫骨相对股骨的轴向旋转，这在以往的报道中是伴随屈曲发生的。

### （三）现代理论

在 20 世纪 80 年代，人们重新燃起了对股骨远端解剖，以及如何以此理解膝关节运动学的兴趣。Kurosawa 等使用 X 线和卡尺的方法测量尸体膝关节，证明股骨后髁可被模拟为球体。由 Elias 等进一步证明股骨远端髁的圆度，并指出外侧和内侧球体的中心与侧副韧带的插入点相对应。

1993 年，Hollister 等利用尸体标本的研究表明，膝关节运动可以简单描述为围绕 2 个非正交轴的旋转。这些轴与正常运动平面无关，因此很难从解剖学和外科手术角度解释。Hollister 还表明，屈曲轴与 Elias 等所描述的圆心重合，在膝关节屈曲的大部分范围内相对股骨不移动。膝关节的纵向轴线穿过胫骨内侧平台，而与屈曲轴不在同一平面上。

通过磁共振扫描，Hollister 也证实，当沿屈曲轴观察时，股骨后髁有一个恒定的半径。这项工作由 Freeman、Eckhoff 及其他人进一步完成，他们利用三维成像技术如 CT、MR 和荧光透视，证明了股骨髁的后段可以模拟为有共轴的圆柱体。这个共轴是膝关节的屈曲轴，而不与外科的股骨上髁轴对应。

Hollister、Freeman 等的工作导致了现代膝关节运动理论的建立。现代理论基于膝关节运动分为三个不同时相的理念，如图 2-4 所示。

锁扣运动弧描述胫股关节从完全伸直至屈曲约 20° 的屈伸。在完全伸直时侧副韧带和交叉韧带是绷紧的。在被动伸直运动过程中，随着股骨髁从屈曲面移位至伸直面，膝关节在屈曲约 20° 时出现晃动。内侧髁转至胫骨伸直面上方，导致其中心向后移动约 1.2mm，而当外侧副韧带（LCL）放松时，外侧髁转至胫骨前角下方，移动至 2mm 的距离。这导致了相对于股骨的后翻和胫骨内旋，每有 2° 的屈

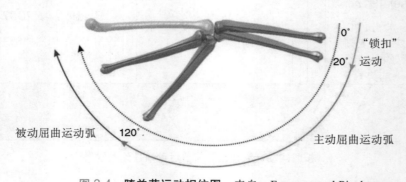

图 2-4　**膝关节运动相位图**　来自：Freeman and Pinskerova

曲，就有 1° 的轴旋转。

在胫股关节完全和近完全伸直时，髌骨位于股骨滑车沟的近端。在这一运动时相中，不通过股骨的几何结构来限制髌骨运动，而是由软组织，也就是韧带和股四头肌来限制髌骨运动。

在主动屈曲运动弧中，20° ～ 120° 的屈曲范围内，股骨绕屈曲轴旋转。在被动运动中，这个屈曲范围内，股骨内侧髁的前后运动非常小，而外侧髁后移。这相当于少量的后翻，同时胫骨绕内轴内旋 10° ～ 20°。有多种理论解释胫骨旋转的原因，当肌力存在时旋转减少。现已提出，胫骨旋转可能是侧副韧带缺乏对称性所致。在屈曲过程中，内侧副韧带保持等张，而外侧副韧带则略有松弛。外侧副韧带的后远端插入点使得股骨外侧髁向后从而减少旋转。或者，这可能是由于内外侧半月板带来的限制性和一致性的差异所致。

在深度屈曲运动中，胫骨的旋转对促进胫骨和股骨之间的相对运动无疑是必要的。然而，其在轻度屈曲运动中的作用仍不明确。尽管胫骨旋转由屈曲运动被动引起，但是当肌肉负荷被应用时，它可以被逆转或阻止，这可能是进化的结果。自然膝关节的后翻主要由交叉韧带的运动引起，并由内侧副韧带稳定。

在主动屈曲运动中，髌骨绕股骨髁旋转，其有一条与股骨屈曲轴平行的旋转轴。髌骨的屈曲运动与胫骨关节的屈曲运动成正比，但滞后约30°。当股骨屈曲10° ～ 20° 时，髌骨与滑车沟相接触。此后直至 90° 屈曲的范围内，髌骨运动轨迹恰位于滑车沟内。在整个膝关节运动范围内，股骨的几何形态是限制髌骨半脱位的主要因素。

从胫股关节屈曲 30° 开始，髌骨先向内侧方向移位，然后向外侧方向移位（图 2-5）。随着胫股关节屈曲程度增加，当屈曲 50° 时，髌骨内旋角度为最大约 15°。这种模式是高度可变的，即使在正常人群中，也会受到足方位的影响。同样，报道的髌骨倾斜的模式也有很大的不同。许多研究报道轻度胫股关节屈曲时髌骨内倾，形成胫股关节侧面成 30° ～ 90° 的屈曲。

相反，其他的研究表明这是一个完全的侧向倾斜，经常表现为深度屈曲时向内侧倾斜。所报道的髌骨运动学的高度差异可能是骨性结构的约束作用有限所致的关节固有不稳定性的结果。然而，高度变异性也可能是由于评估方法的广泛性，以及评估骨运动时必须做出的假设。

当胫股关节屈曲超过约 120° 时称为被动屈曲，此时肌力臂不足以主动移动肢体。因此，只能通过施加额外的力量，如体重。在被动屈曲运动过程中，当股骨髁与胫骨后角相接时，胫骨停止轴向旋转而股骨作为一个整体开始向后移动。一些证据表明，在亚

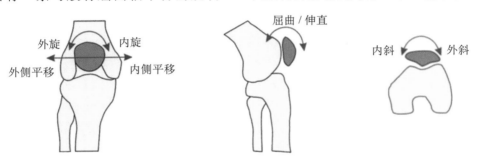

外旋　内旋
外侧平移　内侧平移
屈曲 / 伸直
内斜　外斜

图 2-5　　髌骨的自由度

洲受试者中胫骨旋转持续存在。在这一系列运动过程中，髌骨位于髁间窝深处。

## 四、TKA 后膝关节运动学

早期全膝关节置换假体设计的目标是通过一个平面铰链结构促进膝关节负载转移。尽管铰链型假体仍被用于严重畸形及软组织缺损的患者，但其已在很大程度上被全髁型假体替代。全髁型假体用非铰接组件对股骨和胫骨表面进行替换，有时也会替换髌骨关节表面。在过去的 10 年间，假体及配套工具的设计已有了显著改进。

在膝关节置换系统发展过程中，股骨假体组件发生了许多变化。旧的假体系统是基于胫股关节运动学的 J 形曲线和瞬时旋转中心理论来设计的。因此这些假体在运动的功能范围内有一系列矢状面半径，且在旋转中心变化时，由于侧副韧带的突然松弛，会出现中等程度的失稳。较新的假体设计是基于现代运动学理论，通常在运动的功能范围内仅有一个矢状面髁突半径。单矢状面半径假体的旋转中心被设计成与侧副韧带附着点相重合。这种设计可以维持韧带在轻度及中度屈曲时等距同高，防止中度失稳的发生。股骨组件设计也在额状面半径和滑车设计方面有不同区别。

目前市面上的大部分假体胫骨组件主要由两部分组成：底座和承压部件。这种结构可以使制造更为容易，术中操作更为灵活，并且如果需要翻修的话，可以仅仅替换承压部件而不需全面翻修。在我们所知的固定轴承装置中，承压部件可以通过金属网或针脚永久固定在底座上。或者，它可以相对于胫骨底座旋转和（或）平移。这就是所谓的移动轴承。现代假体系统提供了不同型号的轴承，不同型号的轴承可以为胫股关节带来不同程度的限制。最常见的假体系统有保留交叉韧带假体（cruciate retaining，CR）、不保留交叉韧带假体（cruciate sacrificing，CS）及后稳定假体（posterior stabilised，PS）。

早期 CR 设计思路是保留两条交叉韧带，同时提供较少的胫骨限制性。然而，保留交叉韧带显著增加了手术过程的复杂性，且阻止了明显的关节表面畸形的有效重建。因此，大多数现代全髁型假体需要完全去除前交叉韧带以确保假体植入。CR 承压部件需要前切来保留赖以引导膝关节运动的后交叉韧带。相对于股骨组件，CR 承压部件在不同厂商及型号之间有所不同。一些假体设计采用了相对较浅的胫骨平台，依赖后交叉韧带来维持其限制性，而其他设计则采用了更匹配股骨几何形态的表面。

后交叉韧带的保留被认为增强了关节运动的生理相关性，因为在自然膝关节它可以阻止股骨前移。然而，研究已表明，在去除前交叉韧带后，后交叉韧带无法提供有效的限制能力。因此一些术者会常规切除后交叉韧带。在一些外伤或退化情况下，我们同样有必要切除后交叉韧带。在这些病例中术者会考虑采用 CS 轴承或 PS 轴承。CS 轴承设计与 CR 轴承类似，但都是高度一致的，其通常具有较高的前唇来避免假体过度前移。PS 轴承有一个凸轮-柱（cam-post）系统，其可提供额外的前后限制性，却不能提供侧向限制性，特别是在深度屈曲时。柱和凸轮相互作用引导关节运动。

从图 2-6 高亮部分可以看出，在初次膝关节置换过程中髌骨表面置换的百分比在发达国家之间是不同的。许多文献和报道提出髌股关节问题是导致 TKA 后翻修的首要原因。但目前关于髌骨表面置换是否有益还没有一致意见。最近的一些综述

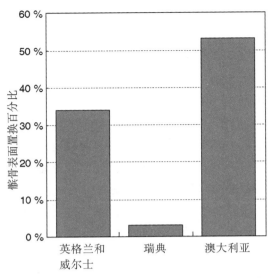

图 2-6　初次 TKA 中髌骨表面置换的百分比

和回顾性研究已经发现非髌骨表面置换的关节失败风险增加，但同时他们缺乏可靠的证据来支持或解释该现象，且对该现象的意义持否定态度。

现代全膝关节置换术有多种髌骨植入物的设计。大部分设计将组件覆盖于截骨面，而有些假体则刻意将组件嵌入骨内。大多数现代假体系统包含一个圆顶状髌骨扣组件。一些常用的假体系统也提供了一种非对称偏心圆顶状髌骨扣，或者是一种解剖型非对称性组件。穹顶状设计的目的是可以相对忽略其错位性及对膝关节软组织的改变，相反，非对称设计的目的是追求更加符合解剖学的髌骨轨迹及增加髌股关节接触面积。

自 20 世纪 70 年代引入早期的膝关节置换设计以来，已经有了诸多明显的改良。然而，正如之后在各小章节会详细描述的，现代膝关节置换系统在很多方面仍不能完全复制自然的髌股关节及胫股关节运动。

**（一）胫股关节运动学**

目前已经有许多活体和尸体的研究，应用运动学分析及荧光法对 TKA 后的髌股关节的三维运动进行评估。关于植入物设计可以完全逆转膝关节屈曲过程中胫骨内部旋转的自然模式的证据依然非常有限。然而，大部分研究证明，无论是何种假体，在 TKA 后，胫骨旋转都可以维持，但明显减少。与之相反，已有证据表明单髁置换术后胫骨旋转可以维持在术前水平。单髁置换仅仅针对一侧股骨胫骨表面进行置换，因此，这种手术不需要去除任何软组织结构，交叉韧带得以保留来维持正常膝关节运动。

关于全膝关节术后保留后交叉韧带如何影响髌股股骨旋转模式的报道仍有争议。然而，后交叉韧带的切除似乎限制了胫骨旋转，除非后交叉韧带提供的后限制可以通过其他方式替代。PS 导致的胫骨旋转减少量部分取决于柱 - 凸轮（postcam）机构的设计，以及在柱和凸轮接合之前所允许的膝关节屈曲度。大部分假体设计采取了后凸轮系统，但最近的发展提出添加一个前凸轮系统，来试图复制前交叉韧带所提供的限制性。这种高度限制性系统，通常被称作双交叉系统，展示了接近原生膝关节的胫骨旋转模式，但仍然无法完全复制自然关节结构。TKA 后胫骨旋转程度同样受胫骨轴承设计的影响。胫骨轴承表面可以设计为引导股骨旋转结构，从而单独或协同柱 - 凸轮系统来诱导旋转。

关于股骨组件设计的细微区别对胫骨旋转的影响，目前所知甚少。但胫骨底座与承压部件之间相对运动的增加似乎对胫骨旋转没有影响。已有研究表明，TKA 后胫骨纵向旋转轴与自然膝关节相比，更多样化、更靠近中心，特别是应用 CR 之后。前凸轮机构的使用可对此有所改善，也可以使用内轴设计代替柱 - 凸轮系统。在内轴设计中，胫骨承压组件可以为内侧板提供比外侧板明显更多的限制性。

活体和尸体的全关节运动学研究也提示，TKA 可以影响膝关节屈曲过程中股骨后翻的程度。在大多数情况下，现代 PS 假体设计似乎满足它们的设计目的，并可加强股骨后翻，内轴设计也一样。然而，移动轴承或 CR 的应用已显示可导致一致的股骨前向运动。这可能是一些前交叉韧带病例中后交叉韧带的切除改变了关节的前后稳定性。

股骨前后位置也会受髌骨肌腱角影响（图 2-7）。负髌骨肌腱角意味着股骨位置靠后，而递增的正髌骨肌腱角意味着股骨前向运动。胫股关节旋转及髌骨移动都会改变髌骨肌腱角，因此其仅仅是膝关节矢状面活动的一个指标，而不能作为其直接观测参数。

在自然膝关节，随着膝关节屈曲角度增加，引起股骨回滚，髌骨肌腱角线性减小。TKA 后这种线性关节恢复程度高度依赖于假体设计。然而，现代设计中单矢状面半径、双交叉稳定系统都可以增加正常关节运动。只有单髁置换可以在膝关节运动范围内完全恢复正常的

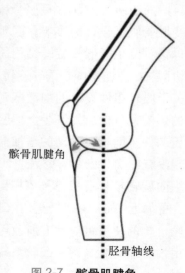

图 2-7　**髌骨肌腱角**

髌骨肌腱角。

### （二）髌股运动学

与集中于胫股关节的研究相反，那些髌股关节的研究主要使用尸体解剖的方法。TKA 已被普遍证明会导致髌骨屈曲增加。然而，现代单半径的设计可能会复制更多的自然屈曲模式。现代植入系统也被报道在 TKA 后引起髌骨位置上移。其他报道的 TKA 后髌骨变化如中外侧移位、中外侧倾斜及旋转是不一致的。

TKA 后的髌骨倾斜被报道比天然膝关节更偏内侧和更偏外侧。在非常特定的设计上这种自由度变化很明显，在 PS 和移动轴承设计上可能变化不明显。同样，据报道，已经使用了多种植入物来约束 TKA 后髌骨的外侧和内侧移位及内旋和外旋变化。

TKA 显然影响了髌股关节运动。这可能表明，植入物滑车沟结构并不能重现与天然髌骨或替代髌骨扣的一致性，这在健康膝关节上是可以预期的。就非表面置换条件而言，这已经通过滑车沟的几何形状的计算测量得到了支持。

## 五、结论

大量当代和历史的研究已经帮助解释和描述了自然膝关节的运动学。毫无疑问，即使是健康人群也有差异，尤其是在髌骨运动学方面，但常见的模式是清晰的。现代化植入设计并不能在替换膝关节上复制与天然膝关节一致的运动学。如果要实现这个最终目标，必须付出更大的努力，集中精力去理解清楚现代的设计理念是如何影响膝关节运动学的，因为目前这还不明确。这可能需要回到画板中，并重新考虑如何最好地将自然膝关节运动学的现代认识融入一个人工关节。

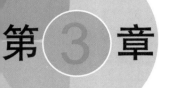

# CHAPTER 3

# 第 3 章 | 全膝关节置换术的长期生存率：旧设计带来的临床教训

Konstantinos Makridis，Theofilos Karachalios

K. Makridis ，博士
希腊拉里萨市塞萨利亚大学生物医学中心，骨科

T. Karachalios ，医学博士，理学博士（✉）
希腊拉里萨大学总医院，塞萨利亚大学生命科学及医学部，生物医学中心，骨科
e-mail: kar@med.uth.gr

## 一、简介

全膝关节置换术（TKA）是最具有创新性的手术干预手段之一。它将膝关节的承重面置换，以减轻疼痛和改善功能。TKA 广泛应用于晚期骨性关节炎患者，以及其他膝关节疾患，诸如类风湿关节炎、银屑病性关节炎及创伤后关节炎。下肢力线和关节运动的恢复是关键，因为 TKA 的假体不对齐与其长期并发症有关，包括关节僵硬、髌股关节不稳、聚乙烯假体的加速磨损及植入物的松动。因此，遵循 TKA 手术的基本原则并理解所使用的专业仪器所固有的技术方面对于追求一个令人满意的结果是非常重要的。外科专业知识和技术的发展为骨科医师提供了大量手术过程中的选择。高质量的材料、手术器械的高通用性及对膝关节生物力学越来越精细的理解，已经使 TKA 成为最成功的骨科手术之一。此外，患者定制假体、计算机辅助技术和机器人手术的出现，使骨科医师可以选择进行胫骨和股骨的截骨，保证机械力线的修正和假体植入精度高、误差最小。

同样，在 TKA 迅速发展之前的那些年，外科医生不得不克服各种严重的技术难题，以及应用第一代假体和关节置换技术所带来的并发症。本章我们概述了第一代 TKA 的早期临床结果、并发症和从中学到的经验教训。

## 二、第一代 TKA（多中心的和几何学的）

TKA 的现代纪元始于 20 世纪 60 年代末和 20 世纪 70 年代初。主要理念和推荐技术包括最低限度的截骨（表面置换）、使用单个股骨组件覆盖股骨内外侧髁和使用单个胫骨组件覆盖胫骨内外平台。骨水泥（PMMA）被用于固定。

尽管有些植入物有股骨凸缘，但是髌股关节不一定是一个设计特征，髌骨假体扣也很少使用。后来采用合适的入路，一些设计者发展了 TKA 技术，使关节面得到替换或重建，交叉韧带和大多数软组织限制得到保留，假体表面以避免与软组织限制结构相冲突的方式设计。

Gunston 是第一个尝试最低限制型假体组件的人。他的设计结合了低摩擦的概念，以及在 Charnley 全髋关节置换术发展中使用材料的特点。相对平坦的胫骨组件由 2 块独立的高密度聚乙烯表面组成，而股骨组件则是窄的、铁质的、圆形的，用以替换股骨髁后段（图 3-1）。这两种组件均由骨水泥固定。这种设计是为了重建正常膝关节的多中心运动，所以侧副韧带的状况和合适的韧带平衡非常重要。交叉韧带得到保留，以增加旋转稳定性和承受胫骨衬垫的高应力。尽管最初的结果鼓舞人心，然而这种植入物后来因为接触面小、假体材料和旋转限制最少而失败。

Nas Eftekhar 于 1969 年在纽约骨科

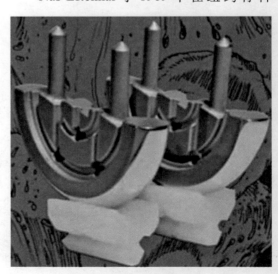

图 3-1　多中心全膝关节假体

医院设计并植入了第一个组装式聚乙烯衬垫和金属外壳的胫骨假体组件。人们认为金属外壳和精确的关节形态能够允许更薄的聚乙烯衬垫的使用。植入物以骨水泥固定，但是长髓内柄的使用确保了固定。这种膝关节假体设计（Eftekhar Mark Ⅰ）将演变为单髁的全膝关节假体设计（Eftekhar Mark Ⅱ）（图3-2）。20世纪70年代早期，Coventry（Mayo Clinic）、Riley（Johns Hopkins）、Finerman（UCLA）、Turner（Harvard）和Upshaw（Corpus Christi）引入了第一例几何膝关节置换术（Geomedic or Geometric Ⅰ Knee）。这种设计是基于Bob Averill的想法，即创造一种装置，其既符合标准又可以保留两条交叉韧带。这种股骨假体由钴铬合金制成，并由一个窄金属棒连接，而胫骨聚乙烯衬垫由3个钉子来加强固定。髌骨没有被置换，两条交叉韧带均得到保留（图3-3）。它的设计目

的是用一种符合股骨和胫骨几何形态的组件来降低压力，但是这种假体最终因过快和过度的松弛而失败。

这种假体接下来的演变是几何二代膝（Geometric Ⅱ knee）。1975年，Zimmer推出了两种相似的几何膝。第一种，加入胫骨钉以加强固定（Geotibial knee）；第二种，使用股骨凸缘以改善髌骨轨迹（Geopatellar knee）。这两种设计均增加了胫骨聚乙烯衬垫的矢状曲率半径以增强限制。进一步的设计出现了这些假体——Multi-Radius、Miller Galante、Miller Galante和Nexgen膝。同年，Howmedica推出了一个类似且更符合解剖学的设计，即解剖型假体，它又演变成多孔涂层解剖型假体（PCA），最终演化为Duracon膝。

在同一时期，一些铰链膝假体发展出

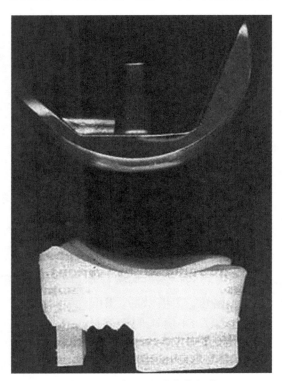

图 3-2　几何学全膝关节假体

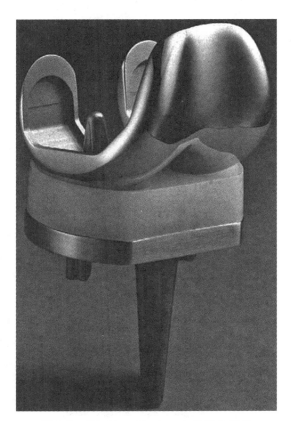

图 3-3　Eftekhar Mark Ⅱ 全膝关节假体

来，诸如 Sheehan 假体、Attenborough 假体和最流行的 Guepar 全膝关节假体（图 3-4）。尽管医生开始充满热情，然而，这些假体因为髌股关节并发症、假体破裂、早期磨损和固定失败发生率高而失败了。现在，铰链膝和旋转铰链膝置换仅仅用于翻修和肿瘤病例。

### 三、初次膝关节置换的结果和循证数据

关于第一代膝关节置换疗效的文献相对较少。一份早期的刊物描述了一种多中心的膝关节设计（Scolnick 等），显示多中心的单髁膝关节置换具有满意的疗效，但仅随访 1 年，因此难以得出可信的结论。尽管如此，作者支持单髁几何型假体的使

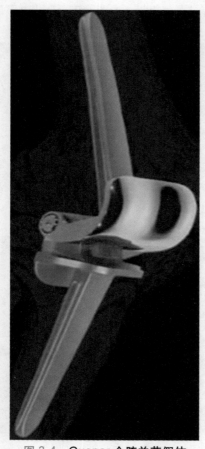

图 3-4　Guepar 全膝关节假体

用，并规定其使用指征（单髁骨关节炎，不宜行胫骨上方截骨术的骨关节炎，髌骨折和坏死继发的骨关节炎，以及胫骨高位截骨失败者）。Jones 等发表了相似的结论（单髁多中心几何型设计系列）。随访时间更长（2.6 年），但是同样因时间过短不足以采信。这种系列假体失败的原因是胫骨假体的松动和无法解释的疼痛。作者建议的适应证与 Scolnick 等的观点一致。他们认为这种假体可以达到足够的膝关节活动度，并能提高患者自理和活动能力水平。Gunston 发表了 89 例多中心膝关节假体置换随访 2～7 年的结果，大部分患者得到了功能或活动度的改善，但是假体组件的松动率同样很高（10%）。Bryan 和 Petersen 报道了对多中心膝关节假体随访 5～7 年的预后评估，类风湿关节炎患者的疗效优于退行性关节炎患者，失败原因为感染，胫骨假体松动、脱位、不稳定及髌股关节炎的进展。作者强调了改进手术技术及应用更耐久和非限制性假体的必要性。Lewallen 等发表的文章可能是随访时间最长多中心膝关节假体置换病例数最大的文章之一。尽管这项研究为回顾性研究，但是仍可以得出关于疗效和并发症的重要结论。在这一系列中，失败率高达 34%，主要原因是失稳、松动、感染和髌股关节疼痛。根据这一研究，合适的轴线对齐是减少并发症发生率的关键因素。

Tietjens 和 Cullen 于 1975 年发表了几何型全膝关节假体置换的初步结果。结果是鼓舞人心的，不过病例样本量偏小，随访时间偏短。3 年以后，Riley 和 Hungerford 发表了 54 例几何型假体的结果，随访时间较长（24～64 个月）。所有患者都是类风湿关节炎患者，疼痛症状和活动度均得到显著改善。髌骨疼痛、屈曲挛缩和

胫骨假体松动是翻修的三大原因。Finerman 等发表了他们对于 Geometric Ⅱ 代假体的早期经验。他们称这种假体为解剖型假体，因为这种假体是模仿正常膝关节的解剖设计的。疼痛症状和功能的改善归功于更多的型号和胫骨固定的选择。Wilson 等发表的一篇有趣的比较研究显示，Walldius 假体和几何型假体的中期疗效与翻修率没有差别。为了避免并发症，作者强调需重视手术过程和减少技术错误。Lowe 和 McNeur 发表了在两组诊断不同的患者中进行几何型膝关节假体置换的比较研究。类风湿关节炎患者和退行性关节炎患者具有相似的满意度，尽管更多的类风湿关节炎患者认为他们的效果欠佳。翻修率为 5%，主要的原因是失稳和松动。相反的，Hunter 等支持类风湿关节炎患者使用几何型假体，证实了其缓解疼痛的优势、良好的功能和发生髌股关节问题的低风险性。他还认为这些免疫功能低下的患者易于发生迟发感染。Imbert 和 Caltran 分析了 63 例第一代几何型假体关节置换随访超过 5 年的结果。他们报道并发症的发生率增加了，主要是松动和感染。Coventry 和 Rand 也表明应用这种植入物具有相似的并发症发生率（12%）和翻修率（20%）。他们所有的患者都是骨关节炎患者，1/3 的患者发生了假体松动。以翻修或中重度疼痛作为观察终点，假体的 10 年生存率是 69%。Eftekhar 于 1983 年发表了他设计的膝关节假体的中期随访结果（4～9 年）。尽管 1/3 的患者在胫骨假体周围有非渐进的放射透亮线，但功能疗效仍然很满意。112 例患者中仅有 2 例因松动和深部感染进行了翻修。

铰链膝方面，Attenborough 报道了以其名字命名假体的满意疗效。他将这种假体归类为铰链膝和髁假体的结合体，并认为它的特点可以提供屈伸活动过程中的稳定性和正常滑动运动。短期随访结果显示没有松动发生，作者认为这种假体可用于严重畸形的病例。Cameron 和 Jung 在 27 例有骨缺损、胫骨不连接或股骨骨折和严重膝不稳的病例中使用 Guepar Ⅱ 型假体。3 年随访显示大部分患者具有良好至优秀的效果，以及很低的松动发生率。这种假体的使用需满足这些特殊的适应证。Lettin 等记载了使用 Stanmore 铰链膝具有相似的适应证和结果。虽然随访时间较短（2 年），但是这种假体所能获得的稳定性和对畸形的纠正作为重要的优势被强调。相反，Karpinski 和 Grimer 报道了使用这种假体进行膝关节翻修时的不良结果，并指出这种假体的使用限制。Seehan 假体的效果不满意，归因于不能承受高内外翻应力的设计特点和缺陷。Hui 和 Fitzgerald 的前瞻性研究延续了铰链膝的疗效不满意的报道。尽管最初的功能结果令人鼓舞，但包括脓毒症、松动和髌骨不稳定在内的大部分并发症都发生了。同样的，其他研究报道显示 Guepar 膝关节假体易于发生髌股关节疼痛和半脱位、假体无菌性松动、屈曲挛缩及关节不稳。为了反对所有这些限制使用铰链膝的建议，Blauth 和 Hassenpflug 发表了使用 Blauth 假体的长期随访结果。根据作者所言，铰链膝关节假体的疗效不应根据早期假体获得的结果来判断，因为当时的设计和技术并不成熟。Blauth 假体被发现具有很好的疗效，无菌性松动、关节不稳和髌股关节问题的发生率也很低。

最后值得一提的是，报道不同 TKA 假体设计比较数据的四项研究。Insall 等报道了单髁假体、双髁假体、Guepar 假体和几何型假体的疗效。单髁假体的并发症发生率较低，但是只能用于简单病例，而且效果相对其他置换无明显优势。双髁假体推荐用于类风湿关节炎及轻度畸形的患者，而几何型膝对中重度畸形的骨关节炎患者非常理想。Guepar 假体被推荐用于有严重畸形的复杂病例，并且可作为一种补救手段。尽管是短期随访（2～3.5 年），但放射学松动发生率高，髌股关节疼痛常见。Cracciolo 等报道了一项比较多中心和几何型膝关节置换的前瞻性研究结果，平均随访时间是 3.5 年。两组的疼痛缓解、功能改善和失败率均相似，作者指出正确选择植入物设计特点的重要性。Riley 发表了几何型和解剖型膝关节置换的比较结果。两种设计都提供了疼痛和功能活动的显著临床改善，但是 51 例几何型假体中有 3 例因为松动需要翻修，而解剖型假体只有放射学松动，没有任何明显的临床表现。另一个重要的观察点是金属壳胫骨托盘周围放射透亮线出现率高，提出了关于使用安全性的问题。第四篇对照研究由 Thomas 等在 1991 年报道。多中心假体比那些全髁假体具有更高的翻修率，主要原因是松动、失稳和髌股关节疼痛。全髁假体被证实更为耐用，其主要的翻修原因是感染。

## 四、结论

膝关节重建明显是个非常困难和具有挑战性的任务，它的演变经历了很多不同试验阶段，结果有些很鼓舞人心，有些又让人失望。尽管如此，对假体的持续评价，对膝关节解剖结构和生物力学更好的认识，以及假体设计和材料的改进都有了明显的整体进步。第一代膝关节置换的最初结果在患者的疼痛缓解、活动度和功能改善方面非常引人注目。然而，中长期的评估显示并发症发生率较高，主要包括无菌性松动、失稳和髌股关节疼痛问题。如上所述，在文献中缺乏强有力的证据，因为大部分研究是短期随访的回顾性研究。尽管如此，我们可以从所有前面提及的研究和刊物中提取关于早期植入物设计特点和功能的有用信息，并为 TKA 将来的发展构建坚实的基础。

# CHAPTER 4

# 第 4 章

## 全膝关节置换术的长期生存率：旧设计带来的临床教训——第二代假体及全髁置换术

Konstantinos Makridis，Theofilos Karachalios

K.Makridis ，医学博士
希腊拉里萨市塞萨利亚大学，生物医学中心，骨科

T. Karachalios ，医学博士，理学博士（✉）
希腊拉里萨大学总医院，塞萨利亚大学生命科学及医学部，生物医学中心，骨科
e-mail: kar@med.uth.gr

## 一、简介

尽管膝关节按生物力学分类属于铰链关节，它的运动实际上更加复杂，包括各个轴线上和三个独立平面上的活动。而且，膝关节的稳定性高度依赖于韧带和其他周围软组织（关节囊、半月板、鹅足、髂胫束、腘肌腱）。完成让人满意的全膝关节置换术（TKA）需要全面解剖学和生物力学知识，正确乃至精确的外科技术，以及使用合适的植入物。植入物设计特点应当促成正常的膝关节功能并最小化并发症风险。

理想的膝关节组件必须满足以下要求：①能够恢复正常的下肢力线；②尽可能多保留膝关节周围韧带和软组织；③提供合适的韧带平衡和膝关节稳定性；④恢复膝关节正常运动；⑤抵抗膝关节承受的应力和负荷。膝关节组件必须与截除的骨量相同，而髌骨沟应该在解剖形态上有不对称的左右股骨面，还必须有两个凸面以模仿自然的股骨髁并与胫骨组件的凹面相符。关于胫骨组件，已经证实金属垫可以减少聚乙烯变形，可以影响界面的负荷传递。髓腔柄的使用可以加强固定并且增加冠状面、矢状面和横截面的稳定性。相反的，髌骨组件的金属垫设计已经被证实会很快因磨损和分层而失败。超高分子量聚乙烯是目前用作 TKA 承重面的材料，它的改进的制造工艺可以极大地影响其使用寿命。在原始 TKA 试验和临床试验的最初阶段之后，直到现代 TKA 的引进，得到了许多经验，进行了许多重大的改进。从第一代置换到全髁假体的变迁是 TKA 史上最关键的步骤之一，本章将展示这一演变过程。

## 二、全髁膝关节假体（第二代 TKA）

在 20 世纪 70 年代，许多新的重大革新应用于股骨和胫骨髁的表面置换。早先在全髋关节置换和第一代 TKA 中使用了聚乙烯和生物骨水泥，最终演化成了全髁 TKA。在当时，手术技术有两个明确的趋势：一个是关节面置换或表面重修的解剖途径，交叉韧带和大多数软组织得以保留，假体设计成避免与软组织限制结构冲突；第二个是功能途径，通过切除髁间韧带和交叉韧带来简化膝关节力学，接触面积被最大化，以降低聚乙烯的接触应力。恢复膝关节的解剖结构并不是这一途径的首要目的。

1970 年，Kodama 和 Yamamoto 引入了第一例解剖型全髁关节假体。股骨组件的股骨凸缘与最低限制型的单个聚乙烯胫骨组件结合，其中部予以切除，以保留前后交叉韧带。薄的股骨帽结构、股骨侧翼及两枚胫骨组件的前方钉促进了压配固定（图 4-1）。这一设计之后演化为 Mark Ⅰ、Ⅱ、Ⅲ，最终发展为 Corin 制造的 New Yamamoto Micro Fit 膝关节假体。在同一时期，Waugh 和 Smith 推出了 UCI 膝关节假体（图 4-2），它由两个股骨髁假体和胫骨平台构成，采用铸造技术，以达到无限制的自由旋转活动。股骨侧模具以这样的方式制造，试图再现多重曲率半径。胫骨模具呈帽形，制备后可以给马蹄形胫骨组件提供中心和后方凹槽，以保留十字韧带。髌股关节组件不是首选，所以假体未涉及股骨凸缘。这种假体后来演化成为 Gustillo-Ram 和 Genesis Ⅰ、Ⅱ型膝关节假体。

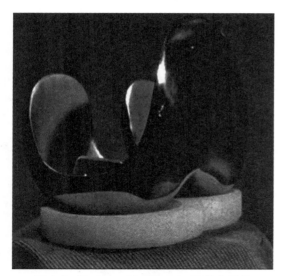

图 4-1　Kodama-Yamamoto 膝关节假体

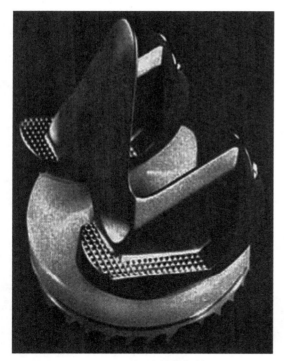

图 4-2　UCI 膝关节假体

Townley 设计的解剖型膝关节假体是第一种有髌骨扣的膝关节假体（图 4-3）。股骨髁和髌骨凸缘不是对称的，而大部分接触面设计成不一致的，以提高活动度和产生低限制力，企图减少松动。这种假体和 Leeds 假体是最早的骨水泥型交叉韧带

保留型三间室全髁型膝关节假体。Townley 试着重建膝关节的正常解剖结构，因此他设计的假体具备不同的额面和矢状面的曲率半径。这种设计特点预期可以增加活动范围。而且，保留前后交叉韧带被认为可以提高稳定性和增加股骨后翻。通常而言，Townley 认识到并且设定了许多膝关节置换领域至今仍在使用的原则。他强烈建议恢复正常的机械轴和力线，强调适当的假体型号和使用尽可能最薄的聚乙烯衬垫，支持保留前后交叉韧带以增强稳定性和本体感觉，他还提出髌骨置换的重要性。现在 Biopro 把解剖型膝关节假体归为原始膝关节假体，然而其他几种设计也受到其原则的影响，包括 AGC（Biomet）、Axiom（Wright）、Natural（Centerpulse）、PCA 和 Duracon（Howmedica）。

Bahaa Seedhom 在同期推出了解剖型 Leeds 膝关节假体。这种假体在整个屈曲过程中前方股骨凸缘与髌骨关节面契合，没有必要进行髌骨置换。股骨髁是解剖型

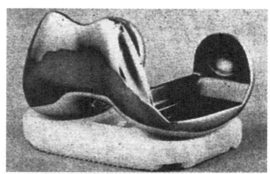

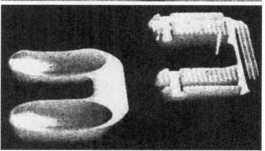

图 4-3　解剖型膝关节假体

非对称的，并且在后方外倾以提供矢状面稳定性。为了模仿股骨远端的正常曲率，骨面被切削成曲线形的而不是平面的。胫骨组件是一片由两个椭圆形的凹状圆盘构成的聚乙烯，其表面与股骨组件解剖学相匹配，以允许其屈曲时有大量的前后及旋转松弛。前桥的形成是为了连接中间有一凹槽的胫骨衬垫的两个部分，以保留交叉韧带。股骨和胫骨组件分为左侧和右侧，这一倾向被以后的许多厂商采用（图4-4）。股骨和胫骨植入物的制造技术的复杂性，以及特殊的市场原因导致当时这种假体设计在骨科医师中并不流行。

Ewald膝关节假体由解剖型钴铬合金的股骨帽与全聚乙烯的胫骨组件相连接（图4-5）。承重面高度一致，以增加接触面积。然而，这种设计的应用高度受限，并不流行。

纽约特种外科医院（HSS）引入的假体设计被证实对现代TKA影响很大。1971年，Ranawat植入了对称的解剖型骨水泥型双髁膝关节假体（the Duocondylar knee）。其连接的股骨组件没有前方凸缘，双髁是平行的。有两个独立的胫骨组件，提供最低限度的稳定性（图4-6）。对髌骨置换没有规定，但是前后交叉韧带需要保

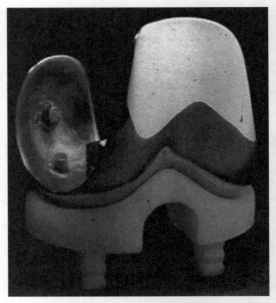

图 4-4　Leeds 膝关节假体

留。尽管这并非真正意义上的髁假体，但它的使用经验带来了重要的结论。髌股关节的重建被认为是有益的，两条交叉韧带的保留可能会妨碍畸形的纠正，以及在两个独立的胫骨组件之下用骨水泥固定可能并不安全。所有这些特征将被考虑，并且应用于HSS下一种假体，即双髌假体（the Duopatella knee）的设计中。解剖型设计及对称性被保留，但是增加了股骨前凸缘，以解决双髁膝关节假体（the Duocondylar knee）的问题。而且，使用了单个胫骨衬

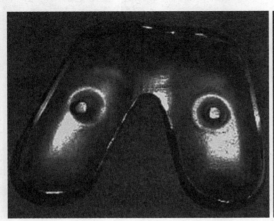
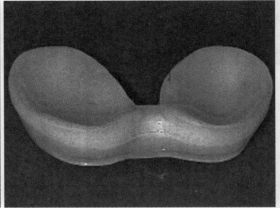

图 4-5　Ewald 膝关节假体

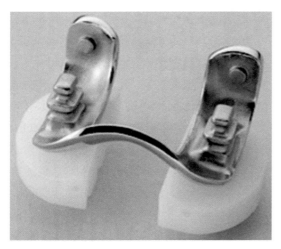

图 4-6 双髁型膝关节假体

垫及后切，以保留后交叉韧带。前交叉韧带予以切除。这种植入物被用于治疗多关节类风湿关节炎患者，期望保留后交叉韧带可以增强膝关节屈曲。数年之后，股骨滑车凸缘的内侧末端被移除，基于股骨凸缘近端的非对称性创造了左侧及右侧翼的设计，以减少小尺寸膝关节假体的内侧悬垂问题。双髁假体将演变为 PFC 组装式和 PFC Sigma 膝关节假体（DePuy），以及 Kinematic、Kinematic Ⅱ，Kinemax 和 Kinemax Plus 假体（Howmedica）。1979年初，Howmedica 提出了 PCA 膝关节假体，与 Leeds 假体及原始的 Townley 假体类似，结构上有不对称的内侧和外侧股骨髁。它最主要的特征是引入了多孔涂层理念。股骨、胫骨及髌骨均为金属支撑，并由 1.5mm厚的钴铬合金颗粒烧结。

第一例代表了功能途径理念的假体在 20 世纪 60 年代中期引入，即 Freeman-Swanson 膝关节假体。为了解决高接触应力及聚乙烯磨损和变形的问题，若干建议被提出。两条交叉韧带均予以切除，以简化膝关节的运动，减少股骨的回退，允许"槽内滚动"的设计。股骨截平以保留骨

组织，不要求重建膝关节解剖。设计了单一曲率半径的股骨组件，以与同样曲率半径的胫骨假体相连接，从而极大地扩大了接触面积。股骨组件有一个短柄，在股骨前部置入，以与之前已按力线扩髓的股骨髓腔相匹配，而胫骨组件没有柄，而是通过楔形榫头与骨组织固定（图 4-7）。假体型号只有一种。Freeman 的贡献及创新性的理念是很重要的。他强调了创造和使用特殊工具对于合适假体力线的重要性，引入了间置器的使用，来检查截骨之后遗留的间隙，他还推荐使用伸肌装置来达到韧带平衡。第一例 Freeman-Swanson设计没有前方的股骨凸缘，髌骨轨迹部分在股骨组件上，部分在本身关节上。之后，加入了长而平的髌骨凸缘，假体重新命名为 Imperial College London Hospital 膝关节假体（ICLH）（Protek and Howmedica），再之后命名为 Freeman-Samuelson 膝关节假体。

第一例真正满意的、广泛应用的功能性韧带切除型假体是全髁 TKA 假体（TC），由 Insall、Ranawat 和 Walker（图 4-8）设计及引入。TC 结合了解剖型双髁及适应

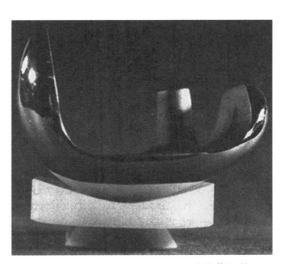

图 4-7　Freeman-Swanson 膝关节假体

型表面设计的优点。股骨组件在冠状位是圆形的，而矢状径模拟正常膝关节。前方有一个股骨凸缘可改善髌骨轨迹及稳定性，并有一个聚乙烯髌骨扣。承重面是双碟形的，以提供更好的稳定性。胫骨组件有一个胫骨钉，以提供主要固定以外的固定。胫骨中心凸起与股骨髁间凹陷相匹配，加强了冠状位稳定性，这样就通过关节面几何形态与软组织张力的结合达到了膝关节的稳定。平整的截骨面、等同的平行的屈曲和伸直间隙的创造及仔细的韧带松解是非常重要的观念。Howmedica 在遵循全髁膝关节假体原则的基础上，制造了保留两条交叉韧带的变式原则。这就是交叉型髁膝假体，保留了两条交叉韧带，而后交叉型髁假体仅仅保留后交叉韧带。几年以后，Walker 和 Insall 设计了中央的胫骨柱，在屈曲中与股骨相啮合以增加前后稳定性，保证股骨向后滑移，避免脱位等并发症的发生。这是全髁Ⅱ假体的设计。这种全髁假体的主要问题是聚乙烯磨损增加、前方不稳及屈曲不足。Burstein 在研究生物力学之后，重新设计了这种假体，将关节的接触点后移，并将之命名为 Insall-Burstein 全髁型膝关节。增加凸轮的结构以重建后交叉韧带渐进的反卷功能。HSS 的后稳定型设计得以制造，包括

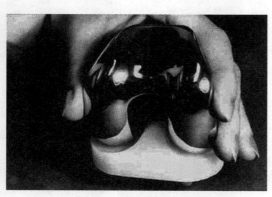

图 4-8　全髁型膝关节假体

Insall-Burstein 组装式后稳定（IBPS Ⅱ）（Zimmer）、Optetrak 后稳定（Exactech）及 Advance 后稳定（Wright Medical）。

　　另一个重大且富有创新性的基于功能性途径的设计是移动轴承膝关节假体（双交叉韧带保留和旋转平台），由 Buechel 及 Pappas 在 1977 年引入。主要的理念是获得低聚乙烯接触应力，同时保持膝关节屈曲度，避免假体 - 骨界面间的过度负荷。股骨组件的后部曲率半径小，以提供屈曲过程中正常的运动，降低聚乙烯挤压的风险。这种假体被命名为新泽西膝关节假体系统（the New Jersey Knee System），之后发展为低接触应力（LCS）及 LCS 旋转髌骨置换膝关节假体（DePuy），使用骨长入假体表面技术。这种设计的髌骨扣很厚并且是解剖型设计而不是类似于全髁膝关节假体的圆顶状髌骨设计，以更好地匹配股骨髁间沟。1977 年，Polyzoides 和 Tsakonas 推出了另一种移动半月板轴承膝，命名为 Gliding Meniscal 膝（Zimmer）。与 LCS 类似，膝关节屈曲时的关节面不完全一致。这种假体之后得到了改进，演变为一种完全一致的旋转及滑动平台假体，命名为 Rotaglide 膝（Corin）。

　　在 20 世纪 80 年代和 20 世纪 90 年代两个 10 年间，现有假体中仅有少许的改变。假体名字的变化并不意味着运动学、途径或设计的重大修正或革新。是否使用骨水泥固定、聚乙烯磨损、使用固定还是移动轴承及髌股关节问题是接下来研究中的重要问题。

## 三、全髁膝关节置换的长期效果及循证证据

　　TKA 的发展不仅仅包括假体设计、固定技术、手术器械及手术过程，在研究领

域也取得了重大的发展，质量表现的研究也协助增进了 TKA 效果的理解和评估。

Yamamoto 在 1979 年发表了他最初的结果，这些结果鼓舞人心。无菌性松动不再是主要的问题，但有趣的是作者认为骨水泥对骨和软组织是有害的，他们不推荐使用骨水泥。10 年之后，Yamamoto 等发表了非骨水泥型的 Mark Ⅱ TKA 的结果。在 2 ～ 7 年的随访之后，大部分患者显示良好到优秀的结果，平均屈曲度是 96.5°。无菌性松动不是最主要的并发症，但是其发生率仍然很高（4.4%）。

1976 年，Evanski 等报道了 UCI 膝关节的短期疗效。临床的改善是满意的，但是力学并发症包括不稳定、胫骨组件松动或变形及髌骨问题很常见。虽然如此，但作者仍推荐使用这一植入物。几年之后的一个类似研究中，Hamilton 强调了上述并发症的高发生率，并且在实践中停止使用这种假体。UCI TKA（Genesis TKA）的现代演变毫无疑问显示了更好的效果。一项最近的研究，通过至少 10 年的随访，报道了保留交叉韧带的 Genesis Ⅰ TKA 关于活动度、临床松动的低风险及生存率（96.7%）的满意结果。而且，一项由 Bhandari 等实施的系统性回顾研究（Ⅱ期）表明，Genesis Ⅱ 型膝关节假体具有良好的临床表现和生存率（12 年生存率为 96%），并期待随访时间更长的更深入研究，来证实这些结果。

Townley 于 1985 年报道了解剖型 TKA 出色的中期疗效。需要翻修的主要力学并发症是髌骨相关问题和胫骨组件松动。他将这些并发症归因于植入物力线不良、骨 - 骨水泥界面缺陷及聚乙烯的结构强度。

双髁型 TKA 在短期内产生了几个问题，包括膝关节不稳、胫骨组件松动及髌股关节相关症状。双髌 TKA 解决了所有这些造成双髁型 TKA 失败的问题，显示了更好的疗效。Kinematic、Kinemax 和 PFC Sigma 的效果更加鼓舞人心。两项最近的研究报道了 PFC Sigma TKA 分别随访 10 年和 14 年的结果：功能改善非常明显，无菌性松动很少，翻修率低，10 年生存率达 97% ～ 98%。此外，一项前瞻性随机对照研究显示，PFC Sigma TKA 固定轴承和旋转平台系统的短期功能疗效并无显著性差异。关于 Kinematic 和 Kinemax TKA 有两篇有趣的论文（图 4-9）。第一篇是一项生物力学研究，评估了在长期的轴向、冠状位、矢状位及横断面活动过程中 PE 的磨损特点。尽管磨损痕迹在这两种假体之间有轻微不同，但总体磨损率是

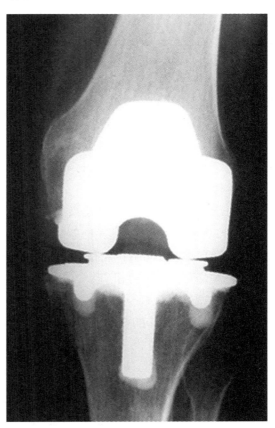

图 4-9　Kinemax TKA 25 年随访的满意影像学结果（由 Th Karachalios 提供）

相似的。第二篇研究分析了不同假体设计的26年生存率，发现以翻修作为观察终点，全髁型膝关节假体、压配式髁假体（PFC）、Kinematic假体、Kinemax假体及解剖型组装式假体（Anotomic Modular TKA）均具有相近的满意生存率。

Trieb等分析了对类风湿关节炎患者实施的连续68例PCA TKA的长期临床和影像学结果。在平均11年的随访中，临床效果良好，尽管翻修率某种程度上仍较高。这可能如同Rohrbach等在其尸检和翻修检索研究中所显示的那样，是因为这种类型假体的聚乙烯疲劳磨损所致。

Goldberg和Henderson在1980年、Herbert和Andersson在1982年分别报道了他们进行Freeman-Swanson TKA的经验。在修正畸形、改善活动度及恢复功能方面显示了满意的结果。然而，翻修率很高，主要的问题是不稳定、松动及髌股关节问题。几年之后，Freeman和Samuelson发表了使用Freeman-Samuelson假体的优秀结果。作者认识到使用Freeman-Swanson ICLH植入物所遇到的问题，并且描述了使用Freeman-Samuelson假体设计的优势。

关于全髁型TKA治疗效果的文献相对较多，并有评估这种植入物效果的长期随访研究存在。Rodriguez等在2001年发表了一项20年的随访研究，并显示这种植入物的显著耐久性。最常见的翻修原因是单个或两个组件的松动。同一年，Pavone等发表了120例置换病例系列，并显示23年翻修前生存率是91%。Huang等报道了其20年随访研究的相似发现。总体生存率是91.9%，聚乙烯胫骨组件的生存率是96.4%，而金属支撑胫骨组件的生存率是88.4%。因此，作者推荐使用这种更加经济实惠并耐久的全聚乙烯胫骨假体。

Buechel等发表了关于旋转型假体的长期效果。接受初次非骨水泥型后交叉韧带保留型半月板型轴承TKA的患者的任何原因翻修前10年生存率是97.4%，16年生存率是83%。初次骨水泥型旋转平台TKA的翻修前10年和20年生存率均为97.7%。最后，非骨水泥型旋转平台TKA的10年和18年生存率均为98.3%。Polyzoides等报道的另一种旋转平台设计的结果同样良好。旋转型TKA无机械性失败，无平台轴承脱位，具有满意的功能。

## 四、结论

随着TKA的进展，并发症的发生率已经降低，临床表现得到改善，翻修率也在下降。更加耐久假体的生产，对膝关节运动学的更好理解，以及手术技术的发展，都带来了TKA领域的显著进步。1970～1980年的10年是非常高产的，许多创新理念层出不穷。在接下来持续不断的研究岁月里，许多值得注意的研究得以报道，描述了特殊设计的特征、它们的功能和效果。在TKA历史上一个决定性的时刻是全髁型膝关节和移动轴承膝关节置换的发展及临床应用，因为它们设定了现代膝关节植入物的标准。

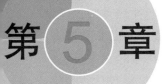

# CHAPTER 5

# 第5章 全膝关节置换结果评价

Elias Palaiochorlidis，Theofilos Karachalios

E. Palaiochorlidis，医学博士，理学博士
希腊拉里萨市塞萨利亚大学生物医学中心，骨科

T. Karachalios，医学博士，理学博士（✉）
希腊拉里萨大学总医院，塞萨利亚大学生命科学及医学部，生物医学中心，骨科
e-mail: kar@med.uth.gr

## 一、简介

全膝关节置换术（TKA）是最成功的外科手术之一，大量外科医生的大规模研究中均报道了极好的 15 ～ 20 年生存率。它广泛应用于治疗严重的膝骨关节炎、炎症性关节炎、创伤后关节炎、类风湿关节炎、痛风及其他全身性关节炎。它是现代骨科现行实践中的标准程序。

由于它的广泛使用，骨科医生、患者、假体制造商、卫生经济提供者及政治家都寻求关于长期效果、并发症及成本效益问题的技术数据。

理想状况下，为了评估 TKA 效果，应该使用一种全球接受的、经过验证的结果评估工具，结合客观及主观的记录。数十年来存在的评估量表被证实存在不足，非标准化，会给医生、患者及当局做未来的决定时造成困扰而不是带来帮助。应当结合使用多种评估量表，并像病理学一样做出特异的评定。

## 二、历史

在骨科手术治疗之初，其质量评估即已开始。起初，术后的结果评价是基于物理检查和影像学参数。随着时间的推移，出现了一种从客观转向主观的结果评估的趋势。从 20 世纪 80 年代起，术后的结果评估重点关注患者的角度。在这种趋势背后，大体观察到的是几乎所有外科医生治疗患者的客观结果评分因为治疗而得到提高，而患者仍然不满意。

通常认为第一篇关于 TKA 的报道是 Gluck 在 1980 年发表的。Gluck 使用了一个象牙制成的植入物来治疗 1 例结核破坏的膝关节。在当时，这种"激进"的治疗手段的仅有的替代方案是截肢、关节融合术、关节内成形术，或者定期观察。面对这种严重的关节病变，Gluck 的外科手术最初被认为是成功的，主要是因为这种假体的替代物非常不可靠。Gluck 随后仍然警告了这种植入物的使用，因为感染的问题未能解决。这一警告的注释强调了这是第一例 TKA 的结果，基于 Gluck 的警告，关节内成形术继续作为严重的膝关节疾病的标准治疗方案。植入的材料包括猪膀胱、阔韧带筋膜、髌上囊、钴铬钼合金盖及玻璃纸。1949 年，Speed 报道了 65 例关节内植入成形术的结果，把它们分等级为优良（$n=29$），合格（$n=17$），低劣（$n=6$）和失败（$n=13$）。Miller 在 1952 年报道了 37 例关节内植入成形术，其结果比 Speed 所报道的差，11 例优良，8 例合格，18 例失败。这些原始的结果评估来自于外科医生，而不依赖于患者。

面对这样不理想的效果，随着制造工业、现代麻醉、无菌技术及抗生素预防的持续发展，开始了 TKA 的现代纪元。Shiers 报道了使用不锈钢铰链膝关节假体的 2 例患者的病例研究。一例患者发生了异位骨化限制了疗效，另一例患者被认为是成功的。Shiers 认为手术是成功的，因为患者疼痛消失，可以拄拐行走，并且可以上下楼梯。

Walldius 报道了使用钴铬合金铰链膝关节假体的鼓舞人心的效果。尽管这些研究中没有使用正规的评分系统，作者在确定手术成功时确实考虑到了主观和客观结果。这些植入物的引入使 TKA 的结果相对可以预期。第二代和第三代假体的成功和一致性（少量设计修正后的生存时间）带来的作用是强调 TKA 结果的定量记录。

膝关节疼痛是实施膝关节手术的最常见原因。在实施膝关节手术的不同个体中残疾程度各不相同，取决于疼痛和功能丢失情况。一方面，残疾对于一位优秀的运动员而言可能包括不能参加高水平的竞赛；另一方面，对一位高龄膝骨关节炎患者，残疾可能包括日常生活或行走困难。

已知许多个体特征会影响术后疼痛和功能。影响 TKA 术后效果的个体危险因素包括年龄和性别、术前诊断、体重指数、种族、心理压力、基线疼痛和功能丧失、伴随疾病、社会经济状况及影像学骨关节炎严重程度。这其中的有些因素，如肥胖和精神心理压力是可以调整的，通过对肥胖和心理压力进行精确的量化，并对量化进行解读，进而告知患者相关风险，并针对可能的风险制订应对方案，从而降低这两类因素所导致的不良后果的发生率。选择评估 TKA 的工具时同样必须考虑到治疗目的。如果用不合适的工具来评价 TKA 结果，就会为将来的患者制订不正确的治疗决策。因此使用临床结果量表很关键，这对于被评估的患者很重要，而且对手术者也有重大意义。

任何一种评价方法只有是可重复的（可靠的）和准确的（有效的），才是有用的。评估健康状况时，必须能够发现改善和恶化情况（对变化易起反应或敏感）。因此当考虑选择可靠的评分系统标准时，有效性和易起反应性是必要特性。

1. 可靠性 与前后一致性（可重复性）在系统中同等重要。它不能测量，只能被估计。换言之，它是评价方法给出结果的一致性的程度。这同样被认为是再现性，因为对同一批患者重复地实施同样的调查表应当得出差不多相同的结果。在健康状况的评价工具的可靠性上存在两种方法。其中之一是测试和再测试的可靠性，包括让处于稳定状态的患者在两个间隔

的时间点对调查问卷做出反应。间隔的时间不能过短，因为个体可能记得他之前的回答。间隔时间也不能过长，以致可能出现临床变化。总体而言，间隔时间范围常是 2 天到 2 周。

2. 有效性 从统计学上说是概念、结论或评测方法良好地建立或与真实世界相符的程度。英语单词 "valid" 来源于拉丁语 "validus"，意思是 "强壮有力的"。测评方法的有效性被认为是此方法能测量它宣称能测量的程度。四种有效性通常被检测，均与骨科评分和结果评价相关。

（1）结论有效性：评价干预和观测结果之间是否有联系。统计学结论有效性是各种基于数据的变量之间关系的结论是正确的或者合理的程度。它始于对关于变量间关系的统计学结论正确与否的质疑，但现在有一种转变为 "合理的" 结论的趋势，用到定量、统计和定性数据。统计学结论有效性包括确保使用适当的抽样程序、合适的统计学试验及可靠的测量流程。因为这种有效性只与所发现的变量间关系有关，这种关系可能是唯一的联系。

（2）内部有效性：是类似的，但是检测所见结果是否有因果关系。内部有效性是对多大程度上可以做出关于因果关系结论（如原因和结果）的归纳估计，基于所使用的测量方法、所设定的研究背景及整体的研究设计。好的实验技术中，在高度控制的情况下研究自变量对因变量的影响，通常比诸如单例设计允许更高程度的内部有效性。八种混杂变量会干扰内部有效性（换言之，试图分离因果关系）：①历史，在第一次和第二次评估之间发生的除试验变量以外的特殊事件。②成熟，参与者的过程作为一个时间流逝的函数（不特定于特定事件），如年龄增长、饥饿、

疲劳等。③检测，对二次测试的分数进行测试的效果。④仪器，测量工具的标度的变化，或者观测者的变化，或者评分者的变化都可能会造成获得的测量值的变化。⑤统计学回归，处理不同组别的选择造成的极端值。⑥选择，偏倚由对照组调查对象的不同选择导致。⑦试验死亡率，或者对照组调查对象的不同丢失。⑧选择 - 成熟相互作用，如多组预试验设计。

（3）外部有效性：研究的是将一项研究结果归纳为其他设置的能力，骨科讨论中的一种常见做法。外部有效性涉及研究结果多大程度上能够在其他案例上适用（内部有效的），如对不同人群、地点和时间。换言之，它是关于研究结果是否能够普遍有效。如果同样调查研究在其他案例上实施，是否可以得到相同的结果？这里一个主要的因素是研究样本（如研究参与者）是否在关联维度的一般人群中具有代表性。其他危及外部有效性的因素有试验的反作用和相互作用，一个预试验可能会增加试验后评分；选择偏倚和实验变量的相互作用；试验安排的反作用效应，可以妨碍概括实验变量对于非实验设定的暴露人群的影响；多重治疗干预，早期治疗效果不可消除的影响，最终构建了有效性。这是最常被引用但也是最需要理解的观念，它指的是将研究结果推到不同条件下的能力。

（4）建构有效性：指的是构想的操作化（即从理念发展的实践检测）实际上测量的理论值的程度。建构有效性的证据包括解释构想的经验和理论支持。这样的证据包括对试验内部结构的统计学分析，包括对不同试验项目的反应之间的关系。它们还包括对其他构想的试验和测量之间的关系。正如目前所知，建构有效性与测试设计的实体理论的支持并没有明显的区

别。设计来展现构想的因果关系的试验同样可以作为建构有效性的证据。

3. 反应性　指的是一个评分系统可以发现随时间的临床重大变化的能力。骨科医生一般应用等级评定系统来改善术后健康相关生活质量。一个不能评估已成功进行治疗的患者的改善情况的工具就不能对临床研究或者评价体系有用。因此，反应性的特性对评价量表的实际实施非常关键。有许多统计学方法可供选择来测定反应性。标准化的反应均值（观察到的变化 / 标准差的变化）最常用于骨科研究中。这一统计数值合并了反应的变化，允许反应均值的统计学检测。

## 三、特殊检测和一般检测

1. 特殊检测　可能关于某种病理特征（疾病特异）、临床症状（症状特异）或者解剖位置（关节特异）。这些检测的重点并不适用于特殊情况（或解剖位置），但是主诉通常归因于疾病（或解剖位置）。例如，一种膝关节特异的检测工具可能询问患者是否因膝关节疾患而穿衣困难。

2. 一般检测　具有更广泛的范围，包括情感、社会、精神和身体健康，并且不限于某种特定疾病。与专用医疗器械相比，通用健康状态仪器的优势在于，它们允许在不同的条件和治疗之间进行比较。这些工具的缺点是，它们可能不会对临床重要改变做出迅疾有效的反应，因为这些改变可能是独立事件，可能不能在这些更加笼统的检测中反映出来。疾病或关节特异的检测方法的优点是，它们通常对所关注的特殊现象的变化反应更有反应，并且它们与患者更加相关。

最常用的一般健康状况检测工具是简表 36（SF-36）。它是一个 36 项问卷表，用

来评估一般健康状况和生活质量。它常用于 TKA 研究中描述患者的总体状况。身体状况量表和精神状况量表可从 SF-36 中得到。它被证实有效，广泛应用于医疗领域，并且对患者自我管理也行之有效。SF-36 已被用于定义疾病状况、评定治疗效果、区分不同治疗的疗效，以及比较骨科疾患与其他医学疾患。然而，下肢超出上肢功能的偏倚，评估某些日常生活的身体活动的局限，以及检测生活质量状态的某些改变的上下限的存在已被证实于 SF-36。尽管如此，只要充分认识到其有效性和局限性，SF-36 可以成为许多骨科手术的有效工具。

患者的期望值差别巨大，TKA 术后实际体验与期望值的不匹配是患者不满的潜在原因。由于更早的手术干预，患者现今不仅期望减轻疼痛，而且希望纠正畸形，以及早日回归文体活动。因此，评分系统的演变是为了适应年龄谱两端更活跃的患者。

目前没有单个的最佳的 TKA 效果评估方式。然而，有数种可靠、敏感并且有效的评估系统。西安大略和加拿大麦克马斯特大学骨关节炎指数（WOMAC）及牛津 -12 疾病特异评分系统是最常用的。WOMAC 在引入之前经过了强力的心理测验的校验，并且需要得到版权所有人的许可才能使用。用于教育和临床可由网上免费获得（www.womac.org）。其普适，使用简便,并且在三个方面进行衡量:疼痛（5个问题）、僵硬度（2 个问题）及躯体功能（17 个问题），每个方面由相同的计算方法加权。WOMAC 对变化敏感，已展示出比绝大多数其他工具在评估骨关节炎时更大的效力。一个 7 点简化版 WOMAC 评估也已经发展出来，并且在评估全关节置换中保持了优秀的有效性和可重复性。牛

津 -12 膝关节评分（OKS）在 1998 年发表，最初检查了 12 个事项，每个事项可能评分为 1 ～ 5。它评估了疼痛、自己洗漱的困难度、进入轿车 / 公共交通工具的困难度、远距离行走能力、站立时疼痛、夜间痛、跛行、屈膝能力、让路、购物能力、下楼及对工作影响情况。评分 12 ～ 60 分，12分是最佳结果。尽管简单，它作为疾病特殊评分量表，最大限度地做到了可靠、内容有效并且易于使用。许多人发现这一系统不够直观。现在推荐每个问题评分 0 ～ 4分，4 分是最佳结果。因此，新的评分系统的范围是 0 ～ 48 分，48 分代表最良好的结果。非常重要的一点是任何使用 OKS 的研究，必须清楚地说明应用了哪种方法。

与患者评估及平均加权的 OKS 相对应的，美国膝关节协会评分（AKSS）是由膝关节协会在 1989 年达成共识开发的一种外科医师评分加权的评估体系。该评分包括两部分，第一部分评估疼痛、稳定性和活动度；第二部分检查功能，以详细的行走距离和爬楼梯数作为参考。每一部分可能的最大分数是 100 分。AKSS 已被确认有效、灵敏且可重复。然而，当它由经验不足的医生和护士实施时，会因观察者之间和自身的偏差受到限制。为了将膝关节功能从其他因素中独立出来，患者可分为三种类型：①无对侧膝关节疾患；②有严重的关节炎；③有多关节受累。最终的膝关节评分被设计成独立于其他因素，即使面对因为合并症和多关节病变而持续下降的关节功能。遗憾的是，AKSS在 TKA 后揭示髌股间室问题时不够灵敏。

特种外科医院（HSS）膝关节评级系统由 Insall 在 1974 年引入。可能的最大分值是 108 分，由以下六个部分组成：疼痛（30 分）、功能（22 分）、活动范围（18 分）、

肌力（18分）、稳定性（10分）及屈曲畸形（10分）。如果患者使用助行器，或者有伸直缺陷，或者内外翻畸形时，需要减分。它具有好的观察者之间的一致性，但是可重复性不强。它强调疼痛、功能及活动范围。新泽西骨科医院评分系统(NJOH)在1982年引入。这是一种特殊的结果测量量表，可能的最高分值是100分。它包含以下六个分类的评分：疼痛（30分）、功能（25分）、活动范围（15分）、肌力（8分）、稳定性（10分）及屈曲畸形（12分）。

膝关节协会放射学评估系统被用于统一报告TKA放射学结果，这样不仅不同的体系之间可以比较，而且不同的植入物之间也可以比较。此系统中指出了满意的关节成形术的重要特征，如假体位置、下肢力线及植入物-骨界面或固定情况。此系统易于使用，可快速使用，并且内容简洁。除了归档膝关节力线及假体位置，此系统还有一个假体界面的数字评分用来评估固定质量。这些特征将图像转化为数据，使放射学结果能够同临床结果一起存储为数据库。截至目前，大多数计算机化的全膝关节登记系统仅仅记录和存储临床结果。此系统主要的缺陷是膝关节的合适位置、旋转及力线的放射图像的标准化。这些位置所致的错误可以通过检查者使用多种膝关节放射设定、选择最典型的胶片并检测来降低。

布里斯托尔膝关节评分系统首次报道及使用于1970年，之后在1980年加以修正。它强调膝关节功能，但是未被广泛接受。目前看来WOMAC及牛津-12评分体系是最为可靠有效的检测TKA后疗效的评估方法。

然而，随着部分置换术及截骨术越来越多的使用，需要能够评估更高水平活动的评分系统。高活动度关节置换评分系统（HAAS），尽管不是膝关节专用，可以被用于主观评价那些享受高活动度的患者的全关节置换。此系统已被证实不管对接受全髋关节还是全膝关节置换的患者均有效。

20世纪90年代膝关节协会临床评分系统（KSS）被推荐为世界范围内的评估全膝关节或部分膝关节置换结果的工具，它用于评估TKA后膝关节功能及患者活动能力。然而，很明显这一评分系统没有提供足够的细节，有缺陷，并且表述模糊，尤其是在报道同期进行TKA病患的功能时。而且，其可靠性、可重复性及有效性均被质疑。KSS仅仅是医生来源的，在客观的膝关节医生评估评分及主观的患者来源的满意度评分之间不具备足够的相关性。需要依据内在的一致性和良好的有效性，开发一种膝关节协会评分系统，以满足同期的有更高期望值和功能需求的患者。2011年出现了新的KSS评分系统，具有更好的敏感性和可靠性。这一评分系统整合了客观的医生来源的部分及主观的患者来源的部分。患者角度是这个系统的重点，通过评估患者的疼痛缓解、功能能力、满意度及期望值实现情况，来很好地记录患者的期望值、满意度及活动水平。表5-1中展示了不同评分系统的准确性和有效性。

表5-1 **不同评分系统的准确性和有效性**

| 评分系统 | 有效性 | 准确性 | 易于使用 |
| --- | --- | --- | --- |
| 特种外科医院 | 是 | 是/否 | 差 |
| 牛津膝关节评分 | 是 | 否 | 良 |
| SF-36 | 是 | | 良 |
| WOMAC | 是 | 是 | 良 |
| 美国膝关节协会 | 是 | 翻修时否 | 可 |
| 新西兰骨科医院评分 | 否 | | 差 |

## 四、髌股关节评分系统

以上的评分系统似乎在描述 TKA 术后髌股关节的症状和问题方面都不够灵敏。这也是一个关键性的缺陷，它是由 TKA 术后膝前痛和髌股关节功能失常是一大挑战所致。就我们所知，仅仅少数几个研究报道和使用了特定的髌股关节评分系统。Feller 评分系统分配了 30 分给膝前区疼痛，10 分分别给股四头肌肌力、从椅子上起立的能力及爬楼梯的能力。Kujala 评分是一个关于膝前痛的评分问卷。它分配分值给跛行（5 分）、支撑（5 分）、行走（5 分）、爬楼梯（10 分）、下蹲（5 分）、跑步（10 分）、跳跃（10 分）、屈膝状态下久坐（10 分）、疼痛（10 分）、肿胀（10 分）、异常痛苦的髌骨移动（半脱位）（10 分）、大腿萎缩（5 分）及屈曲受限（5 分），总分是 100 分。由 Bristol 小组发表的髌骨评分系统分配给膝前区疼痛（2 分）、爬楼梯时疼痛（2 分）、髌骨压痛（2 分）、髌骨捻发音（2 分）及髌骨影像学不稳定（2 分）。近来发表的一个新颖的结果评测方法——三星医疗中心（SMS）髌股关节评分系统，强调了评估髌股关节状况。它分别评估髌股关节疼痛和功能，然后将两者整合。它减去了一些诸如跛行、肿胀、大腿萎缩及屈曲受限等髌股关节问题不特异的项目。

## 五、生存分析

另一个近期文献广泛应用的结果评价是 TKA 术后生存分析。生存分析被定义为一组分析数据的方法，其结果变量是直到某个感兴趣的事件如关节置换失败发生的时间。生存分析技术可以分为非参数（Kaplan Meier 乘积极限法）、参数（指数法）

及半参数法（限定比例法）。TKA 的生存率是任意组的患者未以任何原因翻修的比例。一般来说，在比较各种假体设计的差异时，它被认为是文献中最常用的方法。最后，在回答患者最难的问题"膝关节可以维持多久"时，它可用作辅助。生存率不仅取决于患者相关因素（体重、活动），也取决于假体类型（全膝、单髁，后交叉韧带保留型、后稳定型等）及术者（技术）相关因素。

## 六、患者：报告的结果评测

患者和医生对于良好的术后结果的内涵看法并不总是一致的。因此发展了患者报告的结果评测（PROMS）。PROMS 只从患者的观点和视角分析 TKA 的结果。它可被用于评价所选的医疗程序所提供的护理质量，评价它们的表现，评价不同手段的性价比，并为各机构之间的同行比较提供基准。使用 PROMS，临床医生可以达到最佳效果和改进标准。PROMS 使用了之前已被证明可靠、有效的结果评分系统，如牛津膝关节评分系统，并被推荐用于大型 TKA 的评价。他们还收集患者自己所感知到的关于医疗服务治疗的有效性的信息。这些数据增加了医疗服务中提供的信息的丰富程度，这些信息由 NHS 资助的患者提供，以完善现有的服务质量信息。

## 七、结论

结果评分在准确评估 TKA 中是极其重要的。在过去的 20 年里，决定成功的范例已发生变化，从那些基于物理检查和放射学变化（客观数据）转向了更加以患者为中心的（主观数据）结果评价。现代的膝关节手术允许患者的期望和活动水平提高，然而准确评估结果仍有困难。现有文献证据证实极少的评分体系具有满意的可靠性和有效性水平。

显而易见的是那些采用了较高程度的患者参与的评分体系，如牛津 -12 评分系统，作为基于患者的评分工具表现更佳。标准化工具具有更大的潜力来检测到治疗的不良反应或者未预见的效应。尤其 WOMAC 仍然是有效、可靠及敏感的评测方法。然而，推荐单一的最佳的膝关节评分系统是不现实的。实际上，理想的短期、易于实施、可靠且有效的通用膝关节调查表目前并不存在。

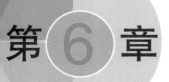

# CHAPTER 6

# 第 6 章 | 全膝关节置换术的长期结果：患者的年龄和诊断的影响

Alexander Tsarouhas，Michael E.Hantes

A. Tsarouhas，医学博士，理学博士
希腊塞萨利卡拉姆巴卡，私人骨科医师

M. E. Hantes ，医学博士，理学博士，哲学博士（☒）
希腊拉里萨大学附属医院

希腊塞萨利亚大学生命科学院，药学部
e-mail: hantesmi@otenet.gr

# 一、简介

从患者、外科医生和第三方支付者的角度来看，全膝关节置换术（TKA）被认为是目前骨科中最成功和最有效的手术方法之一。依据主客观膝关节评分及生活质量评估，TKA 的临床获益早已被确定。假体设计、仪器设备及手术技术的进步，使 TKA 的长期生存率逐渐增加。在发达国家，TKA 数量的急剧增加被认为与全球平均寿命增加是平行的。

随着 TKA 的临床获益不断被认同，其手术适应证也不断被扩大，包括患者年龄和术前诊断。年轻、活动量大的患者，以及老年患者，甚至是 90 多岁的高龄患者，现在都将 TKA 作为治疗选择。另外，传统的手术适应证也被扩大，已囊括创伤性、退变性和炎症性的膝关节病变（如类风湿关节炎和幼年特发性关节炎）。尽管 TKA 能够带来可以预见的膝关节疼痛和功能的改善，但是目前关于其临床、功能改善结果及假体生存方面的报道不一。因此对那些希望从 TKA 中获益的患者进行检测和选择仍是临床工作的挑战。

有几个因素可以作为 TKA 结果的潜在预测指标。人口统计变量（如年龄、性别和种族），患者相关因素（如术前疼痛、诊断、合并症和体重指数），社会经济状况，以及外科医生相关因素（如技术、经验和手术例数）都被认为与 TKA 结果有关。现在的文献提供了大量的对比数据来支持每一种因素与 TKA 的相关性。然而，通过系统的多变量分析来准确地确定这些因素的预测价值，被认为基本上是不能实现的。几个方法论的问题在很大程度上限制了这类研究。由于大量的混杂因素和它们的多样性，用于解释 TKA 结果变化性的统计学模型已经被认为不足以调整潜在的预测因素。此外，一些患者或医生相关因素可以很好地解释大部分可变性因素，但很难准确证明。例如，患者社会经济状况和手术技术的变化、外科医生的经验和手术例数，很少被说明，但被认为影响总体的结果。在基于社区的队列研究中可能会产生选择偏倚，而反应偏倚也可能在自我报告的结果被测量时起作用，因为反应者往往比较年长，并且精神和心理状态已经改变。

虽然在不同年龄和术前诊断的患者中，TKA 的成功率被认为是不同的，其对 TKA 结果的确切影响目前仍在探讨中。本章旨在回顾可用的文献和现有的数据来分析特定患者的年龄和诊断对 TKA 结果的影响。

# 二、年龄的影响

接受 TKA 患者的平均年龄预计为 67.5 岁，很少有患者年龄超过 85 岁。来自美国登记系统的最近数据显示，非炎症性关节炎患者手术时的平均年龄最近几十年在不断减小。虽然 TKA 术后功能被认为是与年龄相关的，但年龄对手术结果的影响仍存在争议。Jones 等在他们的前瞻性队列研究中发现，在 TKA 术后 6 个月，单独年龄因素并不会影响患者的疼痛、功能或与健康相关的生活质量。相反，Judge 等发现，进行 TKA 患者的年龄越大，术后功能越差，两者之间有相关性，但与术后疼痛并无相关性。然而，作者通过对混杂因素的多变量分析认为，年龄具有更小的影响。与上述结论一样，Nilsdotter 等也发现，在 TKA 术后 5 年，年龄可以作为术后 KOOS 疼痛评分及其他症状评分的预测因素。

## （一）年轻患者 TKA

对于不断增加的松动率和多次翻修手术的潜在需求的担忧，使年轻患者对接受TKA失去了勇气。对于某些具有特定指征的患者，如单间室病变及下肢力线不良，可以考虑非手术治疗及其他微创手术，如关节镜清理术和胫骨近端截骨术。然而，骨性关节炎患者接受膝关节镜手术后的获益随着时间的延长不断减少，而接受过胫骨截骨术的患者进行 TKA，出现术后并发症的风险会增加。另外，延迟 TKA 时间或许也不是一个理想的选择，尽管接受常规的非手术治疗，但患者仍需要经历更长时间的疼痛，以及在日常娱乐及专业活动中更多的不便。在接受 TKA 前有更长病程的患者，术后结果可能更差，尤其是期望获得更好功能的患者，对此一直存在争议。

在过去几十年里，对于年轻患者接受TKA 的成功率及假体生存率方面的满意结果已经被报道。Gill 等发现 TKA 后 18 年的假体生存率为 96.5%（包括 51.4% 的骨性关节炎患者、40.3% 的类风湿关节炎患者及 8.3% 的其他患者）。Diduch 等报道在不同人群中特发性和创伤性关节炎患者TKA 后 18 年假体生存率为 87% ~ 94%。Dalury 等也发现在年龄 < 45 岁和 > 45 岁的接受 TKA 的患者中，平均随访 7.2 年时，两组患者间的成功率相似。然而，当患者报告的结果被考虑时，结果往往更加多样化。自我报告结果被更多人认为能更好地表达 TKA 的成功率，因为它包含了患者的观点。在一项关于患者 TKA 后结果的研究中，Williams 等发现在不同年龄组有着相似的牛津膝关节评分和欧洲生活质量评分，但随着患者年龄有下降的趋势，

结果有一个明显好转的线性趋势。有趣的是，在年龄 < 55 岁的患者中却有更高的不满意率。作者认为，较高的活动预期可能会使较年轻患者组的主观结果与客观结果不同。近期的一个多中心研究，Parvizi等发现约有 1/3 的年轻患者接受 TKA 后仍有残余症状及活动受限。与这些发现一致，Nilsdotter 等认为患者在 TKA 后 5 年时日常活动评分下降，尽管作者在此项研究中没有明确年龄作为一个可预测影响因素。有意思的是，在最近一项关于年轻患者（平均年龄 54 岁）TKA 结果的调查研究中，Barrack 等发现相对于人口学和植入物因素，社会经济因素更能影响 TKA的满意度和功能结果。特别是低收入和少数患者在 TKA 后更容易出现不满意和功能受限。

## （二）老年患者 TKA

尽管患者平均年龄不断增长，医疗水平不断进步，但相对于其他可选的关节外科手术，年龄仍是患者接受 TKA 的限制因素，对此仍存在争议。相对于年轻患者，老年患者被发现不太可能但同样希望接受 TKA。随着患者年龄的增长，人们对接受 TKA 患者的患病率和术后死亡率的关注也在增多。老年人被认为有更多术前合并症和术后并发症，也有更大的输血可能性。另外，老年人在 TKA 后有更大可能会被转移至康复机构。最近，Yoshihara等回顾了 2000 ~ 2009 年美国 80 岁及以上患者接受 TKA 的文献，他们发现在这个年龄段的患者中，手术例数在增加，相应的合并症也在增加，这提示手术治疗的适应证已经被扩大。所有院内并发症和死亡率保持稳定，并随着时间分别逐渐减少。然而，相对于 65 ~ 79 岁的患者，这两个

参数明显升高。其他研究者也有类似的发现。这些研究发现提示，基于手术指征和侵入性的术后治疗来仔细地选择患者，对取得最佳治疗结果是必不可少的。这个年龄段的患者应该被告知相关的高风险。虽然在老年人群中有着较高的医疗并发症和术后死亡率，但临床结果是鼓舞人心的。Berend 等记录了在 89 岁以上 TKA 患者中疼痛和 KSS 评分的明显改进，以及较对照组更高的假体生存率。在 90 岁以上接受 TKA 的患者中，Alfonso 等发现，平均随访 4.1 年，与对照组相比，本组有明显的疼痛缓解、略高的活动能力及更好的生存率特点。和预想的一样，大部分这种研究由于随访时间不足而受到限制。总之，这些研究发现提示高龄并不应该作为 TKA 的禁忌证。

## 三、诊断的影响

最近来自美国管理数据库的数据表明，在过去几十年中，炎症性和非炎症性疾病患者接受关节置换手术的趋势发生了巨大变化。1991 ～ 2005 年，非炎症性关节炎患者接受 TKA 的比例增加了 2 倍多，而类风湿关节炎（RA）和幼年特发性关节炎（JIA）患者接受 TKA 的比例在总体上有所下降。有意思的是，对于 RA 和 JIA 患者，关节置换比例下降主要集中在年轻人群，从而导致所有炎症性关节炎患者接受 TKA 时的平均年龄累积下降。

### （一）RA 和 TKA

RA 早已被确认是一种以多系统病变为特征的疾病，且从长远来看它是导致外科治疗效果不佳的风险因素。RA 的治疗策略在过去几十年中经历了重大的变化。强效疾病修饰药物（DMARDs）的出现，使得大量 RA 患者避免了外科手术，并且改善了总体生活质量和生存期。然而，尽管医疗水平不断进步，渐进性的关节破坏依然在相当大一部分患者中发生，导致不断增加的病痛和功能丧失。在疾病发展过程中，经过第一年随访，病程的延长、基线检查中红细胞沉降率水平及对治疗的不充分应答，都增加了 TKA 的可能性。然而，为了获得一个良好的结果，对这些接受 TKA 的患者，需要考虑到一些注意事项。骨质较差、二次骨坏死、囊肿形成、软组织衰减、固定的屈曲外翻畸形，都对晚期 RA 患者的假体安装造成重要的技术困难。

总的来说，RA 患者 TKA 后假体生存率和膝关节功能的长期随访结果是令人满意的。Crowder 等对年轻的 RA 患者平均随访 18 年，认为骨水泥型 TKA 的结果是可靠和持久的，并预计 15 年假体生存率为 100%，20 年假体生存率为 93.7%。同样，Ito 等对接受骨水泥型 TKA 的 RA 患者随访 15 年，假体生存率为 93.7%，77% 的患者膝关节 HSS 评分为良或优。然而，不论是植入物的长期生存还是膝关节功能的改善，都足以预测 RA 患者长期的功能状态。Nishikawa 等对接受 TKA 的 RA 患者随访至少 10 年，发现其 KSS 评分很好，但总体功能评分很差，行走能力逐渐下降。作者认为全身性疾病进展和多关节受累使得成功的膝关节手术的受益受到限制。

RA 的诊断对 TKA 结果的影响主要用于和退变性 OA 的对比研究。因为 RA 与 OA 在发病机制、疾病进展和预后方面是有本质区别的，因此 TKA 后结果也会大相径庭。基本上，与 OA 患者相比，RA 患者更年轻，且女性多见。此外，由于疾病累及全身多个系统，合并症会更多，慢性肺疾病就是最常见的系统性疾病的表现。迄今为止，已有研究得出了相互矛盾的结果。在一项大型前瞻性研究中通过多变量分析，Judge 等发现，在其他混杂因素中，术前诊断可预测 RA 患者 TKA 后6 个月的疼痛结果，与 OA 患者相比，RA患者一般经受更少的疼痛。最近一项对文献进行系统性回顾和 Meta 分析的研究表明，与 OA 患者相比，RA 患者 TKA 后的感染和早期翻修风险更高。相比之下，在晚期翻修、90 天死亡率及静脉血栓栓塞率方面没有明显差别。与 OA 患者相比，已有报道提示 RA 患者的 TKA 感染率高 3 倍，这可能归因于免疫系统应答能力下降、疾病本身或免疫抑制治疗。

### （二）幼年型关节炎和 TKA

幼年特发性关节炎呈现出一定的特点，因为它在儿童或青少年时期发病。尽管多关节受累是常见的，但约有 2/3 的患者膝关节受到影响。膝关节解剖变异（膝外翻和胫骨外旋所致喇叭状畸形）、小关节和骨质差，对膝关节置换手术构成相当大的挑战。在预期寿命较长的患者生命的第 30、40 年中，膝关节假体的植入会提高植入物的生存预期，也会增加对年轻时可能需要翻修手术的担忧。此外，对于大多数长期接受免疫抑制剂治疗的患者，伤口愈合问题被报道得越来越多。

然而，幼年特发性关节炎患者接受TKA 已经有了令人鼓舞的长期结果。手术后的生活质量评分也在显著提高。然而，一项对 349 例 TKA 患者随访 12 年的回顾性队列研究表明，与骨关节炎和类风湿关节炎的年轻患者相比，幼年特发性关节炎

患者 TKA 假体的平均生存期较短。这一点尤其令人担心，因为年轻患者需要更好更耐用的 TKA 植入物。

## 四、结论

TKA 目前被认为是终末期膝关节炎的最佳治疗方法。虽然目前接受 TKA 的患者人群的年龄和术前诊断的范围都在扩大，但这两个因素对手术长期结果的影响尚不能被准确估计。因此，这两个变量之间的直接相互作用是明显的，因为与老年患者相比，接受 TKA 的年轻患者有着不同比例的术前诊断。

目前的文献表明，关节特定疼痛的缓解和功能改善的获得与年龄关系不大。虽然对年轻患者主张尽可能时间长的连续非手术治疗，保留关节的手术也可以被考虑，但是考虑到 TKA 良好的长期结果，对于功能和日常生活质量严重受损的患者，TKA 是明智的选择。老年患者也可以从 TKA 中得到显著的临床获益。在提供正确的风险评估和并发症控制后，年龄应该不再是 TKA 的障碍。

对于不同膝关节病变患者的 TKA 结果及其决定因素缺乏共识，显然模糊了关于患者选择、手术时机及预期临床结果的决策。这点尤其重要，考虑到炎症性膝关节炎患者明显呈现低龄化，因此对植入物长期耐用性和功能改善方面的需求增加。总的来说，在考虑到植入物生存期和膝关节特殊功能评分时，炎症性膝关节炎 TKA的长期结果是令人满意的。不断增加的围术期感染风险和由于全身性疾病进展所致功能下降仍然是值得关注的一个问题，尤其是在 RA 患者。

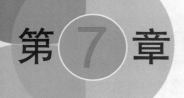

# CHAPTER 7

## 第 7 章 | 初次全膝关节置换术的长期结果：患者的体重和活动水平的影响

Polykarpos I.Kiorpelidis, Zoe H.Dailiana, Sokratis E.Varitimidis

P.I. Kiorpelidis ，医学博士
希腊拉里萨市塞萨利亚大学卫生科学院，医学系，骨与肌肉创伤科

Z.H.Dailiana，医学博士，理学博士
希腊拉里萨市塞萨利亚大学卫生科学院，医学系，骨外科
e-mail: dailiana@med.uth.gr

S. E. Varitimidis，医学博士，理学博士（✉）
希腊拉里萨市塞萨利亚大学卫生科学院，医学系，骨与肌肉创伤科
e-mail: svaritimidis@ortho-uth.org

## 一、简介

过去 40 年来,全膝关节置换术 (TKA) 已经成为几乎所有晚期膝关节骨性关节炎患者缓解疼痛、改善生活质量和膝关节功能的最成功的治疗方法。到 2030 年,美国对 TKA 的需求估计将比现在增加 673%,每年的手术量将达到约 348 万例。假体材料和手术技术的不断改进使得该手术已成为医学界最成功的治疗方法之一,几项研究也显示在随访 15 ～ 20 年时假体生存率超过 80% ～ 90%。无菌性松动的翻修手术及其成功率通常取决于假体磨损和骨溶解程度。影响 TKA 结果的因素有植入物的设计和材料、手术技术和患者相关情况（图 7-1）。患者的体重和活动水平可能也是影响 TKA 耐久性的特定因素。

## 二、肥胖

### （一）合并骨性关节炎

肥胖如今已经成为一个重要的健康问题。肥胖的患病率从 1980 年到 2008 年几乎翻了一番（从 6.4% 到 12%）,其中最近的 10 年增加了 50%。目前,全世界有超过 5 亿名患者被认为是肥胖。2009 ～ 2010 年,美国肥胖患者的年龄校正患病率在成年男性为 35.5%,成年女性为 35.8%。由于过多机械负荷作用于膝关节软骨,肥胖

已成为与骨关节炎进展密切相关的危险因素。与髋关节相比,体重的增加对膝关节的危害更大。与可接受的体重指数（BMI）（＜ 25）相比,BMI 每增加 1 倍,TKA 的可能性就会增加数倍。Fehring 等认为男性肥胖患者骨关节炎的发病风险是正常人的 4 倍,而女性肥胖患者的发病风险则是正常人的 5 倍。他同时也认为,与保持正常 BMI（＜ 25）的患者相比,BMI ＞ 35 的患者将会提前约 8 年接受 TKA,而另一项研究表明,与正常 BMI 患者相比,病态肥胖的膝关节病患者会提前 13 年接受 TKA。对于女性患者,体重每减少 5kg（BMI 减少 2 个单位或更多）,骨关节炎的患病风险就会降低至少 50%。另外,患者如果减肥 5kg 或 BMI 达到推荐的正常水平,24% 的外科手术就可以避免。在步态周期中的单腿站姿时,通过关节的力相当于体重的 3 ～ 6 倍。Messier 的一项研究表明,体重与膝关节外展、内旋时的峰值压力和合力有直接的显著统计学联系。每减轻一定量的体重,日常活动中每一步行走时施加于膝关节的负荷将减少 4 倍。生物力学因素也被认为是膝骨关节炎发病过程中的诱发因素。软骨细胞表面存在机械感受器,压力增加会激活这些感受器,进而通过炎症介质如一氧化氮和前列腺素 $E_2$ 的产生来诱导软骨退变。脂肪因子（尤其是瘦素）是脂肪组织产生的蛋白,它被认为参与了软骨破坏的过程。脂肪因子与其他细胞因子共同作用,促使一氧化氮的产生;它通过诱导凋亡、激活金属蛋白酶、抑制蛋白多糖和 II 型胶原合成,从而干扰软骨细胞功能,导致软骨基质减少。

### （二）早期并发症

肥胖被定义为人体脂肪组织的异常或过度积累,其导致健康问题增加,以及可

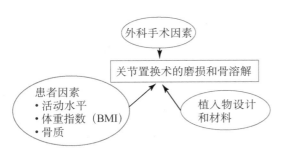

图 7-1　影响关节置换手术结果的因素

能的预期寿命减少。糖尿病、冠心病、高脂血症、高血压和阻塞性睡眠呼吸暂停综合征（OSAS）是肥胖常见的内科合并症。理论上，这些合并症是肥胖患者围术期并发症发生率高的原因。静脉血栓栓塞症与肥胖和术后活动的延迟密切相关，这是近年关节外科医生关注的主要问题，已经有几项研究结果被发表，提出术后预防性抗凝药物的使用指南。60%～90% 患有 OSAS 的患者为肥胖患者，与非肥胖患者相比，其关节置换术后呼吸及心脏并发症和术后住院时间均显著增加。由于肥胖患者脂肪过多，麻醉师往往无法为其进行脊髓麻醉，不得不进行全身麻醉，从而直接增加了术后呼吸系统并发症的风险（图7-2）。在极度肥胖患者，术后院内并发症的风险增加 8.44 倍，在 BMI > 45 时，每增加 5 个单位，住院时间、门诊并发症和再入院率就会成倍增加。这些因素导致了健康保健费用的增加。

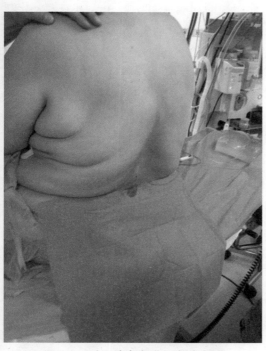

图 7-2　对肥胖患者进行脊髓麻醉

（三）分类

BMI 通常作为一种计算工具，用于成年人肥胖的诊断及其严重程度的分类（表7-1）。BMI > 30 时通常被定义为肥胖。BMI 是根据身高和体重进行计算的，使用独立的计算公式：BMI= 体重（kg）/ 身高的平方（m²）。虽然 BMI 是大多数医疗卫生人员的测量选择，但多年来其有效性受到质疑，虽然在 150 年前就已经被发展，但不知何故失去权威。主要的问题是BMI 没有考虑到年龄和性别，并且与增加的脂肪组织相比，它无法区分与肌肉质量相关的体重。为了更准确地评估体脂，更新的指数筛选工具已经被开发，如体脂指数（BAI）和腰臀比（WHR）。然而，BMI仍然是一个廉价的工具，由于它对数据积累比较简单而被广泛接受应用。

（四）长期结果

许多研究都试图明确肥胖和 TKA 后并发症之间的关系。伤口愈合问题、浅表感染、深部感染所致的假体取出、融合或截肢、假体位置不良和无菌性松动，都是关节外

表 7-1　肥胖严重程度的分类

| BMI(kg/m²) | 分类 | 合并症的风险 |
| --- | --- | --- |
| < 18.5 | 体重不足 | 低 |
| 18.5 ～ 24.99 | 正常体重 | 平均值 |
| 25 ～ 29.99 | 超重 - 肥胖前期 | 较高 |
| 30 ～ 34.99 | 肥胖（肥胖症 I 期） | 中等 |
| 35 ～ 39.99 | 严重肥胖（肥胖症 II 期） | 严重 |
| 40 ～ 49.99 | 重度肥胖 | 非常严重 |
| > 50 | 超级肥胖 | 非常严重 |
| > 60 | 超级巨大肥胖 | 非常严重 |

科医生需要处理的重要的相关问题。

### （五）假体关节感染

肥胖和关节假体感染的关系已经确定，重度肥胖患者的并发症发生率增加最高。Jamsen 等发现与正常 BMI 的患者相比，在术后第一年，研究组患者的感染率从 0.37% 增加到 4.66%，而 Maliznak 等发现感染增加的比值比为 21.3。Winiarsky 等回顾 50 例重度肥胖的骨水泥型 TKA 患者，突出的问题是伤口愈合差、感染和内侧副韧带撕裂的风险增加。许多其他大群体患者研究得到的结论是，随着 BMI 的增加，尤其是 BMI > 40 的糖尿病患者，关节假体感染的概率成倍增加。

### （六）假体位置不良

准确的假体力线对于膝关节各间室的载荷分布是非常重要的。站立位髋关节至踝关节的全长 X 线片对于确定正确的机械轴及检验 TKA 力线良好与否是必需的。虽然其他因素可能也很重要，但机械轴误差在 0°±3° 范围内的精确重建会使通过关节的压力减小，限制聚乙烯衬垫的磨损，提高植入物的耐用性。肥胖对 TKA 后肢体力线的不利影响已被确定。将患者安置于手术台，放置止血带总是困难和耗时的，且应该非常小心，这样才不会影响手术，尤其是不会因止血带松开而受影响（图 7-3 和图 7-4）。特别是在重度肥胖患者，厚的皮下组织使得关节的手术显露变得更加困难，因此可能需要延长正中切口，外翻髌骨，以及增加止血带的长度与宽度（图 7-5 和图 7-6）。

有限的视野和难以准确定位的截骨线可能导致患者手术不成功，长期疗效不佳。

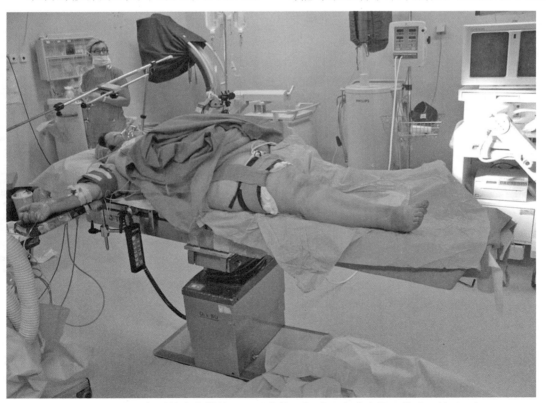

图 7-3 定位和合适的止血带放置是困难的，但对手术成功是至关重要的（一）

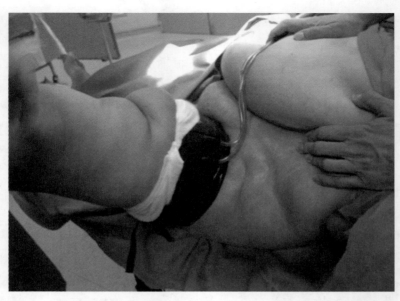

图 7-4　定位和合适的止血带放置是困难的，但对手术成功是至关重要的（二）

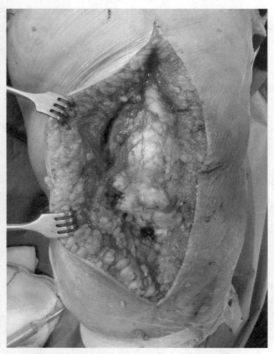

图 7-5　厚的皮下组织需要更大力量进行牵拉，延长的正中切口和髌骨外翻（一）

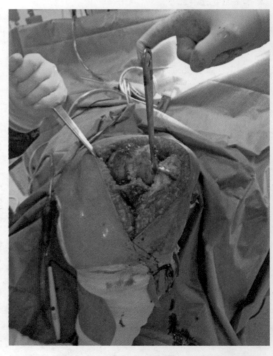

图 7-6　厚的皮下组织需要更大力量进行牵拉，延长的正中切口和髌骨外翻（二）

为了获得更好的手术视野而对软组织层实施更大力量的牵拉、更长的手术时间、脂肪组织较差的血供及降低的免疫反应都可能使 BMI > 35 的患者的感染率增加 6.7

倍。2008 年的一项对严重和重度肥胖患者进行人体测量的研究尝试通过提出新的指标来确定那些对 TKA 造成较大困难的因素。髌上指数（术侧肢体的长度和髌骨上极膝关节的周径的比值）低于 1.6 时提示会有较大的手术难度。当使用股骨髓内定位和胫骨髓外定位时，在重度肥胖患者组，股骨和胫骨假体力线对齐更多趋于足内翻位 [ 股骨假体：5.0° 和 6.5° 足外翻（$P < 0.05$），胫骨假体：2.5° 和 1.0° 足内翻（$P < 0.05$）]。髓内胫骨截骨导板的应用使得外科手术更加容易，因为它通过以胫骨解剖轴作为参考来维持正确的方向，从而缩短手术时间。有些学者主张使用最小限制的假体设计，例如，后稳定型或在严重不稳的病例中所用的旋转铰链假体，使得重度肥胖患者获得最小的限制。他们还主张使用有较短胫骨杆的植入物，从而增加接触面积及减少胫骨衬垫下方的应力转移，最近，带金属骨小梁的胫骨假体的使用能够提供早期的骨长入。

### （七）无菌性松动

肥胖已经被认为与 TKA 假体的无菌性松动有关，当骨与假体界面出现透亮线现象即可确定。Spicer 等将 326 例 BMI > 30 的 TKA 患者和 425 例 BMI < 30 的 TKA 患者的临床和影像学结果进行比较。尽管 10 年的假体生存率和线性骨溶解相似，但重度肥胖患者组的点状骨溶解率增加了 5 倍。Dewan 等对 220 例骨水泥型三间室 TKA 患者进行平均 5.4 年的随访（其中 41 例患者 BMI > 40），得出结论认为重度肥胖患者出现髌骨假体透亮线的概率增加了 5.4 倍，髌股关节问题越多，腘绳肌和股四头肌肌力越差。当膝关节屈曲时，髌股关节受到的压力是体重的 3 倍。随着BMI 的增加，通过膝关节假体的压力也不断增加，并可能达到使髌骨假体早期出现透亮线的临界值。研究表明，在膝关节屈曲 90°～105° 时髌骨假体与股骨假体髁

间切迹接触并达到接触应力峰值，同时这也取决于假体的设计。在肥胖患者，由于大量脂肪组织的机械阻挡使得膝关节屈曲度减少，并因屈曲时膝关节压力增加而产生髌股关节症状，超过这个屈曲度时膝关节活动也更加困难。然而，Cavaignac 等研究了 212 例膝关节单间室置换患者，发现对于 BMI > 30 和 BMI < 30 的患者，他们的 10 年假体生存率是相似的（92%和 94%）。

### （八）TKA 后体重减轻

肥胖和身体活动在 TKA 后似乎是强烈相关的。有这样一种观念，因为手术后的疼痛使身体活动减少，从而使体重增加。Booth 在 2002 年发现，只有 18% 的肥胖患者在关节置换术后体重减轻。Heisel 在2005 年研究了 100 例关节置换患者的体重变化，结果显示正常 BMI 患者和肥胖患者在术后都没有减少体重，而仅仅是超重患者的体重在术后有明显增加。因此，肥胖应该被视为一种独立的疾病来治疗，而不是因为关节炎导致活动减少的结果。Dowsey 等在 2010 年研究了 529 例 TKA患者，发现在术后 1 年，肥胖患者 318 例中有 40 例（12.6%）减少了 5% 的体重，而 107 例患者（20.2%）体重增加了。

### （九）功能结果

对肥胖和非肥胖患者的功能结果进行对比时，文献给出了不同的结果（图 7-7、图 7-8）。目前需要一个更好、更有组织的研究，以获得更多可比较的数据来区分不同分类的 BMI，最终对肥胖和功能结果的关系达成共识。尤其是对于 BMI 为30 ～ 40 的患者，当这些数据对重度肥胖患者具有决定性意义时，骨科医生就会为

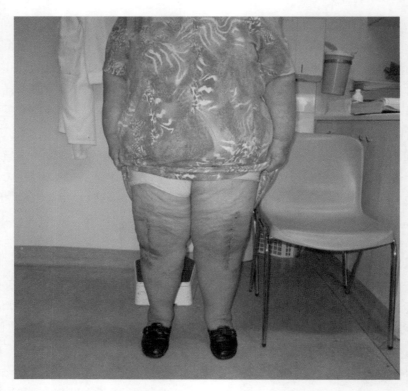

图 7-7　重度肥胖患者进行双侧 TKA，术后功能结果良好，右膝关节屈曲＞ 90°　（一）

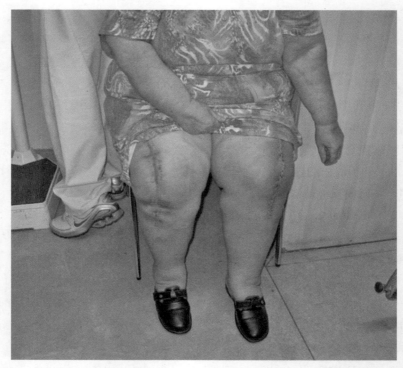

图 7-8　重度肥胖患者进行双侧 TKA，术后功能结果良好，右膝关节屈曲＞ 90°　（二）

了更好的长期结果，建议这些患者减肥。Stickles 等对 1011 例 TKA 患者术后 1 年的结果进行调查研究，并进行 WOMAC（西安大略和加拿大麦克马斯特大学骨关节炎指数）和 SF-36 评分测量，得出结论认为肥胖和非肥胖患者在满意度和再次手术意愿方面没有差别，但 BMI 较高的患者的 WOMAC 评分更低。同时在术后 1 年时，BMI 高的患者上下楼梯会更困难。2012 年，Colllins 等报道了对 445 例初次 TKA 患者的前瞻性研究，术后进行 9 年的随访，并对肥胖（BMI > 30）和非肥胖患者的临床结果进行对比研究。在术后 9 年随访时，所有患者均大有改善，在翻修率和假体生存率方面没有明显差异。然而，在 9 年的随访期内，严重肥胖组（BMI > 35）患者的功能评分更低。最近一项 535 例非骨水泥型 TKA 患者平均随访 9 年的研究，Jackson 等发现肥胖患者的 HSS 评分明显降低。Foran 在 2004 年发表了两项关于肥胖和非肥胖患者 TKA 结果的对比研究。在第一项研究中，作者分析了 78 例接受 TKA 的肥胖患者，并对其进行 7 年的随访，发现本组病例与非肥胖组相比，功能结果更差（根据 HSS 评分进行比较），其中重度肥胖患者评分最低。在第二项研究中，作者对 30 例非骨水泥型 TKA 患者进行 15 年的随访，其中试验组与对照组在术前功能状态方面没有差异。随访结束时，非肥胖患者的膝关节协会客观评分更好（89 分，肥胖患者组为 81 分）。Núñez 在 2007 年和 2009 年的两项研究中分析了 TKA 后功能结果较差的相关因素。随访 3 ～ 7 年时发现，与非肥胖患者相比，严重肥胖患者（BMI > 35）的 WOMAC 评分更差，尤其是疼痛评分。McElroy 等通过系统回顾得出结论，与 BMI 在正常范围内的患者相比，对 BMI > 40 的 TKA 患者进行 5 年随访，发现其膝关节协会客观和功能评分更低，假体生存率更低，并发症更多。另一方面，还有其他研究发现肥胖和非肥胖患者 TKA 后结果没有明显差别。Singh 等发现 BMI 和初次 TKA 后 5 年时的中度至重度的疼痛没有相关性，这意味着肥胖患者并不该被限制进行 TKA。Hamoui 等对 21 例肥胖患者 30 个膝关节与 41 例非肥胖患者 53 个膝关节成功进行了 TKA 后的对比研究，平均随访 11.3 年，结论认为在 KSS 评分、骨溶解、放射学透亮线及翻修率方面，两组间差异没有统计学意义。更近期的一项研究，对来自英国国家关节登记系统的 13 673 例患者进行评估，并使用牛津膝关节评分和一般健康欧洲生活质量 5D 问卷对其进行 TKA 相关的评测。尽管 BMI 为 40 ～ 60 的患者中，伤口并发症明显增加至 17%，但如果不考虑 BMI，所有患者的功能改善结果是相似的。Issa 等对 174 例肥胖患者（BMI > 30）的 210 个膝关节与非肥胖对照组进行对比研究，发现两组间的假体生存率（98.8% 和 98.6%）和平均术后膝关节协会客观和功能评分（90、87 分和 91、89 分）没有差异。但是，肥胖患者有着更高的并发症发生率（10.5% 和 3.8%）和明显降低的术后平均 UCLA 活动评分。

## 三、活动水平

TKA 后的活动水平与患者特定因素有关，如年龄、BMI、性别、有无其他关节置换和合并症。结果通常是由疼痛、功能和满意度决定的，为此制定了标准化的评价系统。膝关节协会（修改）临床评分系统和加利福尼亚大学洛杉矶分校（UCLA）活动评分量表是目前主要应用的评价系统。

## （一）生物力学

影响聚乙烯磨损的因素有材料性能、衬垫厚度、衬垫植入时间、负荷传递和接触面积。反复高负荷和周期应力可导致聚乙烯疲劳失效，从而引起早期磨损。BMI和活动水平决定负荷大小。生物力学研究表明，通过胫骨和股骨假体的压力下坡行走时为体重的 8 倍，下楼梯时为体重的 6 倍，平路行走时为体重的 3.5 倍。慢跑起步时膝关节屈曲度（15°～45°）比行走时（5°～25°）更多，从而导致屈曲时膝关节周围压力增加 5 倍，因此慢跑作为一项高强度运动一般不推荐作为 TKA 后的运动方式。

## （二）年龄和活动水平

多年来大家都在探讨假体耐用性与患者年龄和活动水平的相关性，文献报道结果不一。年轻患者的预期寿命延长，因此被认为活动量更大，反过来这又导致机械关节的高负荷、早期聚乙烯磨损、假体组件破损和假体松动。假体失效一般通过翻修手术来解决。有些小样本的研究显示，年龄 < 55 岁的患者接受 TKA，术后 10 年时假体生存率超过 96%，术后 18 年时假体生存率为 87%。Keeney 等对 13 项研究进行 Meta 分析，在年龄 < 55 岁的 TKA 患者中，在最初的 6～10 年，假体生存率为 90.6%～99%，术后 15 年时假体生存率为 85%～96.5%。Heyse 等报道患有幼年特发性关节炎的患者（平均年龄 30 岁）接受 TKA 后 10 年，假体生存率为 95%，术后 20 年时假体生存率为 82%。假体是骨水泥型还是非骨水泥型对最终结果似乎并没有影响，股骨假体在术后 17 年的生存率为 100%，而胫骨假体在术后 17 年的生存率为 98.7%。在年轻患者，单髁置换（UKA）似乎有着更好的结果，术后 10 年假体生存率估计为 96.5%。在年龄 < 55 岁的患者，与接受 TKA 相比，接受 UKA 的患者有着更高的满意度、更大的运动范围及膝关节屈曲度，而在年龄 > 65 岁的患者，却有着相反的结果。Mont 对活动量大和小的患者进行最少 4 年（平均 7 年）的随访，发现低到中度的冲击运动对总体满意度、翻修率及临床和放射学结果没有影响。相反，Kim 等的一项研究认为更小的年龄是聚乙烯磨损的主要决定因素，而感染和无菌性松动是次要原因。Meehan 等研究认为，与年龄 > 65 岁的患者相比，年龄 < 50 岁的患者出现机械失败的风险是假体周围感染的 2.6 倍（1.36% 和 3.49%），由于无菌性松动所致翻修率增加了 4.7 倍。Julin 等对芬兰关节置换登记系统的 32 019 例患者进行分析，得出结论认为术后 5 年假体生存率在年龄 < 55 岁的患者为 92%，在年龄 > 65 岁的患者为 97%。Harrysson 等分析了 21 761 例年龄 > 60 岁和 1434 例年龄 < 60 岁患者的翻修率，在术后 8.5 年时，年轻患者组总的翻修率几乎是年老患者组的 2 倍（13% 和 6%）。Dy 等评估了术后 10 年时的 310 995 例 TKA 患者，总结认为与年龄 < 50 岁的患者相比，年龄在 50～75 岁的患者的翻修率更低（风险比 0.47）。Lavernia 等对 28 例膝关节解剖后获得聚乙烯样本，研究后认为聚乙烯假体的蠕变和形变与活动量增加密切相关。Kurtz 等研究预计 2030 年膝关节初次置换和翻修手术的需求，并得出结论认为到那时会有 340 000 例翻修手术，且其中 62% 的患者年龄 < 65 岁。不管怎样，假体设计的生存期应基于患者的功能，而不是患

者年龄，因为年轻并不意味着活动水平高。为了获得假体的耐久性能，轴承材料和手术技术不断改进，以使聚乙烯应力降低。为此，高交联聚乙烯、改进的股骨假体表面光洁度、更好的组装式胫骨假体锁定机制，以及移动轴承 TKA 设计都已经被应用于材料和设计方面，并将减少假体固定界面的接触应力和传递负荷。

### （三）工作活动

许多接受 TKA 的患者，特别是更年轻和活跃的患者（年龄 < 60 岁），期望开始或恢复术前的活动。工作对患者的心理健康有积极影响，因此工作可以增加患者的满意度，保持满足感和目标。重返工作岗位的时间取决于患者工作的体力要求。轻体力工作的恢复时间平均为 7 周，重体力要求高的工作需要 11 周。TKA 后 1 ～ 3 年，工作要求更高的患者参加工作的比例达到 91%。

### （四）体育活动

初次和翻修的 TKA 已经被证明对缓解疼痛是非常有效的，也是使老年人能参加体育运动和日常生活活动的关键因素，这样他们就可以保持身体健康，并可能延长寿命。功能结果被定义为关节活动度，一般日常活动时膝关节至少屈曲 90°，如上、下楼梯和从椅子上站起。影响关节活动度的因素有术前膝关节屈曲度、诊断、BMI、年龄、外科手术技术、假体设计和康复。跪和蹲对患有骨关节炎的膝关节来说是最困难的活动，而术后膝关节屈曲的改善能够增加患者的满意度。文献报道，与 TKA 或髌股关节置换（PFR）相比，膝关节单间室置换在膝关节屈曲下跪能力方面结果更好。Ries 的一项研究表明，与

非手术治疗的对照组相比，接受 TKA 的患者心血管功能得到改善，体育锻炼的时间延长，工作负荷达到最大量。当然，为了获得一个更好和更持久的效果，患者应该遵循一些规则。对活动量大和活动强度大的患者，磨损和骨溶解导致植入物失败和无菌性松动的风险应该被关注。为了避免可能的伤害，在参加体育运动之前，无痛的关节活动度、良好的股四头肌和腘绳肌功能必须得到恢复。表 7-2 显示的是 Swanson 等推荐的体育活动。一般来说，超过 95% 的外科医生达成了共识，推荐全髋关节置换（THA）和 TKA 的患者适宜（但不限于）平路行走、爬楼梯、平路骑自行车、游泳和打高尔夫球。相反，在不平坦的路面上慢跑、短跑和滑雪是强烈不推荐的。不过，对已行 THA 的患者上楼梯、慢跑或打网球的限制有较大的灵活性。尽管文献研究显示 THA 术后患者参加竞技运动的结果是可喜的，但 TKA 术后患者的结果却没那么令人鼓舞。Brander 等对 80 岁或年龄更大的患者进行平均 25 个月的随访，结果表明其行走五个街区的能力从 2% 增加到 50%，而 Zahiri 等研究表明在年龄 > 60 岁的患者，行走活动水平降低了 34%。Huch 等分析了 300 例年龄 < 74 岁患者的术前和术后 5 年的所有体育活动，发现术后活动量下降了 8%，这一比例能够用以下原因来解释：年龄的增加、术侧膝关节疼痛、外科医生指示避免剧烈活动及患者拒绝使用人工关节。在同一研究中，超过 16% 的 TKA 患者在术后随访时都存在疼痛。Dahm 等回顾了 1206 例接受初次 TKA 的患者，全部患者使用 PFC 或 Sigma 后稳定型假体（DePuy）（99% 的患者进行髌骨置换），并进行平均 5.7 年的随访，发现 91% 的患者表示对他们的活

表 7-2　为 TKA 患者推荐的体育活动

| 允许推荐 | 允许体验 | 不推荐 | 不明确 |
| --- | --- | --- | --- |
| 低强度有氧运动 | 公路自行车 | 回力网球 | 击剑 |
| 固定自行车 | 皮划艇 | 壁球 | 单排轮滑<br>滑冰 |
| 保龄球 | 徒步旅行 | 攀岩 | 高山滑雪 |
| 高尔夫 | 划船 | 足球 | |
| 舞蹈 | 越野滑雪 | 单打网球 | |
| 骑马 | 固定滑雪 | 排球 | |
| 门球 | 竞走 | 橄榄球 | |
| 步行 | 网球 | 体操 | 举重 |
| 游泳 | 地秤 | 曲棍球 | |
| 射击 | | 冰球 | |
| 沙狐球 | 滑冰 | 篮球 | |
| 挪马蹄铁 | | 手球 | |
| | | 慢跑 | |

动水平满意，而且在男性和女性患者间及不同年龄组间的差别没有显著的统计学意义。Bradbury 等回顾了 208 例接受 TKA 的患者，其中 199 例使用非骨水泥型假体，术后 5 年随访。术前参加体育活动的患者，术后他们的体育活动增加了 65%。他还发现患者术后重返低强度运动（如保龄球）的可能性（91%）比高强度运动（如网球）（20%）大。他试图对单侧和双侧膝关节置换的患者进行比较，虽然病例数（20 例）较少而不足以得出一个结论，但发现 75% 的患者恢复了术前的体育活动。双侧膝关节术后疼痛缓解是一个原因。Hopper 等根据术前和术后 22 个月参加低强度体育

活动的情况，对比了 76 例 TKA 和 34 例单间室膝关节置换的患者。在 55 例接受 TKA 和 30 例接受 UKA 的体育活动参与者中，只有 35 例（64%）TKA 患者和 29 例（97%）UKA 患者术后继续他们的体育活动。接受 UKA 的患者似乎更早恢复体育活动，并认为手术增加了他们的体育活动能力。Naal 等报道了另一项研究，随访 77 例使用保留型假体（DePuy）单间室置换的患者，发现 73 例（95%）恢复术前的体育活动，主要是徒步旅行、骑自行车和游泳，其中近 70% 的患者在术后不到 6 个月就恢复体育活动。

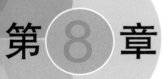

# CHAPTER 8

# 第 8 章 | 全膝关节置换术的长期结果：严重畸形的影响

Panagiotis Megas, Anna Konstantopoulou，Antonios Kouzelis

P. Megas，医学博士，理学博士（✉） A. Konstantopoulou，医学博士

A. Kouzelis，医学博士，理学博士

希腊帕特拉斯大学医学院，骨科与创伤科

e-mail: panmegas@gmail.com

## 一、简介

全膝关节置换术（TKA）是膝骨关节炎治疗的金标准，且已经被证明在功能结果和翻修率方面有着极好的长期结果。关节畸形是由于多种因素的综合导致如关节外和关节内的畸形、骨破坏和骨缺损、软组织挛缩和韧带不平衡。当骨畸形位于股骨和（或）胫骨干骺端时，它通常可以在TKA时一期处理（图8-1），而骨干的畸形经常需要分期手术重建（图8-2）。软组织不平衡联合严重畸形使得TKA变得具有挑战性，需要对稳定膝关节的解剖结构充分了解和重建困难病例的手术经验。

恰当的关节力线和韧带平衡提高了假体的寿命并与可获得的功能结果相关。

在本次回顾中，评价了骨关节炎所致膝关节畸形的严重程度及其对TKA后膝关节长期功能的影响。

## 二、膝关节畸形

冠状面的力线不良是膝骨关节炎的常见表现，但它是退行性变过程的原因还是结果目前仍无定论。膝关节的力线由机械轴决定，并能通过下肢全长X线片来测量，即股骨头与股骨髁间窝中心连线（股骨机械轴）和胫骨结节与踝距关节中心连线（胫骨机械轴）相交所形成的角度。在自然膝

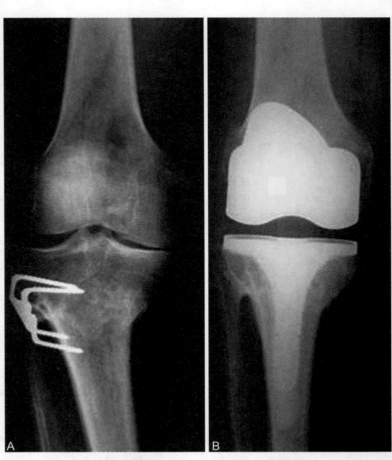

图 8-1　膝骨关节炎伴膝内翻和胫骨近端畸形　A. 术前 X 线片；B. 一期 TKA 后 X 线片

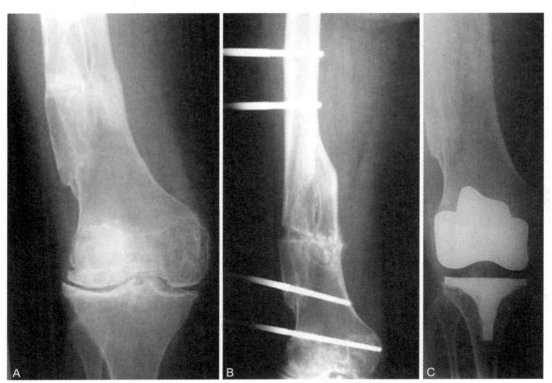

图 8-2　**膝骨关节炎伴膝外翻和股骨干畸形**　A. 术前 X 线片；B. 关节外截骨矫形 X 线片；C. 二期 TKA 后 X 线片

关节中，这两条轴线应在同一直线上，并形成承载轴线，膝关节的中心也在此轴线上。膝关节内翻位力线 > 0°即可描述为膝内翻，外翻位力线 > 0°即可描述为膝外翻。另一种描述膝内翻和膝外翻力线不良的方法是在 X 线片上分别使用 < 180°和 > 180°的角度值。虽然机械轴的使用被认为是金标准，解剖轴也能够安全地确定冠状面上的力线，它使用一张已有的膝关节 X 线片即可，或者使用一些临床测量方法，后者可以避免不必要的放射线暴露，并使研究人员和临床医生的评价工作变得容易。外翻畸形的增加可引起髌股关节炎进展的风险。固定屈曲畸形是另一种常见的膝关节角度畸形，它是 TKA 手术的适应证。缺乏完整的伸膝装置会导致股四头肌的更严重萎缩、运动步态的改变及对侧肢体的过度负重。

### 三、内翻畸形

内翻畸形是膝关节最常见的角度内收畸形，也是初次 TKA 的指征（图 8-3）。膝关节骨性关节炎合并内翻畸形以内侧间室软骨和（或）骨缺损（主要是胫骨侧）为特征。膝关节内侧软组织和韧带挛缩是内翻的结果，为获得良好的下肢力线，TKA 时必须进行内侧松解。关于严重内翻畸形的定义，目前在可获得的文献中还缺乏共识。一些学者定义膝关节骨性关节炎严重内翻畸形为负重位股骨机械轴和胫骨机械轴夹角为 8°或至少 10°～ 12°内翻。其他研究应用 > 15°或 20°的内翻角度。这些不同的结果可能反映学者决定要把可获得的患者人群进行分组，目的是

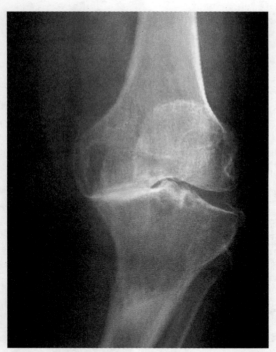

图 8-3　X 线片示左膝骨关节炎合并严重内翻畸形

做出与术前膝关节畸形相关的假设。如果关节干骺端周围的成角 > 20°，为充分恢复下肢力线，在 TKA 之前常需要增加一个步骤。按照 Engh 的研究，韧带松解技术的选择取决于内翻畸形的严重性。几乎所有的外科医生都熟悉胫骨近端内侧的软组织松解。通过内侧副韧带浅层和深层沿骨膜下部分剥离对关节间隙进行松解，已被证明对轻到中度内翻畸形是成功的。当遇到严重内翻畸形合并固定屈曲挛缩时，通过髁上截骨来松解侧副韧带股骨端被认为是有用的。因此，不仅要实现膝关节内翻畸形的平衡，而且要改善膝关节后方挛缩结构。后交叉韧带和腘肌腱是这些联合挛缩的原因。在这种情况下，常用的选择有平衡后交叉韧带或切除它和使用限制性植入物。广泛的内侧松解不可避免会增加内侧屈曲间隙，并被迫使用更厚的聚乙烯衬垫或使用更加限制性的假体。

## 四、手术技术

为在 TKA 手术时成功重建严重的畸形，各种不同的手术技术已经被应用。Mullaji 等使用内侧关节外胫骨截骨联合选择性后内侧松解。所有病例使用不保留后交叉韧带型假体，并使用胫骨延长杆，必要时根据胫骨骨缺损大小进行植骨。这些作者在膝关节稳定性和畸形矫正方面报道了非常好的中期结果。Meftah 等提出了后内侧关节囊切开，外翻应力情况下对内侧副韧带浅层进行拉花松解，这是一种将内侧广泛松解所致并发症降至最低的尝试。对严重内翻伴固定屈曲畸形的中期结果报道令人满意，主要在畸形矫正、过度松解和不稳的发生率减少、血肿形成及限制性假体的需求等方面。Dixon 等通过一组小样本病例提出一种简单的技术，将胫骨假体侧移并去除过多的胫骨近端内侧骨质，以便能获得内侧松解及矫正严重内翻畸形。在大多数病例使用的是非限制性植入物。作者声称临床及影像学结果和矫形稳定性的中期结果极好。根据他们的观点，为确定胫骨假体移位可能增加聚乙烯磨损，长期随访数据是必需的。Mullaji 等描述了一种导航引导下进行的内髁滑移截骨术。在电脑辅助导航引导下，重新调整髁的位置和平衡膝关节韧带，作者报道了满意的中期结果。

少数长期临床研究结果是可用的。Ritter 等认为患有严重畸形的患者不应排除手术治疗，也不应把畸形本身作为唯一标准。他们报道了一组中长期结果，与没有严重畸形的对照组相比，畸形组在功能、力线或假体失败率方面没有显著差异。在所有患者，不同类型的后交叉韧带保留型假体被使用。在他们看来，限制性假体在极端情况下才能被使用。Kharbanda 等评估了严重内翻畸形膝关节初次 TKA 时骨缺损重建时使用的植骨技术，并确定了结构或打压植骨的适应证取决于骨缺损的范围。长期结果非常好，也能解释这种性价比高的、生物型制品的使用。带有延长杆的假体应用于几乎所有患者。Karachalios 等研究了伴有严重内翻和外翻的膝关节骨性关节炎使用后交叉韧带保留型假体的临床结果。内翻畸形组的结果和没有严重畸形的膝关节骨性关节炎患者的结果相似。

电脑辅助外科手术（CAS）能有效提高严重膝关节畸形 TKA 重建的满意度这个假设近期已经被测试（图 8-4）。几位学者尝试将导航引导下 TKA 与更好的术后早期结果联系起来，但未能提供长期优势。Hsu 等支持 CAS 重建手术的准确性，尽管事实是严重畸形对术后力线有不利影响。Bae 等明确了严重膝内翻畸形与术后力线有关，而 Maniwa 等发现没有这种关联，也没有更高的并发症发生率。Moon 等认为在其他临床和影像学参数上，术前内翻畸形和胫骨近端内翻的程度是内翻畸形精确重建的唯一决定因素。在一项对 29 项研究的 Meta 分析中，与传统 TKA 相比，在不考虑畸形严重程度时，结果支持使用计算机导航。

## 五、外翻畸形

外翻膝的膝关节置换不仅对外科医生是一种具有挑战性的手术，对植入器械也是一种挑战（图 8-5）。它不应被认为是内翻畸形的反面，因为它是不同的且要求非常高的（图 8-6）。股骨远端的解剖经常是不正常的，股骨外侧髁异常小，几乎发育不良。外侧韧带挛缩，内侧软组织结构松弛。为了下肢力线，股骨髁要求不对称截骨，否则可能引起远期韧带不平衡。因此，软组织平衡松解成为 TKA 结果满意的关键因素。术中屈曲和伸直间隙的对称，以及髌骨位置居中，能够获得合适的下肢力线。邻近关节畸形也可能存在，应加以处理。外翻平足通常与膝外翻畸形有关。为了确保合适的力线和功能，外科医生可以考虑在 TKA 前矫正这些畸形。

一些学者认为膝外翻畸形大于或等于 20°为严重膝外翻畸形，而另一些学者则接受较小的角度（10°～15°）作为严重膝外翻畸形角度的下限。当有内侧副韧带功能不全及潜在的后交叉韧带缺损等韧带结构因素时，应当考虑使用限制性假体。几位学者提出限制性假体有较高的失败率及翻修困难，他们建议在老年人和要求较低的患者使用这些植入物。治疗严重外翻膝畸形时可能出现腓总神经麻痹。当膝关

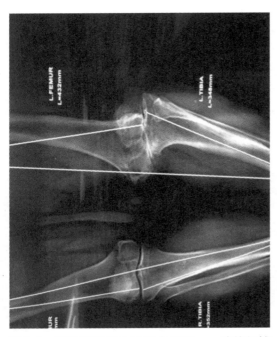

图 8-4　复杂股骨和胫骨联合畸形——计算机辅助手术的适应证

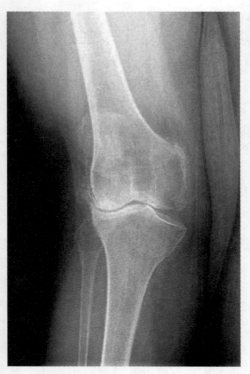

图 8-5 X 线片显示右膝骨关节炎合并严重膝外翻畸形

节力线矫正时，神经可能被牵拉。腰麻或硬膜外麻醉可能引起这种并发症，且症状隐匿。Rajgopal 等建议术后早期术侧膝关节应置于屈曲 10°位，这样可以避免腓总神经牵拉。

所有学者都强调外侧软组织松解的重要性。Ritter 等指出外科医生常对严重畸形的矫正略有保守。Koskinen 等认为残余膝外翻畸形会增加翻修的风险，所有术前有严重膝外翻畸形的患者应定期随访，尤其对于有植入物磨损和迟发型不稳定的患者。不同学者报道了保留后交叉韧带型假体在力线、翻修和迟发型不稳等方面的令人满意的长期结果。Politi 等报道了使用交叉韧带侧面松解联合后交叉韧带保留型假体的中长期结果令人满意。Nikolopoulos 等使用外侧髌旁入路和胫骨结节截骨代替传统内侧髌旁入路，长期功

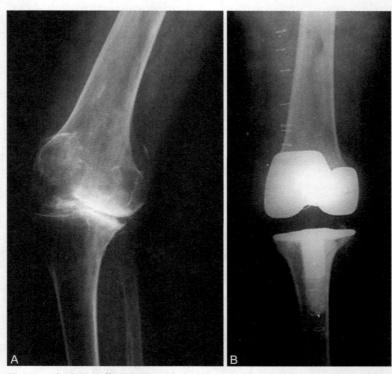

图 8-6 右膝骨关节炎合并严重膝外翻畸形　A. 术前 X 线片；B. 术后 X 线片显示满意的下肢力线

能结果报道令人满意。Radulescu 等不赞成外侧入路，因为它存在畸形矫正术后的软组织并发症和伤口覆盖不良。Zhou 等支持外侧入路，但也提出内侧副韧带重建和胫骨结节截骨有较高的并发症发生率和更长的手术时间。

增大缺损的外侧髁是一种选择，但文献报道这项技术的适应证和结果不太一致。Ranawat 等描述了包括关节囊和髂胫束在内的由内至外的松解技术、适当的截骨和后稳定型假体的应用联合方法，并报道了满意的长期结果。需要进行广泛后外侧松解的明显的外翻畸形和内侧副韧带功能不全，从长期来说会破坏关节置换术的稳定性。为了确保长期结果的满意度，术中发现膝关节韧带不平衡时，应更换为限制性假体。Zhou 等使用不同技术和植入物（保留后交叉韧带型，后稳定型或铰链膝）对一系列有明显骨缺损的严重外翻膝进行治疗，每位患者的治疗决策基于其软组织挛缩、骨缺损和术中不稳定的程度。他们报道了极好的长期结果，并支持使用非限制性假体，尤其是年轻患者。按照他们的观点，考虑到远期的翻修，骨量的保存提供了令人满意的长期结果。最后，Karachalios 等研究了使用后交叉韧带保留型假体治疗严重内翻和外翻的膝关节骨性关节炎的临床结果。外翻组的结果同没有严重畸形的膝关节骨性关节炎的结果没有明显差异。尽管如此，在角度超过 30°的外翻畸形中，已经观察到伸膝装置并发症的较高发病率（图 8-7）。

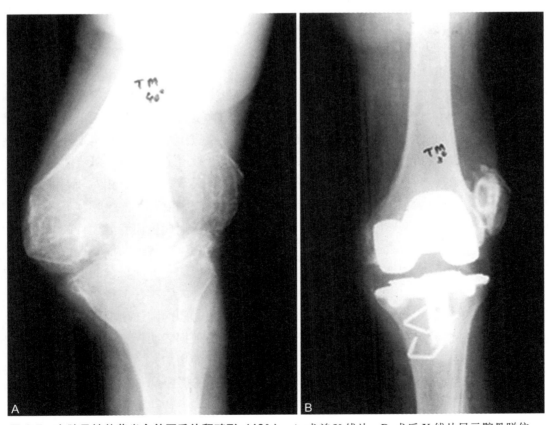

图 8-7　**左膝骨性关节炎合并严重外翻畸形（40°）**　A. 术前 X 线片；B. 术后 X 线片显示髌骨脱位

## 六、固定屈曲畸形和活动范围

屈曲挛缩在接受 TKA 手术的膝关节中经常见到 (61%)，且通常和内翻畸形相关。轻度畸形在术中就能自动矫正。严重的畸形需要外科手术技术来矫正，如后方骨赘的切除、后关节囊和后交叉韧带的松解及适当的股骨截骨。残余屈曲影响活动步态，引起股四头肌的收缩力负荷过大，并使髌股关节压力增大。患者因为残余功能障碍而不满意。尽管轻度的屈曲挛缩在术后可能逐渐好转，但大多数不能恢复，因此强调术中矫形和术后应用物理疗法维持疗效的重要性。

在膝关节完全伸直时，屈曲角度就是 $0°$。伸直受限越大，角度越大。$5°$ 范围内的屈曲或过伸被认为是正常的。$\geq 20°$ 的固定屈曲挛缩被认为是严重畸形。类风湿关节炎比骨性关节炎所引起的膝关节屈曲挛缩更严重、更常见。另一个经常在文献中见到的术语是"僵直膝"，即膝关节活动范围 $< 50°$。

令人满意的活动范围是 TKA 术后结果的重要预测指标，也是大多数膝关节评分系统的主要参数。日常活动要求的最小屈曲角度是 $90°$。特殊情况下，行走换步时要求膝关节屈曲 $67°$，上、下楼梯时要求膝关节分别屈曲 $83°$ 和 $90°$，从椅子上起身时要求膝关节屈曲 $93°$。在西方社会中，目前老年人的生活方式对膝关节屈曲度的要求不超过 $110° \sim 115°$，而其他有文化和宗教行为的人群则有更高的要求。

术后即刻的活动范围是 TKA 临床结果的一个有限的预测指标。就活动范围而言，很多学者已经试图将不同临床因素与短中期 TKA 结果联系起来。然而，术前诊断和术前活动度对术后结果的影响似乎更大。类风湿关节炎患者接受 TKA 后，有更加满意的对屈曲挛缩畸形矫正的结果。其他研究表明，术前活动度受限是唯一重要的变量，它对术后中期的活动度有负面影响。其他学者也考虑到了术前冠状面的力线不良和术中的操作，如后方骨赘的去除、软组织松解，并证明术中获得良好的活动度与术后良好的结果相关。计算机辅助手术对屈曲畸形的评估更加准确，并为外科医生提供必要的数据以恢复膝关节伸直及良好的术中活动范围。

长期随访数据是自相矛盾的。与中期结果相比，上下楼梯在 TKA 后 7 年时明显改善。对于术前存在固定屈曲畸形的患者，其长期结果与术前没有畸形的患者相似。这些患者在术后 10 年时功能不断改善。与骨性关节炎相比，类风湿关节炎的长期结果同样良好。关于骨性关节炎合并僵直膝，在克服了术中困难和早期较高并发症后，作者报道了良好的长期结果。

在膝关节置换中，相对较新的进展是高屈曲 TKA 植入物，它是为获得更好的术后膝关节屈曲度而专门设计的。但关于这些植入物生存率或功能情况的长期数据还未能获得。一方面目前的研究还不支持它比传统植入物有任何优势，有必要对此进行更长时间的随访研究。另一方面，越来越多的证据表明，患者最关心的并不是活动范围的增加，主要是要求缓解骨性关节炎引起的疼痛。

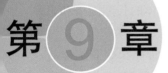

# CHAPTER 9

# 第 9 章

# 全膝关节置换术的长期临床结果：外科医生培训与经验的影响

Nikolaos Roidis，Gregory Avramidis
Petros Kalampounias

N. Roidis，医学博士，理学博士（⊠）　G. Avramidis，医学博士

P. Kalampounias，医学博士

希腊雅典市基菲夏凯特医院，骨三科

e-mail: roidisnt@hotmail.com

## 一、简介

全膝关节置换术（TKA）是全球范围内应用最广泛的选择性术式之一，它被认为是晚期膝关节骨性关节炎的有效干预措施。这是一个相对简单、安全、经济的方案，可以缓解疼痛和预防残疾，进一步促进功能恢复，从而提高患者生活质量。全膝关节置换术的年均手术量因其成功率和获益结局而大大增加，仅在美国未来20年内的手术量预期可达到350万台，较目前的估计值增加了6倍。

尽管TKA的结局已经很理想，但患者仍受到并发症和不良反应的困扰，据估计有20%的患者行TKA后主观疗效较差。许多因素已被证实可以影响TKA的结局，包括患者相关因素如性别和内科合并症，技术因素如术野暴露和假体放置，主刀者因素如医院关节科手术量和经验。

在外科和骨科领域有一个持续存在的争议，就是外科医生和手术量对手术效果的影响。许多学者认为全膝关节置换术这种复杂的外科手术，应在专科中心由年手术量大、操作经验丰富的医生进行。这些说法都是基于心血管疾病（如急性心肌梗死）患者的结局研究，这些患者都被送往专科医院和医疗中心，他们的结局显著优于那些在非专科医院接受治疗的患者。此外，在年手术量较大的专科医院可能更容易获得康复和其他重要的辅助治疗。基于这些研究，我们可以推测那些由高年资外科医生在专业医疗中心进行的关节外科矫形手术（如TKA），患者往往获得更好的治疗效果，在降低并发症、死亡率和治疗成本的同时改善了长期预后结果。

## 二、定义及纳入标准

患者的结局包括死亡、并发症（肺栓塞、深静脉血栓、败血症、心肌梗死、肺炎）、住院时间、出院安置、再次入院、出院30天内再次手术及假体的长期随访和患者满意度。

文献中指出，纳入研究和调查的患者需要符合以下标准：①年龄 > 65岁；②无可导致术后不良结局的确定危险因素（病理性骨折、二次全膝关节成形、入院期间膝关节及股部感染）；③有包括种族和性别在内的人口统计学资料。外科医生按年均手术量来分组，虽然具体的分类参数（手术量小/中/大）仍有争议。根据不同研究的标准和阈值，低手术量范围从年均 < 3台到 < 52台TKA不等，高手术量范围从年均 > 5台到 > 70台TKA不等。同样，医院分为低手术量组（年均 < 25台TKA）和高手术量组（年均 > 200台TKA），医院级别为培训中心、教学医院或至少为医学院附属医院、急症医疗部门及专业化中心。根据外科医生的经验、培训程度、专业设备获取度、TKA流程变异度可能会影响最终的结局。这些变异包括手术路径和暴露（髌骨旁路和下股肌入路 - 标准化术式或MIS）、电子设备协助下假体的放置等。

## 三、手术量和结果

有大量文献在广泛的手术流程和专业中心范围内研究手术量和结果的关系。在最近的系统评价中，Chowdhury等查阅了163篇文献，涉及13个外科医疗中心，分别有74.2%和74%的文献显示在手术量大的医院和手术量大的外科医生那里接受手术的患者预后显著优于其他组。91%的文献显示专业关节外科中心的结果明显优于其他组，这种获益在不同的专业中心之间存在差别。

### （一）手术量对死亡率的影响

外科死亡在选择性骨关节手术中是很罕见的，然而不少文献显示选择性 TKA 与死亡有着紧密联系，且手术量越大，死亡率越低。有趣的是，高度专业化中心与非专业化医院之间并无明显差别。有一项研究显示外科医生的手术量和手术死亡率之间没有联系。

### （二）手术量对发病率的影响

高手术量组的并发症和发病率均最低，低手术量外科医生组（＜ 52 例患者 / 年）由于术后贫血的发生具有更高的输血率和术后感染率。当外科医生手术量增加到每年 200 台 TKA 时，心肌梗死、肺栓塞、深手术部位感染及死亡的发生率均降低。一个 5 年内涉及 200 000 台 TKA 的 Meta 分析显示：低手术量的医院肺栓塞的发生率升高。有报道显示当外科医生的年均手术量最少达到 50 台 TKA 时呼吸系统并发症的危险性降低。高手术量组和专业化中心出血（上消化道或其他）的发生率显著升高，可能是由于血栓栓塞预防性药物的更高强度使用。亦有文献报道，与低手术量组相比，高手术量组 TKA 术后的输血率显著降低，且具有统计学意义（4% 和 13%）。不论是住院期间（2 倍）还是术后 1 年内（2.5 倍），低手术量与感染的发生在统计学上具有显著的相关性。文献中没有提及是深部还是浅部的手术部位感染。同时文献中还指出，高手术量组 TKA 术后肺炎的发生率显著降低，且有统计学意义（1.02%HV 和 1.68%LV）。低手术量外科医生组 TKA 手术时间明显增加，这被认为是一个使手术风险相对变大的危险因素。至于住院治疗，低手术量医院和外科医生组的住院时间显著延长（HV5 天和 LV7 天），虽然这对患者预后没有影响。

很显然现代、微创的手术方式（MIS/Mini-Sub/ 股内侧肌暴露）和机器协助下的移植物放置（常需要先进的外科训练和技术）很大程度上影响着术后短期并发症因素（较少的软组织损伤和失血、镇痛剂的使用量下降、患者早期下床活动等）和技术细节（改进后的放射元件排列保证了精确的力线和假体功能）。最近的文献表明，长期的临床结局仍然不受这些程序的影响。

### （三）手术量对临床结果的影响

就 TKA 来说，粗略统计显示 1 年内再入院率与外科医生及医院的手术量无关。但有证据显示培训中心的再入院率较低，高手术量医院半年内翻修手术率较高，虽然这可能是由于高度专业化中心的患者病情更加复杂，往往需要二次手术。相比于在高手术量医院由高手术量医生主刀的患者，那些在低手术量医院由低手术量医生主刀的患者在 2 年的随访中 WOMAC 功能状态评分较低（在 0 ～ 100 的范围内 ＜ 60）。其他研究也证明，高手术量的医生和医院可以改善患者的结局。由低手术量医生主刀的患者术后 2 年内不能屈膝至 90°、不能完全伸展的可能性更大，这表明医生的手术量对于患者良好结局所起的作用大于医院的手术量，但也有证据表明医院和医生的手术量共同影响着患者的结局。似乎看来 TKA 的中位生存率不取决于外科医生的手术量，此外，手术量与 1 年和 3 年的生存率均未观察到任何联系。

这里就 TKA 的花费简单作一下介绍。特别是，低手术量非专业医院的 TKA 成本均显著高于高手术量医院和知名中心，可能是由于前者的住院时间延长、并发症的发生率较高。有人还发现，学术型医院的费用通常比其他医院高。然而，至少在教学医院中观察到的一些更高成本似乎与这些医院就诊患者群体的复杂性更高有关。

## 四、认为手术量与结局无关的学术论文

Sharkey 等质疑了高手术量与低并发症发生率之间存在线性关系的理论，他们指出当手术量达到一定程度后的并发症的发生率会进入平台期。他们医院年均做 1000 台髋关节成形术，其并发症发生率和死亡率与年均手术量 > 100 台的医院并无差别。与手术结局关系最密切的是患者的特点而不是手术量。Kreder 等反对根据患者的治疗效果提供区域化服务。此外，Hamilton 和 Ho 发现有高手术量医院没有显著的结局优势。Feinglass 等发现医院的手术量不影响并发症的发生率，他们将此结果归因于大多数研究中大多数手术是在相对高手术量的医院进行的，只有不到 2% 的 TKA 是在年均手术量 < 10 台的机构进行。他们还发现，在 7 年的研究期间，由于安全性的提高和住院时间的缩短，并发症的发生率下降。

## 五、外科手术阈值

是否应该对某些骨科手术的小切口手术量设定阈值？Schulz 等无法推导出小切口阈值，而 Norton 等建议每位主刀医生年均至少进行 50 台 TKA 才能减少不良后果，这表明超过 100 台 TKA 的限定是可取的。Katz 等支持主刀医生最低年均 50 台 TKA 的建议，据报道此种情况下呼吸道并发症的风险降低。当这一阈值增加到年均 200

台 TKA 时，心肌梗死、肺栓塞（PE）、深部感染和死亡的风险降低。Hervey 等报道即使小切口阈值为每年 15 台 TKA，也可以减少死亡率。在他们的论文中，Luft 等研究发现，每年完成 50～100 台全髋关节置换术的医院，其死亡率几乎与每年完成超过 200 台全髋关节置换术的医院一样低。

## 六、结论

已经有人证明，高手术量/外科医生通常与改善预后相关（数据来自公共或私人大型医疗保健的注册机构）。解释这些结果的因素广泛存在于目前的文献中。技术高超的外科医生可以保证良好的手术效果，并能获得足够的经验去选择适合手术的患者。他们所接受的关于特殊情况的训练和教育保证了良好的预后。

虽然在标准化国家医疗体系（NHS）关于全关节置换术的规章制度下，低手术量单位和标准化的缺乏可能很少产生问题，一些研究发现，有关民营执业的医疗标准化和独立部门运行治疗中心（ISTCs）的数据不在医疗事件统计（HES）或国家登记的范围内。通常情况下，关于私立医院的手术量并没有有效的数据来源。如果有，数据也相对比较少，由大量手术量很少的不同外科医生组成，手术的流程与术式也不尽相同。对于由来自英国 ISTCs、接受过不同层次的教育模式的外科医生所完成手术的标准和质量，皇家外科学院主席最近也提出了类似的担忧。无论私家医院还是 ISTCs 都有义务给医疗事件统计（HES）和髋关节置换登记部提供他们的数据，以便对他们的手术进行审查和与 NHS 做比较。

了解 TKA 执行者的手术量与患者结局的关系，对于理解有关"集中化"或"区

域化"和整体效益的讨论，提高 TKA 的医疗质量和结局是至关重要的。"集中化"或"区域化"背后的原则是，在区域中心或"知名中心"集中进行复杂的外科手术可以改善患者的结局。在设备精良的医疗中心雇用高素质、高技能的护理人员，知识全面、经验丰富的外科医生可以方便地实现高层次的组织标准和临床实践，将标准化手术流程普及应用，以尽量减少可以导致不理想结局的不利或不可预知事件的发生。

许多已被用来提高集中化疗效的关于手术量与临床结局的研究，几乎从来不检查相同的变量。Marlow 等在最近的综述中报道，医院的手术量显著影响患者的病死率和住院时间。然而，关于医院 / 医生手术量与患者发病率、住院率的其余参数，该报道没有明确指出统计学上的显著关联。医院的手术量越多，患者的发病率和住院时间越低的结论已经被证实。笔者认为，有关研究发现关于初次或修正膝关节置换术后的患者治疗的临床指南之间存在差异，此研究可以明确高手术量医院所使用的有益做法，从而应用于低手术量医院。集中化的证据基础在逐渐增多，然而，这项研究需要包括医院临床指南的影响检查及医院 / 患者变量。尽管这些结论是关于手术量和患者结局的，但基于现有数据，它们几乎不能用来提高或废除膝关节置换术集中化的理念。很明显，在服务被重新分配或集中之前，应该进行前瞻性研究从而探讨上述已发表文献的局限性。

# CHAPTER 10

# 第10章

## 全膝关节置换术长期的临床结果：矫畸对线、植入位置和外科稳固技术的影响

John Michos，Theofilos Karachalios

J. Michos，医学博士，理学博士

希腊雅典市 Asklepieion 综合医院，骨科高级顾问

T. Karachalios，医学博士，理学博士（☒）

希腊拉里萨市塞萨利亚大学，拉里萨大学总医院，生物医学中心骨外科

e-mail: kar@med.uth.gr

## 一、简介

每年全膝关节置换术（TKA）的数量在迅速增加。2005年，在美国有533 000例，据估计，到2030年，将达到每年3 000 000例的水平。一项15年生存率95.9%的TKA后因故翻修的调查结果是令人满意的，以97%为机械故障，98.8%为无菌性松动作为终点。其他研究也报道了在10～15年的随访中生存率为90%～98%的优异成绩。Ritter等和Lachiewicz等还报道了至少15年随访期限的最终因无菌性松动进行翻修的生存率达到了95%和96.8%。TKA失败的常见原因已明确（如聚乙烯磨损、松动、不稳定，感染，关节纤维化，排列不齐或错位，伸膝装置缺陷，髌骨缺血性坏死，假体周围骨折，孤立髌骨植入失败），而再次手术最常见的原因是伸膝装置问题、感染和不稳定。Sharkey等表明最普遍的早期失败原因是感染（17.5%）和后期聚乙烯衬垫磨损（25%）。此外，在一项440例TKA修复术的评估中，感染和手术失误为早期再手术（术后5年内）的主要原因。

正常的对线和稳定性是TKA的两个主要目标，可以考虑通过以下三个相互关联的要素实现：①膝关节的正常组织或假体应该以下肢机械轴为中心；②恢复适当程度的关节线；③通过部分松解紧张的韧带达到稳定。韧带松解不会引起不稳定。但三个平面未对齐的情况下松解紧张的韧带确实会导致结构不稳、功能不可靠及过度磨损。一些学者认为，上述原因对TKA的长期生存率和功能表现是非常重要的。关于矫畸对线、适当的假体位置及其稳定性、手术技术的限制对TKA长期结果有哪些影响，本章综述将通过外科手术技术及长期质量研究的角度对这个问题进行分析。

## 二、恢复机械轴的意义

满意的TKA取决于许多因素，包括肢体机械轴的恢复、韧带平衡、组件的大小和定位。准确对线是增加假体使用寿命最重要的因素之一（图10-1）。公认的胫骨假体应该植入到胫骨冠状面解剖轴90°和矢状面解剖轴后倾角（后倾坡度）3°～7°，该范围取决于假体设计。股骨组件的定向在冠状面应有约6°外翻（一般为5°～7°），这是股骨解剖轴与机械轴之间的差异。在矢状面股骨部件应该植入在一个中立的位置（没有屈曲或过伸）

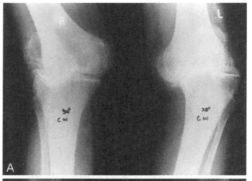

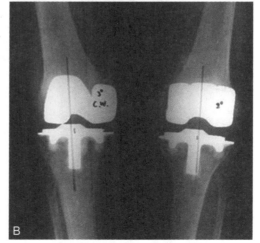

图 10-1　**双侧严重外翻内翻畸形的膝盖**　A. 术前X线片；B. 术后X线片显示修复效果令人满意

以防关节前部填充过多或出现股骨皮质凹槽。TKA 的长寿与肢体机械轴线的恢复和各部件在各平面上的正确定向密切相关。两组件的错位（特别是胫骨托）对 TKA 的长期生存率影响是重大的（图 10-2）。术后下肢力线内翻与外翻相比，前者与较高的植入失败率有关。这样看来，下肢力线外翻比内翻耐受性更好。Bargen 等曾报道胫股对线内翻故障率高于外翻（91% 和 11%）（图 10-3）。Aglietti 等发现，任何与胫骨解剖轴有关的胫骨部件出现超过 2°的内翻角均会出现一个较大的 X 线透

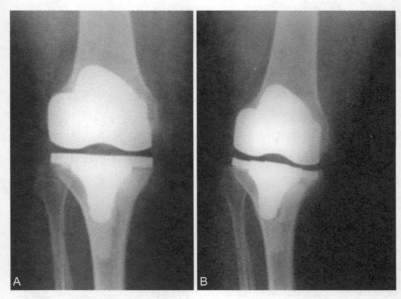

图 10-2　**胫骨部件内翻定位的影响**　A. 术后即刻 X 线片；B. 随访 5 年后出现早期无菌性松动和组件向内侧移位

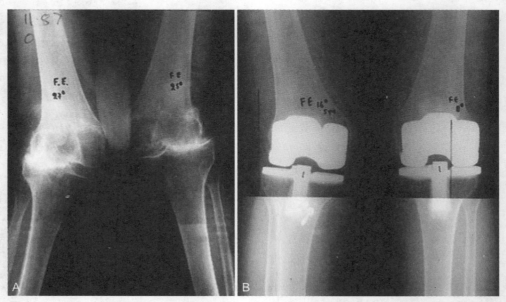

图 10-3　**双侧膝外翻畸形**　A. 术前 X 线片；B. 右膝外翻畸形矫正且功能恢复良好的 TKA 术后 X 线片

亮线。Green 等也发现，胫骨平台的对线对施加到胫骨髁的负荷有很大影响。胫骨托内翻＞3°是导致松动和失败的一个因素，尤其是当合并 BMI 超过 33.7 时。胫骨平台内翻的失败模型是由于胫骨内侧髁骨塌陷所致。

## 三、术前畸形和软组织挛缩的影响

膝内翻畸形（图 10-4）是最常见的骨关节炎膝畸形，其内侧结构是挛缩的。这些结构可包括内侧副韧带的浅层和深层、后内侧关节囊、后交叉韧带，这取决于畸形的严重程度。Whiteside 已表明，当膝关节只在弯曲时出现紧缩，内侧副韧带的浅层是导致挛缩的主要原因，而当伸展时出现紧缩，要归因于内侧副韧带的深层。当膝关节在弯曲和伸展时均出现紧缩，上述所有结构共同导致了内侧组织的紧缩，需要平衡性松解。为了恢复胫骨股骨轴，有必要从胫骨内侧髁和股骨内侧髁的上唇

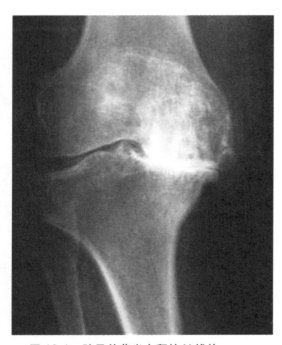

图 10-4　**膝骨关节炎内翻的 X 线片**

处切除骨赘，同时结合内侧软组织的平衡性松解。内侧副韧带深层从胫骨内侧髁上部骨膜下松解，它可以被分离至胫骨内侧髁的后内侧部（如果需要）。内侧副韧带浅层是邻近于骨膜下松解的，用松解器或者弯曲的骨凿，可能甚至需要进入肌腱松解它。矫正严重的内翻畸形可以通过去除后交叉韧带或者将其从胫骨后附着处分离变得容易，因为已证明，挛缩的后交叉韧带促成了冠状面上的畸形。该过程是逐步进行的，每个手术步骤后都会检测对线和稳定性。目标是通过达到一个内外侧对称性的关节间隙实现 2mm 标准的松弛估算量。矫正屈曲畸形通过运用弯骨凿小心去除后部骨赘，并进一步松解附着于股骨后髁的后部关节囊。

膝外翻畸形（图 10-5）较内翻少见，占所有膝关节畸形的 10% ～ 15%，并且更难被矫正。据报道，与严重的膝外翻畸形相比，严重的膝内翻畸形 TKA 结果优良。这归因于膝外翻的胫骨股骨轴无法完全矫正。骨畸形和软组织挛缩并存导致外科技术在复位力学轴线时难度大。与膝内翻内侧畸形形成对比，在膝外翻畸形中股骨外侧髁因为后方和远侧发育不全常受累。外侧稳定结构挛缩需要平衡性松解。

这些元件包括关节囊韧带单位（外侧副韧带、后外侧和后关节囊、后交叉韧带）和肌腱结构（髂胫束、腘肌腱、腓肠肌外侧和肱二头肌腱）。一些松解方法已被提出，但没有制订标准。它已经显示，髂胫束和后外侧关节囊主要负责在伸展膝关节时的紧固，而腘肌腱和外侧副韧带主要负责在屈曲膝关节时的紧固。在矫正畸形和结构的平衡性松解时髂胫束是第一个从 Gerdy 结节上被分离的，如果膝关节在伸展时紧缩，那么从股骨外侧髁的骨膜下松

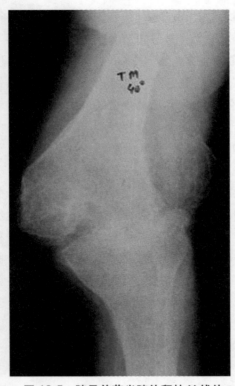

图 10-5　膝骨关节炎膝外翻的 X 线片

解腘肌腱和外侧副韧带可以避免在屈膝位时紧缩。如果为了达到平衡性需要进一步的松解，后外侧关节囊可以通过"馅饼皮术"或在接合线处水平烧灼切割松解。如果需要进一步的矫正，后交叉韧带可从其胫骨附着处松解甚至切除。后交叉韧带进一步的松解有助于在冠状面更好地对线。为了恢复严重膝外翻畸形的机械轴，也已经提出了其他技术，诸如膝关节外侧入路不管是否行胫骨结节截骨。据称，此过程有利于紧缩组织的平衡性松解。严重畸形的膝关节为了矫正畸形需要广泛的组织松解，而这可能导致结构不稳定。在这种情况下，应使用限制性假体。限制性假体也运用于内侧副韧带不稳定的情况。滑动股骨外侧髁截骨术是另一项被提出的膝外翻矫形技术，因为截骨片段附着有外侧的挛缩组织会移向远侧端，然后进行远端换

位释放张力并用螺丝连接固定。彻底搜索的文献显示，紧缩结构的平衡性松解对于 TKA 的长期预后效果只有很少的病例和数据资料。

## 四、恢复关节线和平衡屈伸间隙的影响

适当恢复胫骨和股骨缺损来纠正关节线的高度，同时在冠状面和矢状面平衡松解挛缩结构。为了实现这个目标在股骨和胫骨截骨术中应该避免过度截骨。企图使用厚的聚乙烯来平衡大的屈曲间隙和伸膝间隙却是关节线升高的常见原因（图 10-6）。中长期研究显示在效果差和并发症发病率高的 TKA 中，与关节线的解剖位置相比有超过 5mm 的误差。股骨假体后侧的偏移量最好应等于术前股骨后侧髁（矢状面）的偏移量，以在屈曲位置恢复关节线（图 10-7）。侧副韧带的对称性和屈膝 - 伸膝间隙的平衡对于避免残留的不稳定性是非常重要的（图 10-8）。伸膝位中外侧有至少 1 ～ 2mm 的松弛度及平衡的伸膝 - 屈曲间隙（在伸膝和 90° 屈膝时抬起股骨并旋转胫骨进行测试）对增强长远期疗效是理想的结果。如果屈膝间隙比伸膝间隙狭窄并且运用后交叉韧带保留型假体，可尝试增加后胫骨坡度来解决这个问题。

如果屈膝间隙是由于后十字韧带紧缩，而不是周围组织紧缩，那么从后交叉韧带的胫骨附着处部分松解可能是有帮助的干预。已证明韧带不平衡或过度胫骨后坡度可导致平移增加和力矩旋转，从而形成关节面的应力高度集中及进一步半脱位。手术技术导致的持续不稳定性可能会导致应力高度集中和聚乙烯过度磨损从而影响 TKA 的临床疗效和使用寿命。因此，

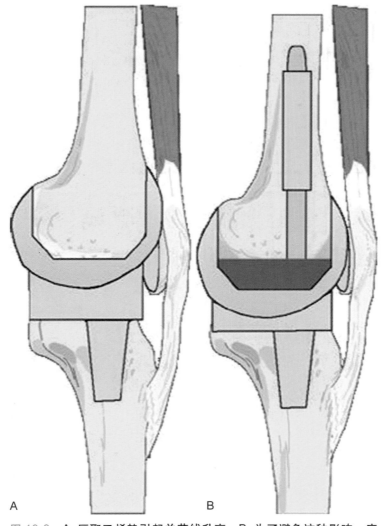

图 10-6　A. 厚聚乙烯垫引起关节线升高；B. 为了避免这种影响，应重建骨缺损

处理严重膝关节畸形时，外科医生应该使用限制程度更高的假体。在炎性关节炎的情况下，如类风湿关节炎，保留后交叉韧带型假体应谨慎使用，由于疾病进展导致的疼痛、积液和关节前后不稳可能导致后交叉韧带断裂。

## 五、部件适当的前后位置及旋转对线的影响

通过股骨远端及外侧和胫骨近端截骨形成屈膝间隙和伸膝间隙。均衡这些间隙对于结果很重要。股骨截骨可选择前侧定位系统（股骨前皮质）或后侧定位系统（股骨后髁轴）或者两者均用（图 10-9）。后侧定位系统中，如果假体大小要变更，股骨前侧截骨可以改变而股骨后髁的截骨不可改变。因而小型化组件可导致前侧出现凹槽，而大型化组件可能导致髌股间隙填充过度。

前侧定位系统中，所选择的股骨前侧截骨不受组件大小的影响，而股骨后髁截骨会受影响，并且这会影响屈曲间隙。

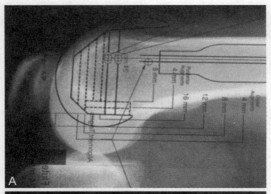

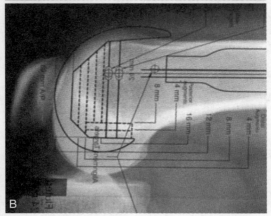

图 10-7　前偏移（A）和后偏移（B）对屈曲间隙和髌股前过度填充的影响

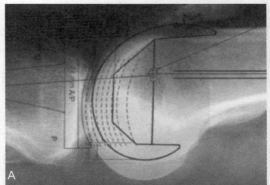

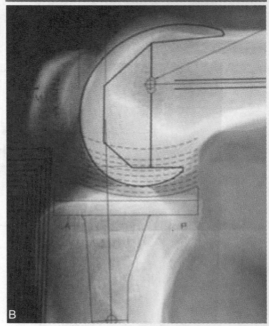

图 10-8　同一组件——聚乙烯复合材料层，保证在伸膝位（A）和屈膝位（B）软组织平衡和稳固情况相同

同样重要的还有两者适当的旋转对线。无论是胫骨还是股骨组件旋转不良都将导致髌股关节异常和间隙不对称的不良后果。股骨组件的正确旋转使得髌骨在滑车沟内从完全伸膝到完全屈膝过程中滑动而不出现高应力。为此，建议并通常将股骨双上髁轴作为参照，已证明，它相对于后髁 3°～5° 外旋（图 10-10）。然而，由于大量的软组织和基质成分，上髁的中心往往难以确定，更精确的定位可以通过股骨前后轴，它是一条通过滑车沟纵深顶点及后交叉韧带于股骨附着处的最外侧缘的轴线，被 Hanada 和 Whiteside 描述并称为"Whiteside 线"（图 10-11）。Insall 和 Scott 已提出了屈曲间隙技术，包括平衡副韧带后，在膝关节屈曲 90° 时，进行平行

于胫骨截骨的后髁截骨。这种技术的一个缺点是股骨组件通常植入在股骨的轻微外旋位。另一个缺点是，进行手术需要在伸膝位松解韧带，在屈膝位截骨。如果后髁线作为股骨假体旋转对线的定位标志，那么应留意膝外翻畸形常出现股骨后髁的非对称性磨损，以避免部件内旋和后期髌骨不稳。胫骨托旋转也会影响髌股关节对线，所以应避免过度内旋（图 10-12）。托盘的中心必须与胫骨结节的内侧 1/3 相一致。

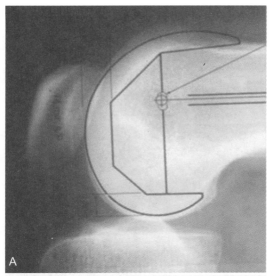

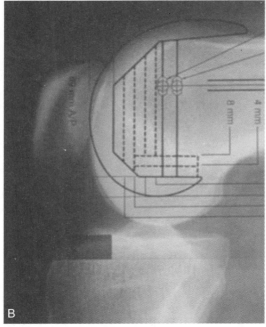

图 10-9　上调（A）和下调（B）股骨部件的尺寸对于屈膝间隙的影响

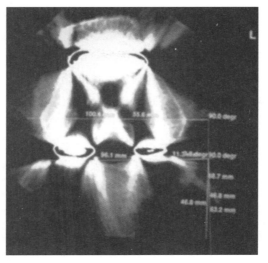

图 10-10　横截面 CT 扫描成像显示股骨部件旋转对线平行于双上髁轴线

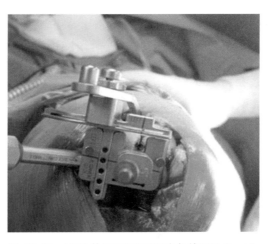

图 10-11　股骨截骨夹平行于这条线（Whiteside 线）进行对齐

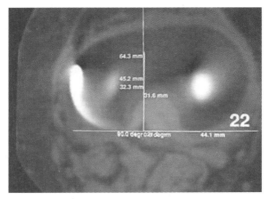

图 10-12　横截面 CT 扫描成像显示出胫骨托旋转的合适位置

## 六、使用仪器进行股骨和胫骨截骨的作用

　　准确的股骨对线及其部件的髓内定位系统已被证明能提供较高的精度，并被广泛使用。而关于胫骨对线，其髓内或髓外定位系统是否能提供更精确的解剖轴复位

有相当大的争论。髓外定位系统所依靠的骨性解剖标志可能因为患者肥胖或大量的手术铺巾而被掩盖（图 10-13）。因此，大多数学者认为，髓内系统更准确，重现性好，特别是对于肥胖患者，同时也减少了手术时间。然而，在胫骨弯曲或合并其他关节畸形的情况下，髓外系统更准确。胫骨髓外定位标志应设置在踝关节中心内侧 3～6mm 处，将踝关节两踝连线的中点稍内侧作为踝关节中心（图 10-14）。如果选择髓内定位（图 10-15），髓腔开口应位于胫骨前表面到后表面之间约 1/3 并稍微偏向中线内侧处（图 10-16）。虽然已经强调过了胫骨表面开口处的重要性，但轴的畸形也应考虑到。在严重的膝内翻畸形中，为了避免髓内杆接触骨皮质，应该将开口稍外移。Simmons 等提出髓内杆的开口是影响胫骨截骨方向的一个重要因素，他们也发现，8mm 的杆可以插入几乎所有的胫骨。在同一研究中，90° 的胫骨部件角在膝内翻畸形中有 83% 实现，但在膝外翻畸形中只有 37%。该研究作者认为髓内定位系统的准确性在膝外翻中低于膝内翻。Reed 等进行了一项前瞻性随机试验，发现髓内系统在确定冠状面和矢状面胫骨近端截骨更准确，仅为 1.6° 的平均偏差（没有检测到异常）。几乎没有其他的研究能解决胫骨截骨在矢状面上的精度问题。大多数结论认为，髓内系统在矢状面上可以准确地行胫骨截骨，在 3° 以内或者更少。然而，有其他学者发现了更大的偏差并质疑髓内系统的精确度。

DeKroon 等在进行髓内与髓外系统的前瞻性随机对照研究后，宣布髓外系统的胫骨后坡恢复得更好。最后，在髓内和髓外定位系统的比较中，髓内系统被认为是更精确的，而矢状截骨则以髓外系统更可

靠，尽管后坡的平均差异仅为 1°。应该记住的是，当胫骨定位标志设置为在一定后坡度行截骨时，其应在胫骨的冠状面中心，否则截骨面将不是水平的，除了内翻（导向外旋）或外翻（导向内旋）的情况。

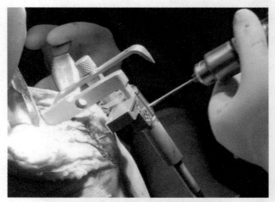

图 10-13　髓外定位胫骨截骨模具

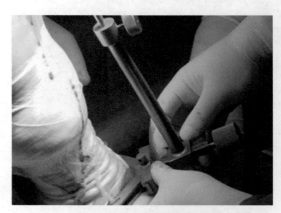

图 10-14　髓外定位胫骨截骨模具远端对齐展示

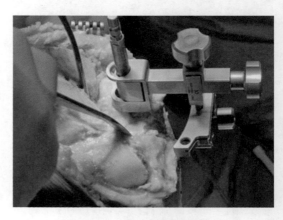

图 10-15　髓内胫骨截骨模具

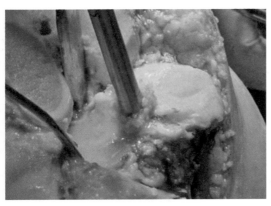

**图 10-16    髓内胫骨截骨模具开口处展示**

髓内系统使用中的不良反应如栓塞已被提出（髓内杆增加了髓腔压力）。为了避免髓内压高，现代有凹槽的髓内杆可将髓内容物取出。运用髓内系统的 TKA 术中，经食管超声心动图检测发现大量脂肪或髓内栓塞颗粒进入了右心房，然而，这并不是临床相关的现象。可检测的栓塞效应的峰值发生于止血带释放后不久，但没有脂肪栓塞临床表现的报道，并且使用髓内定位技术也没有增加静脉栓塞的危险。

### 七、胫骨后倾的临床意义

不同人群和种族群的先天胫骨上端的后倾角变化很大，常超过常规值 5°～10°。胫骨后倾角度会影响屈曲间隙 TKA 后的后交叉韧带张力和膝关节的稳定性。一些学者认为，在 TKA 后增加后倾角可提高膝关节最大屈曲度，但临床研究并没有证实这一点，众所周知，TKA 后关节屈曲的实现取决于多种因素，如股四头肌长度、关节囊松弛度、手术技术、假体设计和康复情况。过度的后倾坡度可能导致后交叉韧带松弛，胫骨前关节半脱位，改变膝关节的承重方式且增加聚乙烯磨损，从而降低 TKA 寿命。相比之下，胫骨后坡

度不够，或者更糟糕，形成一个前坡，在承重时势必会把高应力集中在位于前端较弱的松质骨上，增加了胫骨平台前部下沉的可能性。由于紧绷的后交叉韧带和狭窄的屈曲间隙，屈曲可能也会受到影响。Singh 等已证明，将胫骨坡度恢复到术前 2° 范围内，在后稳定型 TKA 中可使运动范围和屈曲角度增至最大限度。Bellemans 等以一个十字形固定的植入物模拟胫骨坡度变化发现平均增益最大为 1.7°。Kim 等通过对 79 例患者的一系列研究发现，术后胫骨坡度和最大屈曲角度之间无显著相关性，但 Shi 等报道了在一组 56 例患者的研究中，每增加 1° 胫骨坡度屈曲增量为 1.8°。同样，在两组患者的对比性研究中发现增加后倾角和增加屈曲角度无关，一组胫骨后坡度为 5°，另一组为 0°。相比于中立位，将后倾角设定在 10° 对于股四头肌力臂有促进作用，这可能对于动员患者术后运动有积极意义。Seo 等评估了手术前后胫骨后坡度变化的临床结果。所有患者都被认为有显著改善，当坡度变化范围为 −1°～+3° 时最为显著。

确定合适的后倾角，考虑关节面的术前倾角似乎很重要，尽管精确的标准尚未建立，但建议坡度不应超过 10°。此外，使用后交叉韧带替代型假体会导致屈曲间隙稍微增大并增加额外的胫骨后坡度，这可能会导致不稳定。因此，在使用交叉韧带保留型假体时，建议 6°～9° 的胫骨后坡度，在使用交叉韧带替代型假体时最大 3°，以避免关节不稳的发生。

### 八、恢复关节线的临床意义

不正确的股骨胫骨截骨和组件错位都可改变关节线的水平状态（如果超过

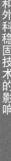

5mm）从而导致伸膝装置故障和膝前疼痛。髌骨下极对胫骨附着部的碰撞及髌韧带对胫骨假体的碰撞也可能会出现（图10-17）。Parrington 等指出，在一项99例膝关节置换修复术的研究中，当关节线抬高8mm以上时在临床评分中会有统计学差异。中期屈曲失稳是一个相对较新的概念，表明对称性内外侧松弛在屈曲30°～45°时发生。关节线抬高已被证明会导致这种不稳定形式的形成。股骨远端骨的过度截骨是造成关节线显著抬高的一个重要的因素。企图使用厚的聚乙烯假体取代骨质缺损会造成关节线的显著抬高并影响功能。因此，矫正屈曲畸形应尝试通过增加股骨后髁后囊膜的高度而不是过度地去除远端骨。在手术过程中，骨性标志，如内上髁或腓骨小头，可作为关节线的

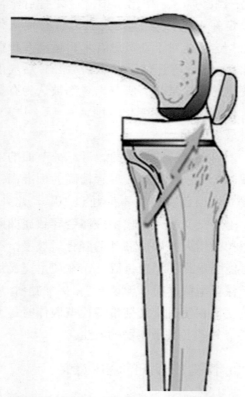

图 10-17　由于提高关节线使伸膝装置在屈曲位发生碰撞

定位标志，但并不总是容易触到并清楚地看到这些标志。已证实导航定位系统比常规仪器系统更能使外科医生精确地恢复关节线。

## 九、计算机辅助手术的效果

已经有人证明肢体机械轴对线不齐会对假体的长期稳定性产生负面影响，而对准良好的 TKA 力学体验最佳、组件应力降低，从而改善假体的使用时间和功能结局。

计算机辅助手术（CAS）在 20 世纪 90 年代末被引进，旨在提高 TKA 的对线准确率和优化临床结局。它用肢体解剖标志、红外线照相机及适当的软件来确定肢体的机械轴。在校正机械轴的过程中调整韧带松紧。部件的尺寸和位置也通过系统引导。然而，解剖标志必须由外科医生的手来标记。

一项关于此专题的 Meta 分析将机械轴的复位精确到了 3°以内。Bawens 等曾报道，相对于传统的手术治疗，CAS 还是有一些优势的。它没有显著地改善平均机械轴对线准确率，但它降低了离群值（偏离正常超过 2°～3°）的发生风险。同时它将手术时间增加了 23%。Novicoff 等对相关文献进行了系统评价，证实 CAS 可以改善机械轴的恢复，但临床结局和假体存活时间的优势还没有得到证实，因此进一步的质量研究是必需的。Kim 等报道了一个前瞻性随机对照研究，此研究包括 520 例双侧后交叉韧带保留、移动平台型的 TKA 手术，术中一组使用定位系统，另一组使用其他常规仪器，平均随访时间为 10.8 年，发现两组在 WOMAC、膝关节协会评分、假体定位影像学评估等方面都没有显著差异，

因此得出的结论是定位系统没有改善假体对线准确率或临床结局。CAS 的效果在因股骨或胫骨畸形而无法使用髓内对准系统的患者是十分明显的。先天性畸形、股骨或胫骨关节外成角及加长型无法使用髓内定位系统。在这些情况下，计算机导航定位系统已被成功应用。前瞻性随机双盲研究比较了计算机辅助 TKA 及传统髓内定位 TKA，用经食管超声心动图检测两者心脏栓塞负荷，发现相比于传统的关节置换术，计算机辅助 TKA 中全身栓子产生的概率显著减少。

## 十、患者个体化辅助线的效果

为了提高截骨、假体定位和机械轴恢复的精度，有人研发出了患者个体化辅助线。患者个体化切口辅助线在可以准确捕捉膝关节真实解剖结构的三维成像图的基础上建立。两个辅助线可以用来匹配患者的股骨远端和胫骨近端。所有的切口都是根据辅助线来选择，有利于精确的定位、假体的放置及机械轴线的恢复。然而到目前为止，它与常规仪器相比，还没有显示出显著的优越性。

# CHAPTER 11

# 第 11 章 | 全膝关节置换术的长期结果：外科手术路径的影响

Dimitrios Giotikas，Theofilos Karachalios

D. Giotikas，医学博士，理学博士
英国剑桥生物医学校区阿登布鲁克斯医院，骨与创伤科

T.Karachalios，医学博士，理学博士（✉）
希腊拉里萨市塞萨利亚大学，卫生科学院，医学系
拉里萨大学总医院，生物医学中心，骨科
e-mail: kar@med.uth.gr

## 一、简介

在全膝关节置换术（TKA）中，"手术技术"通常随手术方式、截骨术及与韧带平衡所应用的技术而发生变化。从20世纪70年代初TKA进入现代化开始，不断的研究和技术的发展已经使TKA成为一种有效而可靠的治疗退行性膝关节疾患的必要手段。在本章中，我们分析这些参数对TKA结局的影响。

## 二、微创术式

在TKA暴露的过程中，传统的内侧髌旁入路一直是主流方式。尽管早期文献反复强调其良好的长期结果，但后来发表于20世纪90年代的基于患者对预后主观评价的研究显示，此方式还有改善主观临床疗效和患者满意度的潜力。Trousdale等指出，患者最关注的两个因素是术后疼痛和功能恢复的时间。Dickstein等表明，他们的老年患者中有1/3在术后的6～12个月内都不满意自己的手术效果，特别是关于疼痛和爬楼梯方面。最近Noble等研究发现，14%的患者是"不满意"或"非常不满意"他们的手术效果。

在此背景下，随着其他外科学系微创理念的大趋势及其在单髁膝关节置换手术中的成功应用，微创手术（MIS）的概念被引入到TKA。初始报道研究提出的优势是出血减少，术后疼痛减轻和阿片类药物使用量下降，住院时间缩短，功能恢复更快，术后康复时间减少，患者满意度增加，成本效益提高和运动范围扩大。

同时，MIS技术存在的缺陷是其可能导致假体排列不齐、术后2年内早期翻修手术的风险增加。

尽管上述问题仍存在疑虑，但由于媒体的宣传和熟知相关理论的患者对外科医生的选择压力，TKA的微创理念整体上已经有了很大提升，人们很早就认识到了这种现象，由此提出了许多疑问，并进一步研究微创手术的相关信息应该以何种方式呈现给公众。

### （一）微创手术的定义

在继续研究这些技术对TKA结局的影响之前，有必要明确微创技术真正的含义是什么。这不存在一致的定义。Tenholder等将MIS的切口长度限定为<14cm，而Laskin等则将其描述为"最小可能，勉强足够"。Bonutti等建议切口长度最完整的定义是<14cm，尽可能不牵连股四头肌腱，避免髌骨外翻和胫股关节脱位（图11-1）。

MIS的概念一般包括：①10～13cm的小切口；②髌骨脱位不伴外翻（图11-2）；③尽可能不伤及股四头肌腱；④保留

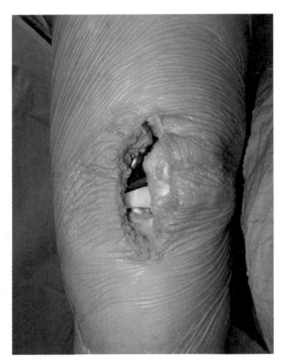

**图 11-1　小切口但膝关节充分显露**

髌上囊；⑤小尺寸特质的 MIS 仪器托盘的应用（图 11-3）；⑥适当使用拉钩，通过可移动软组织窗进行手术操作。

根据这些原则，五大手术路径分别为小切口髌旁内侧入路、不伤及股四头肌、小切口股内侧肌入路、小切口下股肌入路、直接外侧入路。本章节不能完全描述每一种方法的技术细节，但应当指出的是，它们基本上都是在处理股四头肌腱方式上存在差异（图 11-4）。

## （二）微创手术的不同路径

人们已经尝试了许多方法来比较 MIS 不同路径之间的有效性和安全性。Niki 等在 26 名膝关节外翻病例中测试了外侧入路微创技术，发现其在临床评分、术后疼痛、X 线对线和并发症方面的效果均可与内侧微创技术相媲美。事实上，其中 5 个病例必须进行的股外侧缘 1cm 切口存在

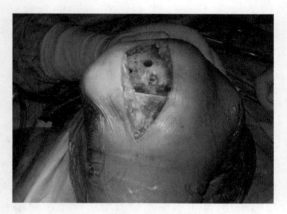

图 11-2　髌骨侧向移位但不外翻

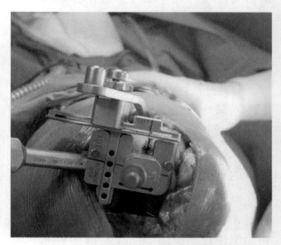

图 11-3　特制的小型器械很有必要

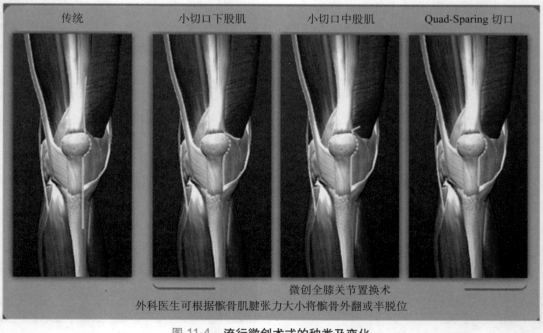

图 11-4　流行微创术式的种类及变化

技术困难，并且阻碍了这种方法的可见。Lee 等报道在他们的随机对照研究（RCT）中，定位协助下的 TKA 中采用小切口股内侧肌入路和小切口髌旁内侧入路（MMP），两者在术后疼痛、临床评分、影像学结果方面相差不大。考虑到 MIS 有技术难度，这些学者倾向于选择小切口髌旁内侧入路，因为它更容易在必要时转换为常规手术方法。在审查了 23 项 I 或 II 期研究后，Costa 等得出的结论是外侧入路的 MIS 方法并发症的发生率最高，小切口股内侧肌入路术后 1 个月和 3 个月的临床结局最好且小切口下股肌入路出现并发症的概率最低。

Lin 等在他们的随机对照试验中比较了股内侧肌下入路（QS）和小切口内侧髌旁入路，发现与小切口髌旁内侧入路（MMP）相比，股内侧肌下入路全膝关节置换术（QS-TKA）即使在适当的学习曲线和患者选择条件下，其放射性暴露更大，手术时间更长。

根据这一证据和我们的个人经验来看，我们认为，医生如果想要做微创 TKA，无论是经股内侧肌入路或小切口下股肌入路均可最合理地达到 MIS 预期的优势，即无并发症且短期临床效果较好。这些手术路径的并发症发生率都很低。相比于经股内侧肌下入路和小切口外侧入路，前两者在技术上更容易执行且提供了更好的手术视野。它们也很容易根据情况需要扩展为传统手术方法。小切口外侧入路是膝外翻的一种选择，但外科医生在决定采用微创技术来矫正膝外翻之前应该保证自己已经积累了丰富的个人经验并全面掌握了全膝关节置换术中微创技术的理念。

### （三）微创技术与传统术式

到目前为止已经有超过 50 个随机对照试验、约 16 个系统评价和 Meta 分析来研究 MIS 和传统术式在 TKA 中的区别。从文献的综述中我们可以看到，到现在为止大部分 I 级和 II 级证据只报道了随访 2～3 年的短期结果。由于微创技术、假体选择及患者人口统计学资料之间的差异，不同研究之间也存在显著的异质性。

过去 10 年的研究都集中调查微创技术的临床效果、假体的 X 线下对线和安全性。临床效果用临床结局评分、活动度范围（ROM）、直腿抬高试验（SLR）、股四头肌肌力、术后疼痛和住院时间长短来评估。X 线下对线用冠状面的定位和异常的发生率来评估。安全性用失血量、并发症的发生率和手术翻修率来衡量。

### （四）临床评分

Costa 等回顾了 23 个 I 期和 II 期研究，发现 MIS 和常规技术的临床评分没有显著差异。Li 等的 Meta 分析显示在主客观结果评分、疼痛视觉模拟评分（VAS）、运动范围、膝屈曲 90°及直腿抬高等所有有利于患者更快康复的指标都有显著改善。另一项研究则分别在术后 6 周、3 个月和 6 个月及以上的时间点分别测量上述指标，3 个月的客观评分轻度有利于微创技术组。在相同的研究中微创技术组的 VAS 评分显著改善。

### （五）运动范围

运动范围（ROM）是功能性结果的一个重要参数。在队列研究中，微创技术的运动范围显著优于传统技术。Alcelic 等在一篇 Meta 分析中评估了 507 例微创 TKA 手术与 513 例传统 TKA 手术。微创手术在术后 1 周内的膝关节活动度显著增加了

9.9°，而不是在术后 3 个月。术后 1 周膝关节屈伸活动度平均增加 9.9°，而 3 个月时无显著性差异。

## （六）疼痛

术后疼痛是衡量患者满意度的一个重要参数，并且还极大地影响了术后康复。最近公布的 Meta 分析显示微创技术的 VAS 评分和术后疼痛均得到改善。在随机对照试验中，我们发现在术后第一周，微创组的疼痛明显更剧烈。在我们看来，疼痛管理在许多已发表的研究中都是一个严重的混杂因素，减轻疼痛程度不应被视为微创 TKA 的优势（图 11-5）。

## （七）股四头肌肌力

持续证明微创技术具有绝对临床优势的困难性已使研究者们设法通过其他方法来评估临床结局。Bonutti 等将对侧的膝关节作为对照组，发现微创组伸肌峰力显著且持续高于传统手术组，大多数患者选择膝关节微创手术。有趣的是，这些患者的美国膝关节协会评分各异，但膝关节功能评分却相似。作者认为这种方法对于检测微创手术对结局的改善作用不够敏感，需要用其他特殊的方法来检测，如等速肌力测试、步行和直腿抬高时间等。

Costa 等认为，在系统综述中，所观察到的唯一显著的差异是股四头肌功能的恢复（接受微创手术方法的患者恢复时间短）。Alcelic 等也发现微创手术组直腿抬高的天数显著缩短。

## （八）失血量

微创技术似乎具有总失血量少和术后早期血红蛋白降低较少的优势。

## （九）X 线片下校准

尽管最初对于微创技术的看法有所保留，但似乎假体位置不良的恐惧并没有得到证实。大部分的 Meta 分析没有在微创技术组发现假体位置不良或异常值等不合格的 X 线结果。Bonutti 等回顾他们的第一个 1000 例微创 TKA，得到最重要的影

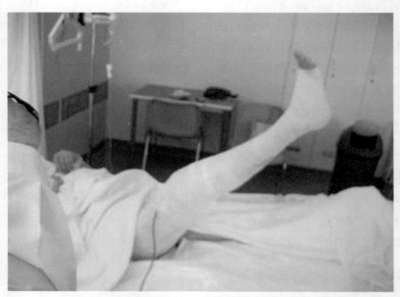

图 11-5　术后立即直腿抬高，患者进行可控的硬膜外麻醉

像学发现是有 3 例即将发生植入失败，其中有 2 例胫骨和 1 例股骨。他们提出胫骨假体松动可能与手术暴露及骨水泥压力较差有关。在另一项研究发现微创组骨水泥空隙和遗留的骨水泥碎片更多。我们的研究中发现假体放置位置不当的发生率很高，我们认为是常规 X 线摄影很难检测到股骨部件的旋转不良。

### （十）并发症

Costa 等在回顾了 23 项 I 期或 II 期研究后，得出各种微创式与标准方法相比并发症的发生率没有差别的结论。微创手术外侧入路比其他微创方法的并发症多。Alcelic 等在系统回顾和 Meta 分析中，分析了 4 项随机对照试验和类随机对照试验，共 296 例微创 TKA 的并发症。他们没有发现伤口愈合问题的风险增加，但微创手术术中并发症的发生率显著增高（RR 值 7.6）。最常见的并发症是股四头肌肌腱撕裂（31 例）和前股骨开槽（5 例）。其他报道过的微创手术组的并发症有髌韧带断裂或部分撕脱（4 例）、腘肌腱断裂（2 例）、腓深神经麻痹（2 例）、内侧髁撕脱性骨折（1 例）、股骨髁骨折（1 例）、胫骨平台骨折（1 例）、髁上骨折（1 例）和无法置换髌骨或无法充分暴露而需要转换为常规标准术式（4 例）。这一发现反映了外科医生在操作微创手术时所遇到的技术难题。

与此相反，Li 等发现微创组在浅表伤口愈合问题及皮肤坏死率的增加上存在显著差异，而浅表伤口感染、深部感染、深静脉血栓形成、骨折、腓总神经麻痹、需要干预的僵直、肌腱损伤或膝关节不稳定的发生率不存在显著差异。但是，我们觉得浅表伤口的问题通常是很容易治疗的，不应视为严重的并发症。

### （十一）手术时间

微创技术的手术时间及止血带使用时间较长，尤其是在学习过渡阶段，但也有研究表明随着外科团队经验的积累，这些参数可以降至与常规技术相同的水平。

### （十二）住院时间

虽然更快的康复有可能缩短住院时间，但后来的 I 级和 II 的证据还没有证实这一优势。我们也知道，住院时间受到许多因素的影响，如手术前准备，护理程序，出院标准，以及患者因素如年龄、合并症、家庭状况、经济条件和社会保险等。

### （十三）翻修手术

Costa 等在系统评价中得出这样的结论：微创与常规 TKA 的生存率无差异。看来，只有 Barrack 等的研究提出微创手术之后翻修率增加 [接受翻修手术的患者中有 81.4% 采用了小切口 TKA（MIS），18.6% 采用标准 TKA]。采用微创手术的患者更年轻（62.1 岁和 66.2 岁，$P$=0.02）。最引人注目的是翻修的间隔时间，微创组明显缩短。我们注意到，虽然他们的研究中涉及的时间段是 2004 ～ 2006 年，这实际上是学习过渡周期，这段时间微创技术刚被引入骨科界。至今据我们所知没有其他证据显示微创 TKA 后翻修率增加，但需要强调的是，要看到微创技术对生存的真正影响还为时尚早。

对于中期或长期结局的观察目前受到限制。Bonutti 等的研究中的中期结局提示在 7 ～ 9 年的中期阶段，客观或主观的临床和影像学结果无显著差异。并发症的发生率也不具有可比性。这可能是由于当前结局测量评分在评估微创技术上没有优势。

## 三、结论

目前的证据表明，微创技术在术后前几周或几个月内有微弱的优势。关于假体错位的疑虑似乎没有被研究证实。目前，微创技术最初的热情已大大降低。2012年在英国只有2%的TKA采用了微创技术。看来，微创手术微弱的优势、技术困难和可疑的风险还不足以改变外科医生既定手术方法。事实上，采用微创技术进行TKA存在技术上的挑战，需要术者重新学习如何在手术过程中进行判断。只有未来我们才能知晓微创技术是否能在强化康复协议（ERP）中占有一席之地，并如我们所愿在医疗体系中能提高关节置换服务的成本效益。

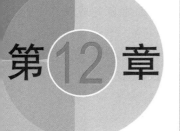

# CHAPTER 12

# 第12章

# 全膝关节置换术后的远期效果：后稳定型设计

George A.Macheras，Spyridon P. Galanakos

G. A. Macheras，医学博士，理学博士（✉）

S. P. Galanakos，医学博士，理学博士

希腊雅典市凯特医院，骨四科

e-mail: gmacheras@gmail.com;

spgalanakos@gmail.com

## 一、简介

采用后交叉韧带保留型假体（CR 假体）或是采用后稳定型假体（PS 假体）的争论，依然活跃在骨科医生之间。在过去的几十年间，虽然出现并流行了很多的假体设计理念，但是没有共识提到哪种假体是更优的。原因如下，首先，某种程度上来讲，每种假体都没有明显的优势或缺点，要么存在明显的优势；另外，假体研究中的比较存在多种混杂因素（如功能、患者满意度、假体寿命、并发症发生率等）；还包括大部分骨科医生的假体选择产生的偏倚影响，使得比较研究变得更难。

在全膝关节置换术（TKA）中，后交叉韧带的作用是防止胫骨后移，辅助股骨屈伸。屈曲动作时，股四头肌力臂加大，伸肌结构有效作用，可以满足日常爬楼梯功能。PS 假体的潜在优势包括可预测膝关节动力学的恢复，活动度的改善，关节面相一致从而降低聚乙烯磨损，易于矫正严重畸形，易于软组织平衡。去除功能良好的后交叉韧带后，PS 假体可能出现屈曲不稳定时假体脱位的风险，髁间撞击产生聚乙烯磨损、髌股关节问题，以及增加股骨远端截骨的风险。

然而，使用 CR 假体及 PS 假体后在影像学及临床上均表现良好的远期结果。部分术者常规采用前者，也有部分术者常规采用后者，还有一部分术者根据术中情况决定使用哪种假体。在过去的几十年里，更多使用 CR 假体的趋势已逐渐变为更多使用 PS 假体的趋势，应用较多的 PS 假体一般采用轮轴装置，或是去除后交叉韧带代之以高度符合局部结构的"深盘"设计聚乙烯材料。必须注意的是，所有的采用 PS 假体的 TKA 都是不同的，因为曲率半径，髌股关节，轮轴装置都有一定的变化。一种假体设计的临床结果不能轻易地应用到另一种假体设计上。回顾近来应用广泛的 PS 假体，它通过主要设计理念与手术原则，以及手术技术，帮助术者完成一台功能良好，持久耐用的 TKA。本章首先阐明 PS 假体应用的时间线及发展情况，包含了早年至今可用的假体设计，之后分别回顾 PS 假体的优缺点、并发症、生存率、临床结果及近期发展趋势。

## 二、PS 假体的历史、基本原理及其必要性

虽然很多 TKA 假体要早于 Insall 等于 1973 年设计的全髁假体，后者仍然标志着现代 TKA 假体的到来。该假体设计将机械力学的考量置于从解剖学角度重现膝关节运动学之上。受到帝国学院伦敦医院设计的巨大影响，该假体牺牲了前后交叉韧带，代之以人工设计的弧状几何平面维持稳定。自从全髁假体概念提出后，TKA 假体的设计有了飞跃式发展。该假体的股骨髁为对称设计，其弧面的曲率半径自前向后不断递减，并在冠状面上有一个独特曲面设计。当膝关节伸直时，胫骨平台的高分子聚乙烯衬垫能够与股骨髁完美适配，而当膝关节屈曲时，其又能在冠状面上与股骨髁适配。前唇、后唇及中央凸起设计又能防止关节发生平移和脱位。胫骨组件的干骺端柄又能防止关节处于非对称负重时发生侧倾。最初的胫骨组件为全聚乙烯材料，后来加入了金属底座，以使应力可以转移至干骺端骨质下方（因干骺端骨质为疏松多孔）并防止聚乙烯磨损。髌骨的关节面由一个穹顶形的聚乙烯组件替代，其内嵌定影片，可用于影像学观察。上述诸多特点都影响着现代假体的设计。

随着 PS 全髁假体的发展，髌骨假体也由原先的弧面演变为更接近于解剖学形态。该假体最初为后交叉韧带保留式，且胫骨平台内外侧组件为分离式，但很快就被非一体式胫骨平台及不保留后交叉韧带的设计所取代。

在早期，关于全髁假体的批评主要来自于两个方面。①当屈曲间隙不能与伸直间隙达到完美平衡时，人工膝关节在屈曲位存在半脱位倾向；②使股骨发生回滚的屈曲角度比设计值要小，在屈曲约 95°时，由于回滚受限，股骨后髁端会与胫骨表面发生撞击。早期的临床资料显示全髁假体的屈曲度仅为 90°～100°。为了改良此问题，通过在原有全髁假体基础上增加一个中央横杆，Insall-Burstein Ⅰ型后交叉韧带不保留型假体，亦称后稳定型假体于 1978 年面市。当膝关节屈曲达 70°左右时，该横杆与胫骨平台中央后方接触，使得股骨 - 胫骨接触点向后方移动，阻止股骨回滚并允许更大的屈曲度。在 20 世纪 80 年代，Insall-Burstein Ⅰ型后交叉韧带不保留型假体经过较大的改进，发展出 Insall-Burstein Ⅱ型假体。其髓内定位器械能帮助外科医生以可重复的和精确方式进行校准，原有的用于确定屈曲间隙和伸直间隙的牵拉装置也被间隙块替代，模块化理念的引入也使得假体具备了不同尺寸的股骨及胫骨组件、不同厚度的衬垫、髓内柄及用于修复骨缺损的楔形垫，亦有了通过增加股骨回滚而提高屈曲度的改进。然而关于假体组件脱位的报道却有所上升，尤其是对于术前存在外翻畸形或术后达到高屈曲度的患者。紧接着，针对上述问题的改进包括胫骨定位更靠前方并增加其高度。该 PS 设计被证明是先进的设计理念，并在接下来的至少 10 年内实现良好的功能。大多数现代假体都是在此型假体上发展而来。某些假体还引入了"深盘"设计，即更高大率半径的衬垫作为可选组件，该设计与最初的全髁设计类似，即利用弧面深度来实现假体的前后稳定性。在对深盘组件与普通 PS 假体的对比中发现，当采用相同股骨假体时，两者的活动度、上下楼能力、疼痛评分均无显著差异。该深盘设计具有前述 PS 假体的各项优点，同时避免了后者无法避免的髁间区骨缺损，而髁间区骨缺损过多可能导致该区域的骨折。通过合适的屈伸间隙平衡，后方撞击得以避免，并具有与 PS 假体类似的屈曲度。很多较新的假体设计引入了更复杂的横杆 - 后柱设计，甚至引入双横杆设计，以使膝关节可以实现最大伸直功能。该型假体的横断面上的旋转设计更接近于真实的膝关节运动。许多假体也通过改变横杆及后柱的位置与几何形状，来实现更大的活动度。

患者对高屈曲运动的需求及某些亚洲人群的文化需求都对膝关节假体的屈曲度提出了更高的要求。这些假体可以实现普通 120°、最高 140°～150°的屈曲度。为了满足高屈曲要求，此类假体改进了股骨后髁设计，通过增加后髁在高屈曲时的接触面来实现其稳定性，并减少了衬垫磨损。此外，改良的胫骨组件也减少了膝关节在高屈曲时所产生的伸肌与假体之间的撞击。总之，关于横杆 - 后柱的各种设计改良都是为了减少膝关节在高屈曲时的脱位风险。然而迄今为止，几乎没有数据支持该类高屈曲假体实现了其理论上的优势。在最近的 Meta 分析中，Ghandi 及其助手发现高屈曲假体与传统假体相比，可能提高活动度，但并未显示出明显的临床优势。Meneghini 及其合作者则证明了 TKA 后鲜有达到屈曲 125°者。

内轴膝反映了当时对于膝关节运动学的研究成果。对于尸体膝关节运动的磁共振成像（MRI）研究显示当在膝关节屈曲过程中内侧髁几乎没有前后移动，外侧髁却向后方移动。内轴膝的股骨远端及后方呈 C 形设计，且其曲率半径几乎不变。胫骨平台组件呈非对称设计，其内侧区与股骨高度匹配。该设计允许外侧髁在膝关节屈曲时围绕内侧髁进行滚动及滑移。股骨髁上轴则作为内髁旋转的轴线。理论上，该设计降低了胫骨平台的接触应力，提高了衬垫的寿命。最近，一种新型设计，即 GMK 球形系统，能够重现内髁的活动，使外髁自由活动。在股骨和胫骨之间无前后运动。此外，其还降低了髌股关节面的压力。

## 三、韧带保留 / 不保留设计及其生物力学机制

在膝关节屈曲时的股骨回滚运动中，后交叉韧带（PCL）发挥着重要的作用。其在膝关节屈曲时紧张，起到拉回股骨髁的作用。位于内侧髁的附着点及纤维走行引导内侧髁围绕纵轴旋转，并将外侧髁拉向更后方。保留 PCL 有助于保留其运动及功能，从而适当地平衡屈曲与伸直。考虑到 PCL 通常是在屈曲时紧张、伸直时松弛，该关系需要在截骨时维持并选择合适的衬垫，且胫骨表面需要相对平坦，以允许股骨回滚并保留足够的 PCL 张力。某些情况下 PCL 由于损伤或者退变而不完整，另一些情况下外科医生会由于屈曲间隙过窄而选择切除 PCL，以降低衬垫的应力及磨损。这些情况下就需要在股骨假体上设计横杆以取代 PCL，使得股骨假体可以被衬垫上的立柱推回。该后稳定（交叉韧带不保留）型设计有助于重现股骨的回滚运动，中央柱亦能在伸膝装置减弱时提供前

后稳定性。同时，该设计还拥有更匹配的关节面，有助于降低应力。改良的股骨曲率中心提供了更大的活动度，延长的胫骨平台脊有助于防止后方半脱位，提高了上楼梯及从椅子上站起时的表现。该型设计依赖于一个更匹配的关节面，平台后柱及股骨横杆所提供的对胫骨后移的约束，以及更适配的股骨回滚。

前后交叉韧带都有其机械刺激感受器，因此主张保留 PCL 者宣称保留自然韧带能够为患者带来更好的本体感受。然而，目前的研究并不支持此观点。Simmols 及其助手没有在 CR 假体患者和 PS 假体患者的本体感受找到任何不同。Warren 及其合作者发现了轻微的不同。在 TKA 后，所有的患者，无论是 CR 假体还是 PS 假体，都经历了本体感受的提升，且 CR 假体患者的提升更为明显。两组中本体感受的提升都来自于疼痛的消除、关节面的再次匹配及侧副韧带和软组织的重建。这些不确定的结果有可能是由于关节炎患者尚具备结构完整及功能良好的 PCL 所致。Klein-bart 及其团队则发现那些 PCL 存在明显退变的关节炎患者的本体感受的提高要明显高于年龄相仿的对照组。因此，那些采用保留 PCL 的 CR 假体的患者，其本体感觉更倾向于异常，且对正常的生物力学机制和正常的本体感受的期待较低。而不保留 PCL 的患者对于韧带的本体感受则未知。在一篇对比 PS 假体和 CR 假体的文献回顾中也未对假体选择提供充分的证据。该文献作者还声明 PS 假体和 CR 假体在手术方法上存在差异，CR 假体由于需要重建 PCL，其技术难度更高。

## 四、PS 假体的适应证及禁忌证

关于 PS 假体的明确适应证仍存有争

全膝关节置换术随访病例

议。保留 PCL 术式的支持者声称除了严重的屈曲挛缩，几乎所有的畸形都可以通过 CR 假体得到纠正。然而，所谓的"严重屈曲挛缩"并无明确的诊断标准。PS 假体的支持者们则发现在严重畸形的病例中，其屈曲间隙和伸直间隙均可较容易地纠正。尽管如此，CR 假体需要依赖于一个功能良好的 PCL，而 PS 假体仅需做好屈伸间隙平衡。许多术前即存在 PCL 破坏的患者，可能更适合 PCL 不保留型假体，如类风湿关节炎、髌骨切除术史、胫骨近端或股骨远端截骨术史、创伤性关节炎等。类风湿关节炎的滑膜炎能够造成 PCL 强度变弱，导致 CR 假体置换后发生不稳定或者 PCL 断裂。髌骨切除术则破坏了正常膝关节的四连杆结构，导致 PCL 负载增加。考虑到异常应力会导致 PCL 变薄及不稳，一些研究者建议对有髌骨切除史的患者采用 PS 假体。胫骨近端切除或股骨远端切除通常带来局部骨量的丢失或增加，影响关节线位置。在此种情况下，PS 假体允许更灵活的软组织平衡策略。PCL 撕裂或不完整是 CR 假体的禁忌证，如创伤后关节炎。一侧或双侧侧副韧带松弛或受损是 PS 假体的禁忌证。PCL 切除后，若屈伸间隙平衡失败，则会使假体发生强迫性内翻或外翻。

## 五、PS 假体的优劣

　　PS 假体设计有许多优点：①更容易的暴露及韧带平衡；②可预测的膝关节运动恢复；③活动度提升；④更少的衬垫磨损；⑤避免了 PCL 损伤的可能性。另一方面，其不足之处在于：①胫骨后柱的磨损及破坏；②过多的截骨量；③髌骨撞击征；④胫 - 股脱位。

### （一）PS 假体的优势

　　1. 更容易的暴露及韧带平衡　PCL 保留术式中可能无法做到充分的胫骨暴露。切断 PCL 可减轻其对胫骨的拘束，从而取得更良好的胫骨视野。不仅如此，重复切断 PCL 在股骨和胫骨上的附着点，可消除 PCL 的拘束作用，使得韧带平衡和畸形矫正更加容易。膝关节疾病中常见的异常形态的 PCL 也使得 CR 术式中的间隙平衡变得异常困难。一方面若 PCL 发生挛缩，则膝关节的屈曲间隙也相应变紧，并导致过度的股骨回滚。另一方面，若 PCL 松弛或不完整，则造成膝关节后方松弛，并导致屈膝时股骨回滚消失。因此，PS 假体的间隙平衡更可预测，且不取决于 PCL 的形态及功能。

　　2. 可预测的膝关节运动恢复　在 PS 假体中，当膝关节屈曲时，胫骨后柱及股骨横杆对于股骨回滚的控制是清晰的、可预测的。许多学者也报道了 PS 假体更接近于正常的膝关节运动学。影像学检查也表明在行走及高度屈膝时，PS 假体的股 - 胫前后平移更类似于正常的膝关节。此外，研究也证实，PS 假体与正常膝关节无论是在行走的时间与空间、上楼梯及匀速肌肉收缩时均无明显差异。一项 PS 和 CR 假体的研究中发现，PS 假体比 CR 假体能够带来更多的回滚运动及更优的四头肌功能。无论与其他 PCL 替代型假体还是 PCL 不保留型假体相比，PS 假体都能提供更接近正常的膝关节运动。

　　3. 活动度提升　CR 假体和 PS 假体都具备优秀的活动度。然而，PS 假体对股骨回滚的控制使其活动度更优。根据大多数对比研究的结果，在影像学观察下，PS 假体更有可能具备更大的屈曲度。根据

Jacobs 等的 Meta 分析结果，随机的 8 例患者中，PS 假体比 CR 假体的活动度大 8°（105°和 113°，*P*=0.01，95% 可信区间 1.7～15）。

4. 更少的衬垫磨损　PCL 保留型设计要求假体的运动与正常的膝关节运动紧密匹配。这就使假体不得不采用一个平坦的衬垫去匹配曲面的股骨。这种匹配性较差的"圆对平"设计使膝关节屈曲时对股骨回滚的约束达到最小，会导致过度的点接触压力，增加衬垫的磨损。相反，在 PS 设计中，则能够采用使点接触压力最小化的曲面衬垫。假体组件之间的匹配度越高，其接触面越大，所受到的压力就越小，衬垫的磨损也越小，其远期生存率也越大。已有关于 CR 假体因匹配度较差而造成衬垫严重磨损的报道。此外，若屈膝时 PCL 过度紧张，也会在技术上增加衬垫磨损，可能导致衬垫后方发生不对称磨损，并造成半脱位和骨溶解。

5. 避免了 PCL 损伤的可能性　PCL 可能在 CR 假体置换术后由于创伤、感染等受到损伤。PCL 亦可能随着时间变化而变得松弛，并导致屈曲不稳定。术中对 PCL 进行过久的牵拉或进行大量的胫骨截骨时亦可能从医源性角度上造成上述问题。当进行大量胫骨截骨时，PCL 附着点可能受损。感染性关节炎导致的滑膜炎亦可降低 PCL 强度，导致手术失败。因此，PS 设计可避免远期 PCL 不稳定所导致的手术失败。

## （二）PS 假体的不足之处

1. 胫骨后柱的磨损及破坏　最近的研究较多地关注于 PS 设计中后柱与横杆摩擦所产生的碎屑。Callaghan 等对此现象进行了大量的研究。当发现 IB Ⅱ型和 PS

PFC 模型组件周围易产生大量的骨溶解时，他们对此进行了大量的检索分析。他们挑选可轻度过伸且大多数为双侧置换的患者进行观察，认为后柱前方由于股骨横杆的撞击而产生过度磨损，并将旋转所产生的应力传导至衬垫上，产生后方磨损。防止股骨屈曲及胫骨后倾截骨有助于解决此类问题。此外，后柱 - 横杆设计还应该在撞击发生之前达到过伸。Pang 等研究了 PS 假体中肢体力线、假体位置、关节线高度及衬垫磨损之间的关系，发现所有的后柱均存在磨损，且后柱后方的磨损已得到明确证实。在下肢力线不良和关节面重建不理想的 TKA 中，其磨损评分更高。另一篇相同的研究发现所有回访病例均存在后柱磨损，其中最常见的部位为后柱后方。后柱作为股骨回滚运动时的接触导向及限制胫骨半脱位的组件，其发生后方磨损并不稀奇，而过伸又可导致其前方发生磨损。PS 假体生存率低于 CR 假体，一个可能的原因就是后柱 - 横杆磨损。PS 假体胫骨表面之所以受力更大，正是因为其本应由 PCL 承担的剪切力直接转移至后柱。目前已有诸多改进试图降低后柱的磨损。旋转平台一定程度上解决了固定平台中后方磨损的问题，但易带来三个面上的磨损。高抛光底座的应用降低了粗糙表面所造成的磨损。尽管如此，后方磨损仍无法完全解决。目前最新的锁定设计则有可能降低组件间的微动及由此带来的磨损。

2. 脱位　随着 PS 假体屈曲度的不断增大，胫骨脊骑跨于横杆下方，并由此带来的半脱位及疼痛性关节铰锁的案例也时有发生。脱位膝关节几乎必然带来伸直不稳定。在许多病例中，不能解释其发生脱位时的力学机制或膝关节的状态。事实上，脱位甚至可能发生在睡眠中，而患者则被脱位所致的急性伸膝不稳定惊醒。查体中通常可发现膝关节畸形，且横杆移至胫骨脊前方。通常来讲，胫骨脊的高度会被过度屈曲和前槽抵消掉。Lombardi 等分析了 3032 例初次 Insall-Burstein Ⅰ型假体置换的患者，发现其意外脱位率为 0.2%（1/494），而 Insall-Burstein Ⅱ型假体的意外脱位率为 2.5%（1/40）。与对照组相比（屈曲 105°），当屈曲达 118° 时膝关节脱位率明显增高。此外，他们倾向于在术后快速达到高屈曲度。为了解决此问题，他们增高了胫骨脊并将其移至前方，脱位率降至 0.15%（1/656）。Kocmond 等通过电脑对矢状面上膝关节的脱位倾向进行了分析，提出脱位保险因子（DSF）的概念，其被定义为横杆到胫骨脊顶点之间的距离。DSF 随着关节的屈曲运动而改变。在 PS Insall-Burstein 型假体中，DSF 随着屈曲增大而增大，并在屈曲 70° 时达到峰值。超过 70° 后 DSF 降低，脱位风险随之增加。许多同时代的假体设计试图通过确保屈曲时 DSF 等于或大于原有 Insall-Burstein 假体而降低脱位风险。

3. 髁间骨折　股骨骨折虽然较为罕见，但仍可发生于 TKA 后。PS 假体要求去除髁间区的多余骨质，由此技术所导致的股骨骨折也有所增加。其风险因素为髁间凹截骨不足或截骨过度。虽然已经明确证明过度截骨会直接导致局部应力上升及骨缺损，增大骨折风险，然而截骨不足所导致的相关风险仍无明确证据。尽管如此，若髁间凹截骨不足，假体组件会在局部造成一个楔形嵌入，并导致股骨远端骨折。因此，足够的截骨是十分必要的，它能保证横杆的位置良好。当打入股骨假体时，不应用力过猛。为了保证充分的截骨，永远不要对股骨髁进行槽下截骨。虽然该

并发症已有报道，其准确的发生率仍未知。Lombardi 等描述了导致该现象发生的风险因子，包括骨量减少、错误的截骨方式、PS 假体的偏心槽截骨法、股骨组件的过度打压及不良的假体位置。他们还报道了两组大样本量研究，898 例 PS 假体初次置换和 532 例 PS 假体二次置换。在二次置换组中，采用一个髁间截骨模板来测量其截骨量。结果发现，初次置换组中有 40 例发生股骨远端骨折（接近 1：22，35 例无位移骨折，5 例位移骨折），相反，在二次置换组中，仅有 1 例位移骨折（1：532），两组之间有明显差异。文章作者主张进行谨慎的截骨及精确的髁间凹定位以避免发生此类骨折。值得注意的是，那些发生无位移髁间骨折和发生有位移骨折但术中采取良好复位及固定的患者，术后的恢复方式并无特殊。

4. 髌骨骨折　早期关于初代 Insall-Burstein 假体的报道都提及其高发的髌骨骨折。该假体的股骨组件在设计上倾向于其前后尺寸及形状完全容纳后柱 - 横杆系统。这就将髌骨推向前方，并可能导致其受力增加，造成骨折。通过 10 例尸体标本研究，Matsuda 等证明了与正常膝关节相比，多种假体都可在屈膝时显著增大髌骨后方所承受的应力，其中就包括 Insall-Burstein PS 假体。他们还证明了当屈曲 > 105° 时髌股之间仅有两小处区域接触，得出结论认为髌股应力可以通过延长髌骨滑槽而接近正常，并通过减小股前突部而降低。IB Ⅱ型假体加深了滑槽以期减少髌骨骨折及其他髌骨问题。Larson 及 Lachiewicz 认为 Insall-Burstein PS 假体的髌骨并发症可以通过精细的外科技术得以避免，包括匹配的股骨及胫骨旋转、适宜的髌骨截骨、髌骨周围滑膜清理及缝合前对

髌骨轨迹进行充分的评估。他们研究了用上述技术进行置换后 2 ～ 8 年的患者，发现无人需要进行髌股关节翻修，且与同类型关节相比，无髌骨撞击征及半脱位，有 3 例发生髌骨骨折（2.5%），但不需手术处理。即便如此低的骨折发生率，Larson 等认为这是可以通过改良股骨假体而得以避免的。他们的手术技术将 TKA 术后的髌股并发症降至 4.2%，显著优于 11% 的平均水平（其中 7% 是骨折）。随着设计和手术技术的提高及不断优化的髌股表面形状，髌骨骨折的发生率不断降低。Ortiguera 和 Berry 发现现代 TKA 手术后的髌骨假体周围骨折发生率已降至 0.68%。此外，结合最新的两篇报道来看，323 例采用 NexGen PS 假体的病例，术后 8 年的髌骨骨折的发生率为 0。这得益于假体设计和手术技术的提高。

5. 髌骨撞击征及滑膜嵌顿　初代 IB PS 假体所拥有的高屈曲度使得四头肌腱可以远离股骨滑槽。当屈曲至某一角度时，髌骨假体前缘突然中止，四头肌腱上的滑膜及瘢痕组织就可能落入髁窝，那么当伸膝时，这些软组织就会缩上去，离开髁间区并"跳"回股骨滑车上。如此反复数月后，软组织发生反应性增生变厚，导致疼痛及异响，即髌骨撞击征。历史上第一例 PS 假体的髌骨撞击征由 Insall 本人报道。然而 Hozack 等最早对髌骨撞击征进行定义。他们发现在髌骨上极及四头肌之间有一个突出增厚的纤维结节，并认为该结节会在屈膝时进入股骨髁间凹，但并不限制继续屈膝。那么在伸膝过程中，当其他伸膝装置滑向近端时，该结节仍滞留于髁间凹，当伸膝至屈曲 30° ～ 45° 时，才具备足够拉力将结节从髁间凹拉回原位。这一突然发生的位移带来了可听见及可感

觉到的撞击。滑膜嵌顿或增生与上述过程类似，但较少有文献对其进行精确描述。其软组织增生的位置与髌骨撞击征相同，但并不形成一个完整的结节。与髌骨撞击征不同，滑膜嵌顿会导致捻发感及疼痛，尤其是在屈曲 90° 伸膝的过程中。其典型动作是上楼梯或从椅子上站起。针对髌骨撞击征及滑膜嵌顿，目前推荐理疗、手术切除、髌骨假体翻修、侧方小切口入路切除及关节镜手术。Pollock 等回顾了三种不同横杆及后柱设计的假体滑膜嵌顿的发生率，发现股骨滑槽设计较宽或者位置靠近端者更易发生此类问题。

## 六、TKA 假体设计的远期疗效及生存率（表 12-1）

早期的全髁 PS 假体表现出优秀的临床疗效。根据 Insall 等报道，最初 200 例 IB 假体，经过 3 ～ 5 年随访，仍有 183 例在体。虽然 93% 的生存率可算是良好甚至是优秀，然而其并发症中却有 4 例后方半脱位，更凸显出其 PCL 切除的重要性。后来随着设计的不断改进，IB 假体吸收了后 PCL 切除的设计。根据 Stern 和 Insall 报道，全聚乙烯胫骨组件的初代 IB 假体 9 ～ 12 年随访结果显示，HSS 医院所开展的 289 例 TKA 手术中，180 例膝（139 位患者）仍可持续随访，约为 87%；14 例膝需要翻修；9 例膝由于假体无菌性松动而需要翻修（股骨，胫骨）；5 例膝发生感染，需要二期手术。总结：年失败率为 0.4%，12 年生存率为 94%。

组配式胫骨组件于 1987 年被引入 IB Ⅱ型假体。其新增的组件简化了手术流程，并允许术中进行更合理的调整，因而深受外科医生的欢迎。然而，人们渐渐注意到其胫骨组件后方的聚乙烯磨损及由此

表 12-1　后稳定型假体的生存率

| 文献 | 假体类型 | 生存率 |
|---|---|---|
| Scuderi 等（1989） | IB 全聚乙烯胫骨 | 10 年 97.34% |
| Scuderi 等（1989） | IB 金属胫骨底座 | 10 年 98.75% |
| Stern 等（1992） | IB 全聚乙烯胫骨 | 13 年 94% |
| Colizza 等（1995） | IB 金属胫骨底座 | 11 年 96.4% |
| Font-Rodriguez 等（1997） | IB 全聚乙烯胫骨 | 16 年 94% |
| Font-Rodriguez 等（1997） | IB 金属胫骨底座 | 14 年 98% |
| Emmerson 等（1996） | 运动稳定型 | 10 年 95% |
| Ranawat 等（1997） | PFC 组件式 PS | 6 年 97% |
| Ehrhardt 等（2001） | Optetrak® PS | 11.5 年 97.2% |
| Lachiewicz 和 Soileau（2014） | NexGen Legacy PS | 10 年 95.5%，12 年 88.8% |
| Lachiewicz 和 Soileau（2009） | IB Ⅱ型 PS | 15 年 90.6% |
| Oliver 等（2005） | HA 涂层 IB Ⅱ型 | 13 年 93% |
| Thadani 等（2000） | IB Ⅰ型金属底座 | 12 年 92% |
| Bozic 等（2005） | NexGen | 5 年 100%，8 年 94.6% |
| Mahoney 和 Kinsey（2008） | Scorpio PS | 以翻修为终点：95.8% |
| | | 以无菌性松动为终点：9.5 年 98.6% |

导致的骨溶解问题。Colizza 等报道了金属底座的 IB PS 假体的长期效果。74 例患者共 101 例膝关节，随访 10.8 年，优良率为 96%，且无金属底座松动。Brassard 等则致力于研究 IB Ⅱ型假体的组配式设计在远期临床效果上是否真的比 IB Ⅰ型假体更成功。他们对比了 101 例 IB Ⅰ型假体及 117 例 IB Ⅱ型假体，发现其优良率分别为 96% 及 95%。影像学证明两种假体均未造成大量的骨溶解。但是作者仍提到有 3 例膝发生了临床上不明显的局部轻微损害。该组金属底座的胫骨组件有 11% 的病例在假体周围出现透亮线，而组配式胫骨组件则有 26%。在观察期内所有透亮线均不发展，且不产生症状。因此，该组配式设计的引入似乎并未增加骨溶解的风险。Argenson 等的一项近期研究显示，优秀的术后活动度可改善患者预后。因此，

人工膝关节的活动度仍应继续增大。最终，旋转平台被证明可能提高关节活动度，降低磨损，但其临床表现仍未可知。虽然这些设计改进看似提高了临床预后，其仍需进一步研究。

Aglietti 等回顾了 99 例 PS IB Ⅰ型假体，共有 56 例随访至术后 12 年，其中优秀率为 58%，良好率为 25%，尚可率为 7%，不良率为 10%。平均膝关节屈曲度为 106°。不良的 6 例（10.7%）中，4 例是由于发生无菌性假体松动，无一例是由于聚乙烯衬垫磨损。以翻修为观察终点，10 年生存率为 92%。该研究组还回顾了 92 例 PS IB Ⅱ型假体，平均随访时间为 7.5 年。其中优良率为 97%。8 年生存率最好为 98.9%，最差为 90.9%。

Thadani 等随访了金属底座的 PS IB Ⅰ型假体至少 10 年，共计 86 例患者，

100 例膝关节。结果显示至少 64% 优，18% 良，7% 可，11% 差（包括 6 例失败），平均屈曲度 111°。排除失败病例，平均 KS 评分为 91.6。在失败的 6 例中，2 例由于感染，2 例由于非特异性疼痛，1 例由于髌骨磨损及骨折，1 例由于无菌性松动。该研究还特别关注了聚乙烯衬垫磨损，并未发现明确的磨损或破坏证据。有 7 例髌骨骨折，其中 4 例需要手术治疗，另外 3 例无症状，仅在每年例行随访中发现。以翻修为观察终点，12 年生存率为 92%。

Oliver 等报道了连续的 138 例羟基磷灰石（HA）涂层的 PS IB II 型假体的临床及影像学疗效。平均随访时间为 11 年（10～13 年）。患者被纳入该前瞻性研究，且所有存活患者（76 例膝关节）均受到随访，无失访者。采用 HSS 评分以区分基准值。影像学结果显示无松动发生。7 例膝翻修，13 年生存率为 93%。

## 七、PCL 保留还是切除

PCL 是否应该保留至今仍充满争议。两篇近期的 Meta 分析对比了 CR 假体和 PS 假体的疗效。在第一篇文献中，作者共研究了 8 组随机调查，共 888 位患者（963 例膝）满足纳入条件，发现 CR 和 PS 假体在临床疗效和术后疼痛方面无明显区别，PS 假体活动度明显优于 CR 假体，并发症方面无明显区别。尚不能从临床应用角度判断两者的优劣。具体选择何种假体仍依赖于术者的偏好及信心。两种假体的短期及中期生存率仍无显著差异。第二篇文献的具体内容详见表 12-2。

已有证据证明 PS 假体的术后屈曲度更好，这可能是由于其设计更接近正常的膝关节运动。影像学研究证明横杆 - 后柱系统能够提供比 CR 设计更大的股骨回

滚。Maruyama 等的随机对照研究证明了随访 2 年时，双侧膝关节置换的患者中，PS 假体比 CR 假体的活动度更大。最近的 Meta 分析证实 PS 假体平均比 CR 假体的屈曲度大 8°。然而，屈曲度的提升似乎是有限的，且对功能无明显提升。另一些研究没有发现 PS 假体对屈曲度的提升。Cochrane 的回顾则认为无论保留还是切除 PCL，对临床疗效均无明显影响，即使 PCL 稳定的膝关节未被纳入。

## 八、关注点

PCL 可能在 CR 假体中并没有作用，甚至，一篇 MRI 研究显示许多 CR 假体中的 PCL 是被切除的。此外，PS 假体还面临横杆 - 后柱界面磨损、更多的截骨量及"横杆越过后柱"的情况。一篇关于 PS 假体磨损的文章指出横杆 - 后柱磨损会产生聚乙烯碎屑。股骨槽的设计要求更大的股骨骨量及其附属软组织的切除。对于年轻患者的膝关节置换，更大的骨保有量有可能解决 PCL 受损的问题。Laskin 等已证明对于 PCL 受损的患者，衬垫的深盘设计在临床上是有效的。事实上，对于胫股运动来说，表面形态的设计或许才是决定性因素。

## 九、目前的实践经验

到底哪种膝关节假体设计的临床疗效更好，这个问题目前仍然充满争议。目前的研究资料仍不足，且外科医生们的报道也仅限于早期疗效。在 1997 年，已面市的 37 种假体中有 54% 没有使用报道。尽管如此，假体设计的选择仍然是非常重要的。选择不同的假体，其结果是不同的。尽管可能提供更大的屈曲活动度，PS 假体仍带来更大的截骨量和更大的横杆 - 后柱负荷。

表12-2 CR 和 PS 假体的随机对照研究数据

| 作者 | 样本量 | | | 例数 | | 平均年龄 | | 男 (%) | | 平均体重指数 | | 疗效 | 随访 |
|---|---|---|---|---|---|---|---|---|---|---|---|---|---|
| | 患者数 | 膝例数 | 关节炎 | CR | PS | CR | PS | CR | PS | CR | PS | | |
| Aglietti等 | 197 | 210 | 不明 | 103 | 107 | 71 | 69.5 | 14 | 19 | 27.5 | 27.5 | 活动度, KSS, KSFS, 疼痛评分, 并发症 | 4年 |
| Catani等 | 40 | 40 | 100% | 20 | 20 | 70±6 | 71±7 | 35 | 25 | 不明 | 不明 | 活动度, KSS, KSFS, 并发症 | 2年 |
| Chaudhary等 | 100 | 100 | 不明 | 51 | 49 | 69.2±9.1 | 70.2±8.4 | 47 | 55 | 32.4±5.7 | 30.9±4.3 | 屈伸角度, KSFS, 疼痛评分, 并发症 | (22.7±5.2)个月 |
| Harato等 | 222 | 222 | 100% | 99 | 93 | 68.3 (49~89) | 66 (44~83) | 34.3 | 34.4 | 29.8 (19.7~43.6) | 31.4 (21.7~48.5) | 屈伸角度, KSS, KSFS, 疼痛评分, 并发症 | 5.0~7.3年 |
| Maruyama等 | 20 | 40 | 100% | 20 | 20 | 74.3 (65~84) | 74.3 (65~84) | 40 | 40 | 不明 | 不明 | 活动度, 屈伸角度, KSS, KSFS, 并发症 | 24~53个月 |
| Tanzer等 | 37 | 40 | 90.00% | 20 | 20 | 68 (51~86) | 66 (52~77) | 25 | 20 | 不明 | 不明 | 屈曲角度, KSS, KSFS, 并发症 | 2年 |
| Victor等 | 44 | 44 | 100% | 22 | 22 | 70±7 | 70±3 | 22.7 | 18.2 | 34.4 | 32.7 | 屈曲角度, KSS, KSFS, 疼痛评分 | 2~5年 |
| Wang等 | 228 | 267 | 91.00% | 157 | 110 | 54.5 (31~69) | 55 (22~83) | 19.7 | 19.8 | 27.9 | 27.5 | 屈伸角度, KSS, KSFS, 疼痛评分 | 24~66个月 |

尽管可以自动校准，移动平台假体仍带来更大的脱位率，且其所宣称的更小的磨损仍未得到证实。目前，HA 涂层的 PS 假体仍比普通骨水泥假体更昂贵。TKA 并不是假体设计那么简单。事实上大多数患者对目前普遍使用的假体都比较满意。

## 十、结论

PS 假体的设计仍在不断发展。总的来说，它为术者提供了一个对所有膝关节骨性关节炎都普适的解决方案，无论其原发病、进展及畸形的复杂程度。其最新的设计及手术技术的改进已经解决了大多数早期高发的髌股并发症及胫股脱位。虽然已经具备很多优势，PS 假体在未来仍有进步和改进的空间。

# CHAPTER 13

# 第13章 | 全膝关节置换术后的远期效果：后交叉韧带保留型设计

Irini Tatani，Antonios Kouzelis，Panagiotis Megas

I. Tatani，医学博士

A. Kouzelis，医学博士，理学博士

P. Megas，医学博士，理学博士（✉）

希腊佩特雷大学医院，矫形与创伤骨科

e-mail: panmegas@gmail.com

## 一、简介

全膝关节置换术（TKA）已被证明是一种成功率较高的治疗手段（90%）。许多文献都曾报道其有高于95%的10年及以上生存率。随着技术的进步，目前已经发展出多种TKA假体设计，如后交叉韧带（PCL）保留型（CR假体）、后稳定型（PS假体）及前稳定型（AS假体）假体。然而关于初次TKA应该选择何种假体，外科医师们仍存在巨大争议。为了进一步提高TKA效果，争议渐渐集中于对失败的TKA案例的分析，包括全面地评估关节功能及PCL的作用。

## 二、PCL的作用

PCL是膝关节中最强力的韧带，也是TKA屈曲间隙平衡中一个重要的稳定结构。其与前交叉韧带一起参与构成膝关节的"四连杆"稳定系统，保证膝关节的正常功能。

在健康的膝关节的屈曲过程中，PCL能使股骨在胫骨平台上滑动，这是由于其在股骨及胫骨后方的附着点所致。当屈膝时PCL位于股骨上的附着点向前移动，造成PCL紧张，并将股骨拉回胫骨平台。该现象被称为"后滚"，并决定了股骨在胫骨平台上的前后接触点。同时，PCL还是屈膝时胫骨后方各个角度上的主要约束装置。当膝关节接近伸直时，后方稳定性由其后外侧及后内侧结构负责。这解释了为何单纯PCL损伤并不会造成膝关节行走时不稳。更何况PCL还是防止膝关节张开的最强力韧带，完全切除PCL将导致屈曲间隙增大5mm。此外，PCL还有本体感受的功能，已有研究利用免疫组化染色法证明了PCL中存在机械刺激感受器。

然而，TKA患者的PCL功能仍是有争议的。其争议主要集中于TKA术中及术后PCL的完整性方面。Rajgopal等研究了52例采用CR假体的TKA患者的PCL功能，证明94%患者的PCL在术后11年仍然存在。这引起了一场重要争论，认为与切除相比，保留PCL能够实现更为正常的膝关节功能。膝关节炎常导致PCL挛缩及纤维化，并损害膝关节的功能。Albert等对434例PCL被切除的TKA患者进行的回顾性研究中发现，58%的患者有PCL受损史。然而他们并没有指出PCL受损史与接受TKA时PCL的功能之间的关系，也没有指出PCL功能与TKA后远期效果之间的关系。Sherif等记录了TKA过程三个阶段时PCL的不同状态，发现94%的PCL在手术开始时是完整的，截骨完成后有51%的PCL完整，而间隙平衡及假体植入之后只有33%的PCL仍保持完整。近期的研究发现CR假体及PS假体在术后效果上并无显著性差异。初次TKA中，假体的选择更多取决于术者对于PCL的取舍。

## 三、CR假体的中远期生存率

综上，TKA手术的成功与否取决于其假体能否经受得住时间的考验。许多因素都能影响到假体生存率，如诊断、假体类型、固定方式（骨水泥、非骨水泥）、研究对象的特征（年龄、性别、活动度）、髌骨假体的设计及手术技术（假体位置、截骨技术等）。

研究显示各类骨水泥型CR假体的10年生存率相近（表13-1）：Kinematic为88%～98%（图13-1），PFC为93.4%～100%（图13-2），AGC为95%～98%，Genesis ＞ 96%（图13-3），NexGen为97%。不同CR假体的长期随访研究（≥12年）显

示其生存率为 77% ～ 98.86%。虽然上述文献中关于 TKA 失败的定义并不一致，但是普遍将任何原因所导致的翻修看作是假体寿命终结的标准，包括感染及无菌性松动。

表 13-1　文献回顾（一）

| 文献 | 假体 PCL 保留型 | 生存率（除 * 外，均以任何原因所致翻修为终点） | | |
| --- | --- | --- | --- | --- |
| | | 5 年 | 10 年 | ≥ 12 年 |
| Ritter（1995） | AGC | | 98% | |
| Malkani（1995） | Kinematic Ⅰ | | 96.0% | |
| Weir（1996） | Kinematic | | 92% | 12 年 87% |
| Abernethy（1996） | Kinematic | 94% | 88% | |
| Buehler（2000） | 压配髁式 | | 9 年 93.4% | |
| Emerson（2000） | AGC | | 95%* | |
| Van Loon（2000） | Kinematic | | 90% | 14 年 82% |
| Gill（2001） | Kinematic | 99.4% | 98.2% | 17 年 92.6% |
| Sextro（2001） | Kinematic | | | 15 年 88.7%* |
| Pavone（2001） | 全髁假体 | | | 23 年 91% |
| Rodriguez（2001） | 全髁假体 | | | 21 年 77% |
| Berger（2001） | Miller-Galante Ⅱ | 100% | 100% | |
| Laskin（2001） | Genesis | | 96.0% | |
| Chen（2001） | Genesis Ⅰ | | 97.0% | |
| Ritter（2001） | AGC | | | 15 年 98.86%* |
| Fetzer（2002） | 压配髁式 | | 100.0% | 12 年 93.3% |
| Worland（2002） | AGC | | | 14 年 97% |
| Dixon（2005） | 压配髁式 | 100.0% | 97.6% | 15 年 92.6% |
| Ma（2005） | 全髁假体 | | | 20 年 83.2% |
| Vessely（2006） | 压配髁式 | | | 15 年 95.9% |
| Rodricks（2007） | 压配髁式 | | | 17 年 91.5% |
| Barrington（2009） | NexGen | 99.0% | 97.0% | |
| Ritter（2009） | AGC | | | 20 年 97.8%* |
| Schwarts（2010） | NexGen | 98.7% | 97.7% | |
| Mouttet（2011） | EUROP | 99.0% | 97.8% | 12 年 95.8% |
| Chalidis（2011） | Genesis Ⅰ | | | 13.6 年 96.69% |
| Lin Guo（2012） | 压配髁式 | | | 17 年 92.5% |
| Huizinga（2012） | AGC | | | 20 年 87% |

\* 除感染因素外所致翻修

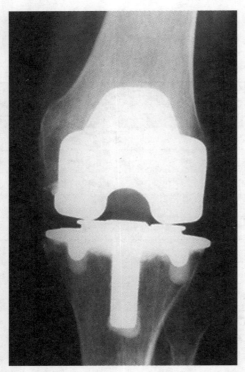

图 13-1 Kinematic-KMS 假体术后 18 年正位 X 线片（结果满意）

这也解释了不同研究中假体生存率差别如此之大的原因（表 13-1）。

Vessely 等研究了 1000 例连续的 PFC（press fit condylar，压力匹配式髁假体）CR 假体的远期生存率，这些假体均为组配式胫骨组件及全聚乙烯髌骨组件设计。发现约 1/3 的翻修是由于无菌性松动及胫骨聚乙烯磨损所致，而感染及假体周围骨折所导致的翻修也占很大比例。他们的结论是：若要减少 TKA 后远期翻修率，除了不断努力克服机械力学因素所导致的失败以外，也不应忽视对假体周围感染及假体周围骨折的预防及有效治疗。患者年龄也是影响假体生存率的重要因素。在＜ 60 岁的患者中，假体的 15 年生存率（排除力学因素所致的失败）为 88.2%（80 岁以上为 100%）。该研究中假体 15 年生存率（任何原因所致的翻修均视为假体寿命

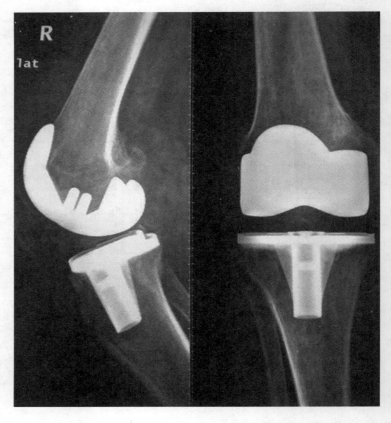

图 13-2 PFC CR 假体术后 14 年正侧位 X 线片［临床效果满意（除外胫骨假体内翻放置）］

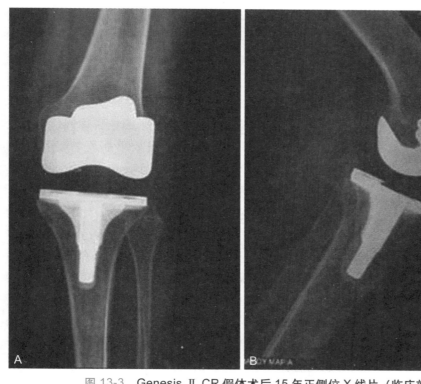

图 13-3　Genesis Ⅱ CR 假体术后 15 年正侧位 X 线片（临床效果满意）

终结）为 95.9%，与之前关于 CR PFC 假体生存率的报道类似。Rodricks 等报道的 160 例连续的 CR PFC 假体 14～17 年随访结果显示，假体总生存率为 91.5%（以任何原因所致的翻修为终点）和 97.2%（仅以无菌性松动为终点）。在该系列研究中，所有病例均经过表面置换，且髌骨并发症成为翻修的最常见原因（11 例中占 7 例），其结果与先前研究一致。在最近的研究中，CR PFC 假体的 17 年生存率为 92.5%。作者总结，对侧非手术膝的内翻或外翻畸形及手术侧膝的胫骨内翻畸形，是导致手术失败的重要原因。Huizinga 等报道了 177 例患者的 211 例 CR AGC 假体，随访 15～20 年，翻修率为 87%（以任何原因所致的翻修为终点）。除了 3 例髌骨切除史者，所有病例均经过髌骨表面置换，其中大多数采用聚乙烯穹形假体（71%），少

部分采用金属底座假体（29%）。导致手术失败的原因主要是感染及金属底座髌骨假体的失败。金属底座的髌骨假体的应用在 1991 年受到极大影响，这是由于 Ritter 等报道了该型髌骨假体高发的无菌性松动率。而 Emerson 等的报道中，采用金属底座髌骨假体的 TKA 翻修率更高，平均翻修年限为 6.7 年。这一报道再次验证了 Ritter 等的结果。在另一篇关于 AGC 假体的远期生存率报道中，Ritter 等报道其 20 年生存率高达 97.8%。作者将该型假体的成功归结为其不受限制的关节几何设计和非模组式的胫骨组件及其加压聚乙烯衬垫的耐久性。Ritter 的高生存率可能归功于其对可能显著影响关节生存率的术前外翻畸形的精确矫正。还有一些随访年限较短的 AGC 假体疗效报道。Worland 等报道 562 例 14 年生存率为 97%（以任何原因

所致翻修为终点）。Emerson 等报道 62 例 11.4 年生存率为 95%（以除感染外的任何原因所致翻修为终点，且仅纳入随访期内尚存活的患者）。Ritter 等报道 10 年生存率为 98%（以除感染外的任何原因所致翻修为终点）。在另一篇报道中，Ritter 等报道 4583 例 15 年生存率为 98.86%（以除感染外的任何原因所致的翻修为终点）。

而关于其他类型的假体设计，目前鲜有 > 12 年随访的报道。全髁假体已有 35 年应用历史且有诸多随访 20 年的长期报道。这些研究显示，20 年生存率为 83.2%（以任何原因所致翻修为终点），21 年生存率为 77%，23 年生存率为 91%。Mouttet 等关于 EUROP 假体的前瞻性报道显示，121 例 12 年生存率为 95.8%（以任何原因所致翻修为终点）。Europ 假体为骨水泥型固定平台 CR 设计。Chalidis 等报道 393 例采用 CR Genesis Ⅰ型假体进行初次置换（不进行髌骨置换），平均随访 13.6 年的生存率为 96.69%。

## 四、PS 假体与 CR 假体

CR 假体（表 13-1）与 PS 假体（表 13-2）在假体生存率和患者满意度方面均表现出优秀的远期效果。诸多关于两种假体的对比研究也得到了完全不同的结果。有的认为两者无明显区别，有的倾向于 CR 假体，有的则对 PCL 的重要性提出质疑。到目前为止，无论哪种假体，无论保留 PCL 与否，其效果都是令人满意的，这点很好理解。然而，令人不能理解的是为何术者们要分为"PCL 保留派"和"PCL 不保留派"，即便这两种设计的生存率没有显著性差异。关于 CR 假体与 PS 假体的远期效果之争一直持续至今。最近有两篇 Meta 分析试图理清这个问题。Jacobs 等分析了 8 组随机对照研究，其中 2 组是关于 PCL 保留与不保留的对比，5 组是关于 PCL 保留与替代的对比，1 组是关于 PCL 保留、不保留与替代三者之间的对比。唯一的统计学差异是 PS 组的关节活动度比 CR 组大 8°。然而其异质性水平 $I^2$ 仅为 67%。在较新的一篇 Meta 分析中，Bercik 等应用严格的标准研究了 12 篇文献，共 1265 例 TKA 手术（660 例 CR 假体，605 例 PS 假体）后发现，PS 假体的屈曲度高于 CR 假体 2.4°，且结果有统计学差异。

表 13-2 文献回顾（二）

| 文献 | 假体类型（后交叉韧带不保留型） | | 生存率 |
| --- | --- | --- | --- |
| Scuderi（1989） | Insall Burstein | 全聚乙烯胫骨 | 10 年 97.34% |
| | | 金属胫骨底座 | 7 年 98.75% |
| Stern（1992） | Insall Burstein | 全聚乙烯胫骨 | 13 年 94%% |
| Colizza（1995） | Insal Burstein | 金属胫骨底座 | 11 年 96.4% |
| Emmerson（1996） | 运动稳定型 | | 10 年 95% |
| Font-Rodriguez（1997） | Insall Burstein | 全聚乙烯胫骨 | 16 年 94% |
| | | 金属底座胫骨 | 14 年 98% |
| Nakamura（2010） | Bisuface | | 10 年 97.4% |
| Maftah（2012） | LCS | | 10 年 97.7% |
| Argenson（2012） | LPS flex | | 10 年 98.3% |

至于异质性，$I^2$ 为 40% 且无差异。PS 假体的活动度也高于 CR 假体 3.33°，且在 $I^2$ 为 70% 时有差异。人们完全可以认为这些屈曲度和活动度的差异虽然有统计学意义，但可能不具有临床意义。Thomsen 等对比了一侧采用 CR 假体一侧采用高屈曲 PS 假体的双膝关节置换患者，发现其并无关联。除了采用 PS 假体的一侧具有更高的屈曲度以外，两者在疼痛、患者满意度等方面并无差异。另有两篇文献也发现增加的术后屈曲度，无论是主动屈曲度还是被动屈曲度，与患者满意度之间并无明显联系。

目前广泛接受的观点是不应该不加辨别地保留 PCL。在一些情况下切除 PCL 还是十分必要的，如严重的膝关节畸形、关节炎导致的 PCL 挛缩及术中损伤 PCL 等。应用 CR 假体并保留 PCL 将可能在未来面临假体功能尚好，而韧带已功能不全的风险。Kleinbart 等收集了 24 例 PCL，并与 36 例来自同龄截肢患者的 PCL 对比，发现因关节炎而行 TKA 的患者中，有 63% 的韧带出现退变，而对照组为 0。该研究还指出退变的 PCL 同时还带来本体感受的恶化，这部分解释了一些 CR 假体置换后异常的生物力学机制。对于年轻且活动量较大的患者，初次 TKA 选择 CR 假体似乎更合逻辑，因为这尽可能地保留了膝关节的正常解剖结构。然而，保留并平衡 PCL 并不像听上去那么简单。PCL 的平衡意味着所选择的衬垫厚度和假体型号应能够保证 PCL 在膝关节屈曲时充分紧张，而在伸直时松弛。若屈曲间隙过紧，还应做 PCL 松解。不适当的 PCL 平衡将造成其功能不全，并导致患者疼痛和屈曲不稳定。若 PCL 过紧，患者会产生屈曲受限，且聚乙烯衬垫也会由于应力过大而发生过度磨损。所有这些因素都是一些术者倾向于切除 PCL 并选择 PS 假体的原因。

## 五、结论

考虑到两种假体都表现出优秀的远期效果，影响 PCL 保留与否的因素应为 PCL 的退变程度、假体类型，或术者的个人喜好。Lombardi 等基于患者病史、临床检查及术中所见情况，提出一个"决定树"。然而，仍需要更多高质量的随机对照研究来对比 CR 假体与 PS 假体的临床效果，以为术者的假体选择提供更清晰的思路。

# CHAPTER 14

# 第 14 章 旋转平台全膝关节置换术的基本原理与远期效果

Vasileios S Nikolaou，George C Babis

V. S. Nikolaou，医学博士，研究型博士（✉）

G. C. Babis，医学博士，理学博士

希腊雅典大学医学院，康斯坦托普里奥总医院骨二科

e-mail: vassilios.nikolaou@gmail.com;

george.babis@gmail.com

## 一、简介

旋转平台全膝关节置换术（TKA）于20世纪70年代末出现并被引入临床应用。其目的在于尽可能地重建膝关节正常运动，并避免早期固定平台假体的某些问题（主要是磨损及松动）。

不稳、松动及聚乙烯衬垫磨损是导致固定平台膝关节置换失败的主要问题。而铰链膝及高匹配固定平台设计的失败原因则主要是广泛存在于骨-假体界面的扭力传导（冠状面及矢状面）。相反，匹配度较差的摩擦界面（平对平）则由于其较大的接触应力而更易导致不稳和广泛的衬垫磨损。事实上，早期的经验显示聚乙烯表面所受到的接触应力与股骨髁-胫骨聚乙烯衬垫之间的匹配范围成反比。

旋转平台设计既为胫-股摩擦界面提供了匹配性，又提供了移动性。在大多数设计中，聚乙烯衬垫围绕立柱旋转，该立柱被固定于一个平坦的、高抛光的胫骨平台上。该设计在理论上有如下优点：

首先，旋转平台不显著增加摩擦界面的压力，且匹配度更好。动力学研究显示，在旋转平台假体中，随着股骨髁的旋转，胫骨托上聚乙烯衬垫也以固定的方式进行轴向旋转。这能显著降低旋转应力向固定界面上的传导。此外，研究显示，在矢状面上，高匹配度的假体能够带来更自然的膝关节运动，降低股骨前方的撞击，代之以更自然的后移（股骨回滚）。

其次，旋转平台设计还能自行校准聚乙烯衬垫相对于股骨的旋转运动，并对位置不良的胫骨平台有一定的校正作用。通常来讲胫骨托的放置遵循某些解剖标记，如胫骨结节内侧1/3和第二趾骨。有些术者倾向于选择"浮动胫骨"技术，即将胫骨固定在伸膝时平行于股骨的位置。所有这些方法都是出于对胫骨平台位置的精确性及有效性需求，以使其具有合适的旋转。旋转不良可能导致髌骨轨迹不良、膝前痛、关节不稳及聚乙烯衬垫过度磨损。大多数旋转平台的聚乙烯衬垫都允许10°～20°的独立旋转，以减少医师所致的失误，提高其容错率。

再次，其自校准功能允许术者对胫骨平台的位置进行微调，以实现更理想的胫骨覆盖。这能防止胫骨假体超出胫骨内侧或外侧边缘，也能防止腘肌腱撞击。

尽管具有上述各种理论上的优势，旋转平台假体最初并没有受到术者的广泛认可，且其术后的早中期效果并没有显著优于固定平台。此外，其潜在的聚乙烯衬垫的不稳、脱位及双摩擦界面所导致的过度磨损也令人担忧（图14-1、图14-2）。多数严谨的随机对照研究则显示，旋转平台假体至少与目前广泛应用的固定平台假体同样优秀。

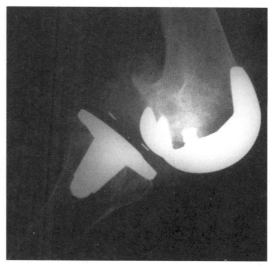

图 14-1　术后 13 个月，LCS®RP 假体的聚乙烯衬垫过度磨损，脱位和不稳已成为对 RP 假体的主要质疑。然而，经过最初几年的应用经验积累，上述并发症已降至低于 1.5%

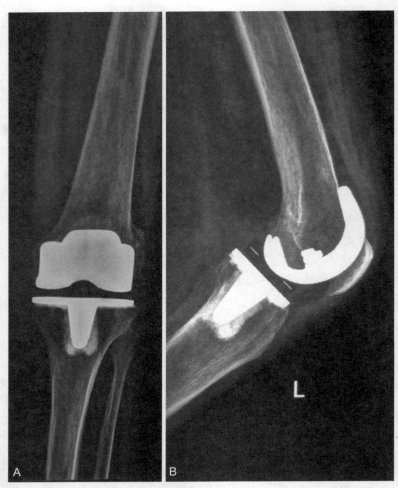

图 14-2　（A 和 B）80 岁患者，应用混合 LCS® 假体，术后 12 年的正侧位 X 线片。无松动或聚乙烯衬垫磨损的现象。膝关节稳定、无疼痛，活动度 0°～125°

现在距世界上第一例旋转平台假体应用于临床已有近 30 年。其短中期结果优秀，并与固定平台无显著性差异。然而，目前越来越多的年轻人及运动人群需要进行 TKA，且患者对术后关节功能要求更高，尤其是运动功能。考虑到移动平台假体设计的优势就在于能够为年轻患者提供更良好的运动功能及衬垫的关节面和后方更小的磨损，检验旋转平台理论的远期效果显然更符合逻辑。因此，我们挑选了随访至少 10 年的关于旋转平台假体的文献，以期提供最好的远期结果数据。

## 二、文献及旋转平台假体长期随访结果

Buechel 等于 2001 年发表的关于双交叉韧带不保留型骨水泥与非骨水泥的 New Jersey Low Contact Stress（LCS®）假体至少 10 年的随访结果，并与 LCS 假体和 PCL 保留型移动平台假体对比。发现在随访至少 10 年时，无论是骨水泥还是非骨水泥的旋转平台假体均表现优秀。更值得一提的是，采用骨水泥型旋转平台进行初次置换者（11 名患者 15 例膝）平均随访年限达

到 173 个月，而采用非骨水泥型旋转平台进行初次置换者（35 名患者 47 例膝）的平均随访年限为 149 个月。在第一组中（骨水泥型旋转平台假体）有一例患者发生旋转平台脱位。第二组中（非骨水泥型旋转平台假体）未发生磨损所致失败或组件松动。以假体松动所致翻修为终点，骨水泥型与非骨水泥型旋转平台假体的 20 年生存率分别为 95.8% 和 99.4%。LCS® PCL 不保留型假体和移动平台假体也有类似的优秀效果。

在另一篇文献中，Huang 等报道了 LCS® 旋转平台假体（PR 假体）与 LCS PCL 保留半月板形衬垫假体（骨水泥型与非骨水泥型均有）的结果。最短随访时间为 10 年（10～15 年）。半月板形衬垫假体 228 例，RP 假体 267 例。Kaplan-Meier 生存分析显示 15 年生存率，半月板形假体为 83%，RP 为 92.1%。RP 组中，有 2 例早期及 5 例晚期的聚乙烯衬垫脱位（术后 8～12 年），8 例在翻修时可见骨溶解。作者得出结论，认为 RP 假体优于半月板形假体。然而他们也认为 RP 假体并没有优于固定平台假体。

2005 年，John Callaghan 及其团队报道了骨水泥型 LCS RP 假体随访至少 15 年的结果（15～18 年）。原文共纳入 86 名患者 119 例膝，随访年限内仍存活并可接受查体及影像学检查者有 28 名患者 39 例膝。作者报道以假体无菌性松动或临床效果不良所致翻修为终点，其结果为优。他们总结，骨水泥型 LCS RP 假体与固定平台假体同样耐用。

数年后，在 2010 年，John Callaghan 及其团队报道了其先前研究中患者的至少 20 年的随访结果。平均随访 20.5 年（20～21 年）时，仍有 20 名患者 26 例膝能够接受临床及影像学检查。结果显示随访 20 年时无一例膝关节需要进行翻修。有一例膝的股骨假体存在影像学松动，6 例膝存在溶骨性破坏，无一例出现不稳或聚乙烯衬垫磨损。作者更加确定了其先前对于骨水泥型 LCS RP 假体耐用性的结论。然而，他们也指出，该组患者接受手术时的平均年龄为 70 岁，仅有 3 名患者 < 50 岁。

Kim 等报道了 160 名一期接受双侧膝关节置换的患者。该组患者均为一侧采用固定平台的 PCL 保留型假体（AMK；DePuy，Warsaw，Indiana），另一侧采用 LCS RP PCL 不保留型假体（DePuy；Warsaw，Indiana）。平均随访 13.2 年（11～14.5 年），有 146 名患者 292 例膝可接受临床及影像学评估（包括 CT 扫描）。结果显示术前及术后的 HSS 评分、KSS 评分、活动度及患者对假体的评价均无差异。而且，两者的影像学表现（包括假体周围透亮线及髌骨侧倾）也无统计学差异。LCS RP 假体有 2 例由于关节不稳、1 例由于感染所致翻修。以任何原因所致的翻修为终点，AMK 假体与 LCS RP 假体术后 14.5 年的生存率分别为 97% 及 98%。作者总结，两种假体均取得良好的结果，但并无证据证明移动平台优于固定平台。

Meftah 等研究了骨水泥型 RP 后稳定型假体（PFC Sigma，DePuy，Warsaw，Indiana）的随访资料。89 名患者 106 例膝，平均随访 10 年（9.5～11 年）。结果显示 KSS 疼痛评分的优良率为 96%。影像学结果显示无力线不良、过度磨损、无菌性松动或骨溶解。以任何原因所致翻修作为终点，假体的 10 年生存率为 97.7%。

Argenson 等对 104 名患者 108 例后稳定型旋转平台的全膝假体（LPS-Flex Mobile；Zimmer，Warsaw，Indiana）进行了前

瞻性研究。结果显示随访至少 10 年（平均 10.6 年，10～18 年）时，影像学检查未发现假体周围骨溶解及假体松动的证据。平均 KSS 评分从 34 分提升至 94 分，功能评分从 55 分提升至 88 分。2 例翻修，其中 1 例由于感染，1 例由于跌倒所致的内侧副韧带断裂。无聚乙烯衬垫过度磨损。以任何原因所致翻修为终点，10 年生存率为 98.3%。

在另一项有趣的前瞻性随机研究中，Kim 等评估了固定平台假体（AMK；DePuy，Warsaw，Indiana）和移动旋转平台假体（LCS RP；DePuy）在年龄 < 51 岁的关节炎患者中的远期临床及影像学效果。该研究共有 108 名患者 216 例膝，所有患者均同时进行双侧膝关节置换，且一侧采用固定平台假体，另一侧采用移动平台假体。平均随访 16.8 年（15～18 年）。在最短随访年限内，两组假体的 KSS 评分、HSS 评分、活动度及关节力线均无明显差异。影像学分析及 CT 扫描显示固定平台组有 2 例出现胫骨溶解，而移动平台组无骨溶解现象。固定平台组有 5 例翻修（1 例感染，2 例聚乙烯衬垫磨损，2 例无菌性松动），移动平台组有 3 例翻修（1 例感染，2 例关节失稳）。以任何原因所致翻修为终点，固定平台和移动平台在术后 16.8 年的生存率分别为 95% 和 97%。作者由此总结在年龄 < 51 岁的人群中，移动平台与固定平台并无明显差异。

在一篇最近的文献中，Ulivi 等对骨水泥型后稳定型旋转平台假体（PFC Sigma，DePuy，Warsaw，Indiana）的远期效果进行了评估。112 例膝随访至少 10 年 [ 平均（11.5±1.4）年 ]。随访期内有 5 名患者（3%）经历翻修手术：1 人由于无菌性松动，1 人由于感染，2 人由于膝前（髌骨）痛（仅行髌骨表面置换）。所有患者的临床评分均有明显提升，包括 KSS 评分、牛津膝关节评分及 VAS 评分。有趣的是，在随访末期出现了广泛的膝前痛（17 例膝，16.2%）。需要注意的是所有患者初次手术时均未进行髌骨表面置换。术后 11.5 年，以任何原因所致翻修为终点，生存率为 96.6%；以机械因素所致失败为终点，生存率为 100%。

目前，关于移动平台假体与固定平台假体的对比，还有一些科学严谨的文献回顾及 Meta 分析。这些文献均未发现两种假体在临床评分、影像学结果、假体相关并发症、患者满意度及总体生存率方面的显著差异。然而，大多数研究都包含了混合移动平台及中短期随访。Hopley 等最近还发表了一篇优秀的 mate 分析。该文献报道了 LCS RP 假体的生存率、临床功能及 KSS 评分结果，并与瑞典膝关节注册系统中的非 LCS 假体进行对比。结果显示仅有 KSS 评分在随访 15 年时具有比较意义。除去随访 < 10 年的病例，作者报道 LCS RP 假体的骨溶解及松动率为 1.4%，关节不稳率（包括过度磨损）为 1.4%。有趣的是，1981～1997 年和 1988～2005 年植入的 LCS RP 假体的总体生存率分别高于瑞典膝关节注册系统中 1991～1995 年和 1996～2009 年的记录。

根据我们过去 15 年的 RP 假体的使用经验（尚未发表），我们认为其效果优秀。除了感染，我们尚未看到其他并发症，且我们也没有因关节不稳、松动或磨损所致的翻修。

## 三、总结

在远期来看，RP 假体已实现了优秀的远期临床效果及生存率。最初人们担心的稳定性及聚乙烯衬垫脱位等问题均未发现。目前的长期效果也证明其聚乙烯衬垫磨损所带来的高骨溶解率的可能性也不存在。在年龄＜51岁患者应用RP假体的研究中也得到了优秀和理想的结果。所有学者均强调了手术技术和软组织平衡的重要性，认为上述两者才是避免术后早期及远期并发症的重要因素。事实上，许多第一代LR假体设计早期失败的原因，可归结为相应假体的知识及手术技术的缺乏。

绝大多数研究均未发现RP假体明显优于固定平台假体。这可能是由于RP假体与非RP假体在随访期内均有优秀的远期效果。此外，大多数远期研究仅涉及LCS RP假体，尚缺乏对新型RP假体的随访资料。在未来，我们仍需要更多＞20年随访的远期资料来证明或是推翻RP设计的必要性，或在某些人群中（如年轻人）的优势。

# CHAPTER 15

# 第 15 章 | 内轴型假体设计的中到长期临床预后

Nikolaos Roidis, Konstantinos Veltsistas，Theofilos Karachalios

N. Roidis，医学博士，理学博士

K. Veltsistas，医学博士

希腊雅典市凯特医院骨三科

email: roidisnt@hotmail.com


T. Karachalios，医学博士，理学博士（⊠）

希腊拉里萨市塞萨利亚大学医学院，健康科学学院，生物医学科学中心（塞雷斯）拉里萨大学总医院，骨科

email: kar@med.uth.gr

# 一、简介

全膝关节置换术（TKA）是晚期膝关节骨关节炎的标准治疗手段。患者期望缓解疼痛、提升功能和提高生活质量。在患者康复和恢复日常活动方面，先进的现代技术、假体、微创和快速康复外科大大改善了其预后。仅在美国，每年就有超过40万例膝关节置换术，且这一数字在世界各地都在不断地上升。TKA 的生存率及预后受许多因素影响，而良好的预后需要患者自身条件、诊断及手术技术、假体设计等因素的共同作用。在过去的数十年，假体的设计取得了令人震惊的进步。新材料和假体设计结合精确的手术技术都提高了假体的存活率，15 年翻修率仅为 5%。

内轴型假体设计（Advance, Wright Medical Technology, Arlington, Tennessee, USA；Medial Rotation Knee, MRK, Finsbury, Orthopaedics, Surrey, UK）于 20 世纪 90 年代末引入临床。这两种设计都以重建膝关节生理解剖、保留髌骨、保持各平面稳定及模拟现代膝关节运动学为目的。作者认为，虽然没有进行长期随访，内轴型人工膝关节假体设计仍值得单独报道。

## （一）现代人类膝关节运动学

最新研究表明，正常膝关节的运动（包括无负重的尸体膝关节及有或无负重的活体膝关节）并不像之前人们想象的是一个交叉的四杆连接。确切地说，正常膝关节运动时内侧像球窝关节一样非常稳定，而外侧以内侧为中心从前向后旋转。

## （二）Advance 内轴型假体（AMP）TKA

AMP TKA 于 1998 年第一次引入临床

（自那时起发表了大量与该假体相关的文章）（图 15-1、图 15-2）。它设计的理念是模拟现代人正常的胫股关节的运动。AMP 人工膝关节假体结构的设计是为了实现膝关节前后方向的稳定。同时也是为了降低传统后交叉韧带保留型或替代型 TKA 的并发症，包括不规则运动、异常髌骨轨迹、聚乙烯磨损和活动度差。

## （三）AMP 设计的特性和特点

1. 恢复正常膝关节的运动和稳定　多年来人们一直认为膝关节的运动是四杆连接机制控制的。这种机械连接以交叉韧带作为刚性的拉伸元件，解释了膝特定运动（相对于胫骨，股骨理应向后滚动）的"后滚"现象。20 世纪 80 年代的研究证实膝关节的运动不是被四杆连接所控制的，也不会发生"后滚"。确切地说，膝内侧更加稳定

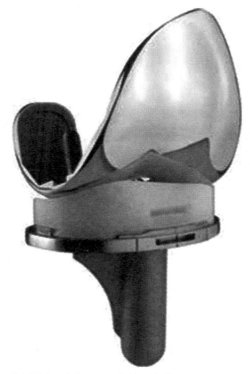

图 15-1　**Advance 内轴型假体（AMP）**
（经 Microport 许可）

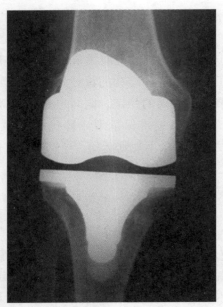

图 15-2　AMP TKA10 年令人满意的放射学结果

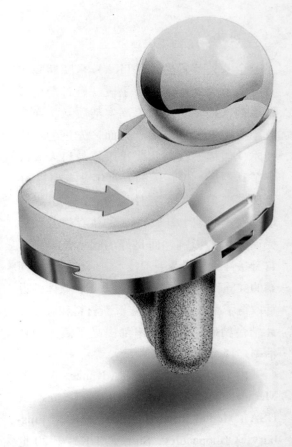

图 15-3　AMP 设计中内侧间室的球窝关节（经 Microport 许可）

（顺应性更差或限制性更多），而膝外侧更加灵活（顺应性更强或限制性更少）。因此，正常膝关节中的胫骨以内侧股骨关节面为中心做旋转运动。所以膝关节的内侧是一个浅的球窝关节面，外侧则是两个凸对凸的盘状关节面。AMP 的设计就是参照了这种模型及原理，使人工膝关节假体的运动和稳定性尽可能接近正常膝关节，使得关节成形术能够尽可能多地恢复其原有的功能。因此 AMP 设计就是由球窝关节面（增强稳定性）和外侧槽（增强活动度）组成的（图 15-3）。这种设计与其他假体相比能够更有效地模拟正常膝关节的运动。研究表明 TKA 后内侧胫骨旋转将被前后滑移和旋转所代替，导致磨损概率显著增大、活动度减小。而球窝设计（内轴型）的好处在于前后压力的稳定，形成一个较大的接触面积使得接触应力减小。外侧弧形结构使得其可以自由旋转。这两种结构设计相结合使得关节能够在旋转的同时保持稳定。

静态及动态的膝关节稳定结构（附属韧带、后关节囊、前后交叉韧带和内侧间室）提供了膝关节的稳定性。正常膝关节的稳定和运动是由圆形股骨髁在内侧胫骨凹面和外侧胫骨凸面旋转实现的。TKA 中膝关节会失去一些稳定结构（如半月板、前交叉韧带、胫骨关节面等）。为了确保稳定，手术医生会尝试平衡屈伸间隙来稳定韧带，从而使得假体位于一个合适的位置。但 TKA 后膝关节的稳定性常会降低。传统的 TKA 设计（尽管是为了实现屈曲时后滚）由于失去了部分稳定结构和胫股适配性而常向前滑移。当膝关节屈曲超过 20°，体重负荷和接触应力会带着股骨相对胫骨向前滑动（图 15-4），而正常膝关节屈曲时它们是后滚的，因此称之为"矛盾运动"。

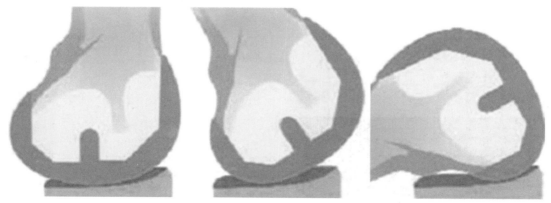

图 15-4　股骨组件前滚回（矛盾运动）

AMP 中聚乙烯衬垫前唇抬高和股骨组件的等半径使得关节内侧在活动范围内保持前后完整，从而对抗矛盾运动（图 15-5）。

2. 优化活动范围（ROM）　临床研究报道 AMP TKA 后的平均屈曲度为 111°，其他作者报道初次 AMP TKA 的平均活动度为 115.4°～123°。一项多中心研究比较了内轴型假体和五种同期假体的活动度（ROM）（PROFIX®、LCS®、AXIOM®、NEXGEN® 和 ADVANTIM®）。随访时间为 6 个月和 12 个月。结果显示，内轴型假体平均活动度比其余假体分别大 7.6°

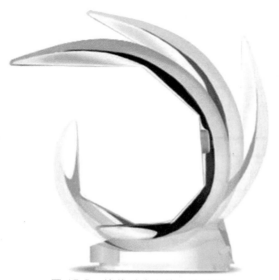

图 15-5　使前后稳定的设计结构

（6 个月）和 7.2°（12 个月）。

3. 改善临床磨损率　AMP TKA 抗聚乙烯磨损的能力已被临床研究所证实。聚乙烯组件的灭菌用伽马射线而不是环氧乙烷。先前的研究发现伽马射线灭菌会提高聚乙烯的硬度而降低其韧性。收集膝关节置换术后 1 年 17 名患者（22 例膝关节）的滑液。分别从两种假体（PS 和 AMP）周围的滑液中分离聚乙烯颗粒并进行分析，比较颗粒的形状、大小和数量。与 PS 相比，AMP 的颗粒更小、更圆，但是大小和形状的差异无统计学意义。相比之下，颗粒数量的差异具有统计学意义。内轴型膝关节产生的颗粒少于传统设计。一项未发表的比较性研究发现，使用 AMP 假体与未使用的假体相比，前者衬垫的磨损有更令人满意的中期结果（图 15-6）。

4. 髌股关节运动学的重建　报道称传统 TKA 假体具有较高的髌股关节并发症（疼痛、轨迹紊乱、半脱位和骨折）发生率。最近的尸体研究表明股骨滑车沟与机械轴的平均夹角为 3.6°，并有微小的个体差异。为了减小外侧韧带的负荷，AMP 股骨组件滑车沟的方向设计为 3.6°，并且滑车长而深。前外侧凸缘比基底部高出 3～4mm，为对抗半脱位提供阻力（图 15-7）。

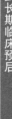

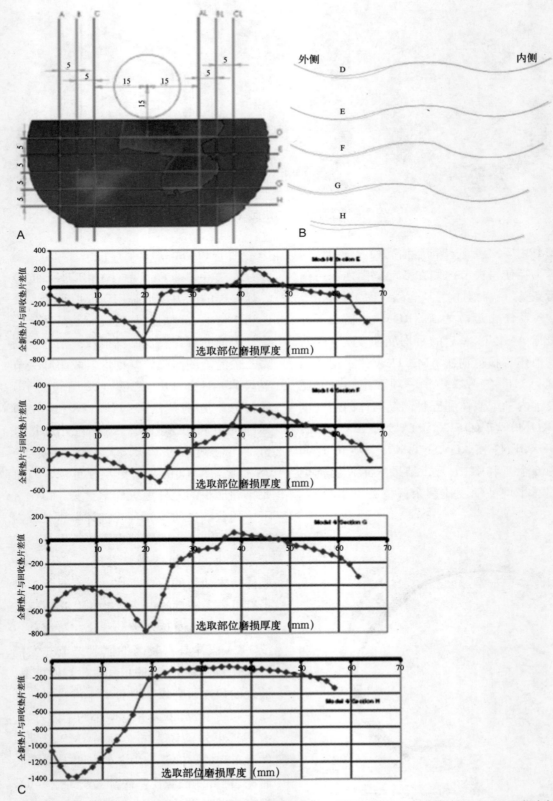

图 15-6　**7 年随访取出的 AMP 聚乙烯衬垫的磨损图形**　A. 不同的断面；B. 中外侧断面；C. AMP 相比之下在磨损方面令人满意

5. 为初次和翻修 TKA 保存骨量　AMP 股骨截骨导向器的设计可以保留更多的骨量。此外，AMP 截骨修正系统同样有保留骨量的设计，因为它无须开槽（减少了 60% ～ 80% 的截骨）。Glasgow 等通过评估 29 例接受过 TKA 翻修患者膝关节的稳定性、活动度、伸肌功能障碍、下肢等长和临床评分发现，内轴型设计提供了聚乙烯衬垫的前后稳定性，无须额外的截骨。

## 二、早期临床预后

Pritchett 进行了对 440 例接受双侧 TKA 的患者（应用五种不同的假体，两侧应用不同的假体）2 年满意度的随访。所使用的假体分别为 Advance 内轴型、前后交叉韧带保留型、后交叉韧带保留型、后交叉韧带替代型和活动轴承型。患者首选两种交叉韧带保留型假体，其次为前后交叉韧带保留型假体或用内轴型假体代替。12 个月的随访中，内轴型和后交叉韧带替代型假体 TKA 患者的屈曲度无明显差异。同时还发现术前屈曲超过 90° 的病例 TKA 后屈曲度能增加最多（内轴型假体膝关节平均增加 19.6°）。术前屈曲角度等于或大于 125° 患者术后会失去部分屈曲度（平均 2.9°）。原因主要为患者自身因素，包括疼痛、肿胀和康复锻炼依从性差。Amin 等对内侧间室的过度限制可能导致早期无菌性

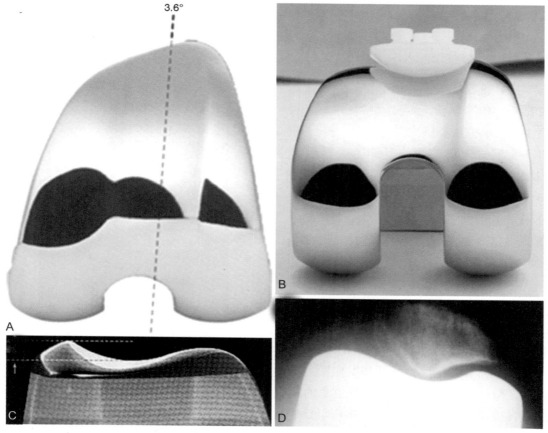

图 15-7　**AMP 髌股关节设计特征**　A. 滑车沟的方向；B. 滑车沟的长度；C. 衬垫前唇抬高；D. X 线片示型合度良好的髌股关节（经 Microport 许可）

松动的假说进行了验证。作者比较了膝关节正、侧位X线平片中假体移位和松动的特征（1000例Freeman-Samuelson内侧轴移-内侧旋转中心型假体和1000例Freeman-Samuelson组合式假体TKA）。在至少2年的随访中，两组都未发现松动的迹象。因此，这项研究认为加大内侧间室的限制性并不会使假体无菌性松动的发生率提高。

Kim等在一项Ⅰ期研究中（92名患者一侧接受AMP TKA而对侧接受PFC Sigma活动轴承假体TKA）发现，与PDC TKA相比，AMP TKA的早期预后更差。AMP TKA的膝关节评分和活动度更差，且具有较高的感染率。后一项研究在学术界引起了激烈的讨论，笔者曾收到两篇文章，都质疑其方法学。

## 三、中期和长期临床预后

许多研究都报道内轴型假体的设计具有良好的中期预后，无假体相关并发症的发生。一项多中心研究报道了298例AMP TKA 5年的随访结果。其5年生存率为97.2%。术前KSS评分和屈曲角度分别为33分和107°，术后提高到90分和121°，且未发生植入失败及假体松动。与INBS Ⅱ型和LCS型TKA 6年的随访结果相比，AMP TKA后的膝关节具有更好的屈曲度。在另一项研究中报道了58例初次AMP TKA后的55位患者均具有良好的中期预后。KSS评分由30.5分提高至91.1分，膝关节功能学评分由36.7分提高至82.3分。大部分膝关节稳定性良好且并发症发生率很低。Karachalios等通过客观及主观的评定量表和连续的影像学评估对284例AMP TKA进行为期7年的随访，结果所有膝关节预后均良好，所有患者的KSS评分、牛津膝关节评分、SF-12和WOMAC分数都

具有显著的提高。其平均活动范围从101°提高至117°。大多数患者（93%～95%）疼痛得到良好的缓解。这项前瞻性临床研究显示其5年存活率为99.1%，9年存活率为97.5%（图15-8、图15-9）。最近，Chinzei等的回顾性研究报道了平均年龄为70.2岁的76例患者（85例膝关节）AMP TKA后平均8年（72～132个月）的随访结果。显示其8年存活率为98.3%，膝关节伸展角度（从106.2°至110.3°，$P > 0.05$）和活动度（从94.2°至110.6°，$P < 0.05$）都有提高。所有临床评分结果（KSS、KSFS）都明显提高。根据作者所述，所有置换的膝关节均具有良好的临床及影像学效果，中期随访中均未发现失败案例。Vecchini等报道了172例AMP TKA后平均7年临床和影像学随访结果，其存活率为98.6%。90%的患者疼痛得到缓解，96%的患者都能恢复与其年龄相符的日常活动，85%的患者具有极好或良好的功能学评分。

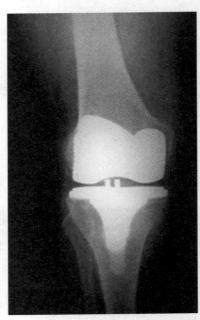

图15-8　随访15年良好的影像学结果（旧式的PE衬垫）

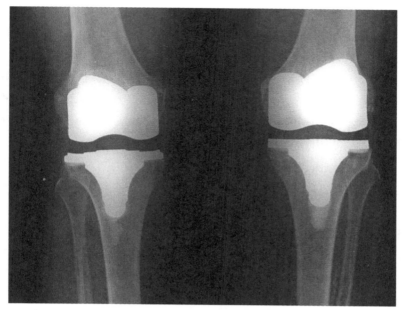

图 15-9　示双侧 AMP TKA 后良好的影像学结果（右膝 15 年随访，左膝 14 年随访）

活动度从平均 97.7° 提高至 112.5°，KSS 评分从平均 77.6 分提高至 152.8 分。膝关节稳定性及舒适性也令患者满意。

　　在另一项研究中，使用术前和术后临床评分（膝关节社会学评分系统，安大略省和加拿大麦克马斯特大学骨关节炎指数评分）评估了 50 例 AMP TKA 的效果。同时记录患者满意度，通过影像学评判手术失败。将这些结果与澳大利亚骨科协会国家关节置换登记处的结果进行对比，发现 AMP TKA 的中期预后，包括疼痛的缓解、功能的提升、并发症率和翻修率与登记处所记录的数据无明显差异。

　　AMP 植入物具有两种不同的聚乙烯衬垫：传统的内轴型衬垫和双高垫片。最近双高胫骨垫片因其能提供高稳定性和屈曲度而被开发出来。它设计了一个低 3mm 的后缘可以使股骨能够后滚动，同时得到更好的屈曲度。比较内轴型衬垫和双高垫片（联合同样的 AMP TKA 设计）发现两种衬垫均表现出同样好的预后。作者认为仅仅通过改变衬垫的设计难以使膝关节活动度得到增加。

　　与此同时，最初内轴型膝关节假体是作为切除后交叉韧带的假体来设计的，其前后稳定性是通过增高胫骨聚乙烯衬垫的前缘高度达到的。然而，是否将所有患者的后交叉韧带保留或切除还存在争议。在一项 137 例 AMP TKA 的研究中，将一半患者后交叉韧带保留，另一半则切除。两组患者的 KSS 和功能评分、临床预后、胫股角无明显差异。作者认为必须精确地平衡屈伸间隙。假如无法平衡，后交叉韧带就应当切除。Karachalios 等的研究发现保留或切除后交叉韧带对 AMP TKA 的预后无显著性影响。另一项研究指出保留后交叉韧带的 AMP TKA 具有更良好的评分（KSS 评分和膝关节功能评分）。通过对伸直、屈曲及活动时膝关节侧位片进行研究，同时也记录股骨向后平移距离。在整个屈曲范围内，前后髁的接触点都在中线靠后。除一例创伤外，未发现假体移位或出现宽于 2mm 的透亮带。

一些外科医生告诫患者在 TKA 后不要做跪姿，因为该动作的运动学资料并不完善，其对假体的影响仍然未知。对 9 例 AMP TKA 膝关节在站立、半跪和全跪位置进行影像学评估发现，由站立向半跪移动时，接触点向前移位，而由半跪向全跪移动时，接触点则后移。移动过程中接触点始终在关节活动度范围内。因此可认为跪姿对 AMP TKA 患者是安全的。

氧化铝陶瓷股骨组件的 AMP TKA 患者（80 名，107 名膝）在 5 年随访中具有极好的中期预后。患者术后膝关节 KSS 评分、功能评分和关节活动度较术后均有显著提高。氧化铝陶瓷股骨组件可减少聚乙烯衬垫的磨损。

一项研究比较了 AMP 和非 AMP TKA 患者的预后和术中膝关节活动模式的关系。AMP TKA 组患者的功能活动、满意度和膝关节屈曲角度都明显好于非 AMP 组。非 AMP 组术后内翻畸形的发生率多于 AMP 组。

## 四、内轴型膝关节体内运动学分析

科技的进步使在实验室内完成精确分析运动学成为可能。Barnes 等研究了未经处理和 AMP 置换的尸体膝关节发现，AMP 内侧间室的胫股前后位移并不比原始膝关节大，而 AMP 外侧间室的前后位移比原始膝关节小。AMP 植入后伸肌力量较植入前无差异。AMP 预想的运动学目标在开链模型中确认。对 AMP 和保留后叉型 TKA 的步态分析发现，9/10 的后叉保留型 TKA 患者髁上抬了约 1.7mm，而只有 1/5 的 AMP TKA 患者髁上抬超过 1.1mm。这说明了 AMP 膝在站立位具有

内侧轴效应，与传统交叉韧带保留型膝相比，髁上抬的发生率较低。也说明 AMP 膝可减少聚乙烯的磨损。

将固定轴、非对称的内侧旋转中心膝（medial rotation knee, MRK, Finsbury Orhtopaedics, Surrey, UK）在屈曲和过度屈曲位进行运动学分析。参与者被要求进行负重使膝关节达到最大无痛屈曲度，并且跪在充填有材料的凳子上使膝关节屈曲从 90° 到最大无痛屈曲度。该研究发现内轴旋转膝在负重和深度屈曲膝关节时胫骨会发生内侧旋转。这种运动模式与正常膝关节相似。同一个研究团队通过影像学和建模的方式对该假体在负重活动时进行运动学分析。结果说明在脚步活动从 0° 到 100° 屈曲时有少许的前后位移或旋转，平均的胫骨内旋为 7°，髁内侧位移为 3mm，外侧位移为 5mm（轴活动）。内轴型假体的设计可以在需要时提供前后稳定性，在遭遇扭转时具有内侧轴移运动。

AMP TKA 的髌股关节运动可通过 2D-3D CT 配准技术来研究。结果显示髌股关节运动学在术后发生了变化，主要由于胫股关节运动的设计理论所致，表明重现正常的髌股关节运动是非常困难的。尽管这项研究的所有患者的髌骨倾斜角都有所增大，但并没有引起相关临床症状。良好的髌股关节活动也在另一项研究中被报道。

## 五、结论

已发表的中期和未发表的长期临床资料显示内轴型膝关节假体都具有令人满意的临床预后（平均 8 年的随访生存率超过 97%，无严重失败的报道）。影像学评估和临床磨损数据均显示满意的结果。体外和体内运动学数据均表明内轴型假体的设计很好地模拟了人类的膝关节运动。

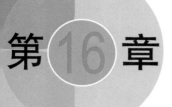

# CHAPTER 16

## 第16章

# 全膝关节置换术的长期预后：植入物固定方式的影响（非骨水泥型）

Theofilos Karachalios，Ioannis Antoniou

T. Karachalios，医学博士，理学博士（✉）

希腊拉里萨市塞萨利亚大学医学院，健康科学学院，生物医学科学中心（塞雷斯）

拉里萨大学总医院，骨科

I. Antoniou，医学博士

希腊拉里萨市塞萨利亚大学，生物医学科学中心（塞雷斯），骨科

拉里萨大学总医院，生物医学科学中心（塞雷斯），骨科

## 一、简介

全膝关节置换术（TKA）是最成功的手术之一，在 10～15 年随访中有 95%～98% 能达到良好的效果。当技术达到要求，组件固定方式可为骨水泥型、非骨水泥型或混合型（非骨水泥型股骨组件、骨水泥型胫骨组件）。骨水泥型固定已达到令人满意的长期效果，翻修率较低（图 16-1）。但是，骨溶解及假体的长期稳定性仍是一个需要解决的问题，尤其对于年轻患者来说。

非骨水泥型固定是为了达到假体和骨的生物型结合并且延长界面的寿命，特别是在年轻患者中。它已使用超过了 30 年（图 16-2、图 16-3）。但是，由于老式假体难以达到理想的效果，非骨水泥型 TKA 从未流行起来。骨溶解仍然会发生，RSA 研究发现胫骨底板存在早期松动，这是关节置换远期失败的决定因素。一项初级的研究提出一个批判性的观点，他们认为有

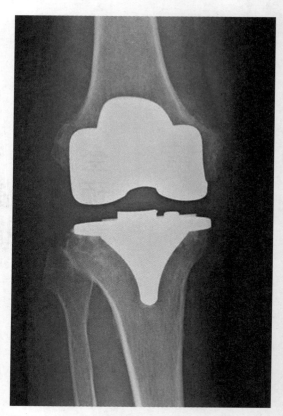

图 16-2　17 年随访的骨水泥型假体良好的临床和影像学效果

更高需求和更多活动的年轻患者可使用早期非骨水泥型固定模式。无菌性松动更常见于年轻患者，5 年随访期内的发生率为 5%～30%，可能与胫骨托盘的失败有关。

随着 TKA 数量的继续上升，非骨水泥型固定相关的新型科技的发展，更年轻和运动更活跃的患者正在接受这种手术，在这一章中，我们将回顾老式的和新型的非骨水泥型 TKA 的临床预后，并评估其未来前景。

## 二、老式设计

老式设计是基于假体和骨具有更强的生理结合可使存活率提高并避免无菌性松动的假设，因为界面可对应力做出生理反应。但是，骨水泥型固定的持久性在年轻和活动量大的患者中会出现问题，因为骨

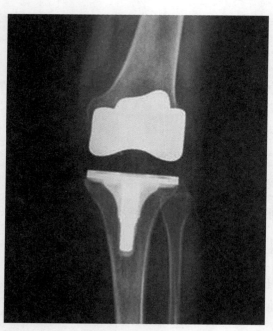

图 16-1　16 年随访的骨水泥型 Genesis Ⅱ TKA 良好的临床和影像学效果

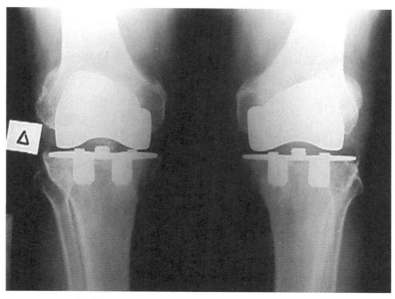

图 16-3　24 年随访期的早期 HA 涂层假体（Coeland，Landos）良好的临床和影像学效果

水泥对剪切和拉伸应力耐受性差，可能会随着时间的推移出现变形和降解。

一项关于非骨水泥型植入物的研究发现其预后较差，原因为柄道骨溶解、质量较差的老式聚乙烯、金属壳髌骨组件、胫骨板植入骨松质而不是骨皮质缘。由于异常的负荷集中，非骨水泥型固定对胫骨组件的错乱排列非常敏感。在一些研究中（Miller Galante Ⅰ、PFC designs 等）报道了骨长入失败、胫骨盘透亮带和较差的存活曲线（10 年时低于 90%）。其他新型设计（Natural Knee、Ortholoc、LCS 等）的 10 年存活率高于 90%。在五项评估骨水泥型和非骨水泥型老式设计（PFC、Interax and NexGen）的前瞻性随机研究中，在 10 ～ 17 年的随访期内两种设计的临床预后并没有明显的统计学差异。Gandhi 等的一项 Meta 分析评估了 11 项研究中骨水泥型和非骨水泥型 TKA 的生存率（五项随机对照研究和十项观察研究）。结果发现无菌性松动引起的植入物失败的优势比

和累计成功率都支持骨水泥型固定。然而，五项随机研究被单独评估后发现，骨水泥型和非骨水泥型的生存率并无差异。作者断定导致观察研究中非骨水泥型高的失败率与该研究中患者群体年龄较小和活动量大有关。Mont 等在一项最近的系统性综述和含有 37 项研究的 Meta 分析中比较了骨水泥型和非骨水泥型 TKA。结果显示非骨水泥型植入物具有与骨水泥型相当的生存率。10 年时非骨水泥型和骨水泥型 TKA 的平均生存率分别为 95.6% 和 95.3%。20 年时非骨水泥型和骨水泥型 TKA 的平均生存率分别为 71% 和 76%。在最近的研究中，较新的非骨水泥型植入物被报道具有令人满意的预后。由于在目前观察研究中几乎所有由无菌性松动导致的失败都与胫骨组件有关，几位外科医生建议在 TKA 中应用混合固定能得到令人满意的中长期预后。

在一项 Cochrane 数据库研究中，评估了因骨关节炎和其他非创伤性疾病行骨水泥型、非骨水泥型和混合型固定方式的

TKA，发现在 2 年随访期内因骨关节炎和类风湿关节炎行初次 TKA 的患者中骨水泥型固定的胫骨组件的移位（由立体摄影评估）小于非骨水泥型；但是，骨水泥型固定未来发生无菌性松动的概率要高于非骨水泥型固定。

## 三、羟基磷灰石（HA）涂层的非骨水泥型设计

生物涂层技术已经被应用于增加非骨水泥型假体表面的骨长入。在有负荷的植入物 / 骨界面，HA 可将纤维组织转化为骨组织。影像学分析显示相对于骨水泥型假体，非骨水泥型假体可耐受更大的微动和早期移位。相对同样的假体设计，HA涂层的非骨水泥型和骨水泥型假体的早期稳定性相当。在 Voigt 和 Moiser 的系统性综述中，用影像学分析来研究三组患者（HA 涂层型、多孔涂层型和骨水泥型）的早期植入物稳定性。结果发现与多孔涂层和骨水泥型假体相比，无螺钉固定的 HA涂层假体更稳定。在老式和新型 HA 涂层的假体观察研究中，发现其在 10 ～ 20 年的随访期内生存率超过 90%。在一项随访期为 5 年的前瞻性随机对照研究中，HA涂层的非骨水泥型胫骨假体和骨水泥型胫骨假体患者的疼痛、功能、生活质量、术后并发症和影像学评分均无差异。

## 四、新技术

最近，新型设计、材料和加工工艺的非骨水泥型 TKA 已出现。专家认为关于固定的长期稳定性主要取决于关节排列（外科技术和器械）、骨质量、患者因素（年龄、活动度、体重）、植入物特性和植入物表面特征（涂层、材料）。另外，影响植入物涂层骨长入或骨贴附的因素与材料结构、孔隙率、孔的类型和大小有关。一系列新型的结构被开发出来，在动物上实验并应用于人体：钽小梁金属技术（Zimmer）、三钛合金尺度矩阵（Stryker）、Regenerex（Biomet）和多孔钛（Microport-Wright Medical）（图 16-4）。表 16-1 总结了这些结构的基本特征。钽小梁金属技术制备的胫骨盘植入物是第一个应用于人体的。在 5 ～ 10 年的随访期内多个不同中心都已报道其具有良好的临床和影像学结果。Fernandez-Fairen 等在一项随访期为 5年的前瞻性随机研究中发现，钽非骨水泥型和骨水泥型胫骨假体的预后相当。

## 五、多种问题

长久以来，非骨水泥型 TKA 后稳定设计的应用都存在争议。理论上，植入物

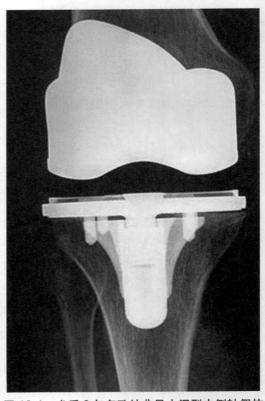

图 16-4　术后 6 年多孔钛非骨水泥型内侧轴假体良好的临床和影像学效果

表 16-1 正在应用的非骨水泥型 TKA 表面的结构和材料特征

| 涂层类型 | CsTi | 金属小梁 | 烧结颗粒 | 纤维网眼 | 钛泡沫 | Spongiosa metal Ⅱ |
|---|---|---|---|---|---|---|
| 公司 | Zimmer | Implex/Zimmer | WMT、Stryker、DePuy、S&N | Zimmer | WMT | ESKA |
| 孔隙率 | 52%～58% | 80% | 30%～40% | 50% | 65%、75% | 60% |
| 孔径[a] | 480～560μm | 500～550μm[b] | N/A | N/A | 约650μm、约680μm[b] | 800～1500μm |
| 孔连接处尺寸[c] | | 约230μm[b] | N/A | N/A | 约280μm、约300μm[b] | |
| 材料 | Ti | Ta | Ti, CoCr | Ti | Ti (CoCr) | Ti |
| 基底 | Ti, CoCr | 多聚物,Ti | Ti, CoCr | Ti | Ti (CoCr) | Ti |
| 生物表面 | N/A | N/A | HA 涂层 | N/A | TBD | N/A |
| 病史 | 15[+] 年 | ＜5 年 | 20[+] 年 | 15[+] 年 | N/A | 20 年 |

a. 孔径指孔的平均直径；b. 通过 WMT 测量多孔材料的横断面；c. 孔连接处尺寸孔之间连接处的平均直径

的后凸设计会对胫骨盘 - 非骨水泥型骨界面施加无法预知的压力。在最近的研究中这些问题已被提出。在非骨水泥型 TKA 中，肥胖和低龄不是植入物使用寿命的负性预知因素。类风湿关节炎患者具有良好的中远期预后，同样不是非骨水泥型 TKA 的负性因素。无论是骨水泥型还是非骨水泥型都会引起假体周围骨丢失，非骨水泥型固定不会阻止骨丢失的发生。非骨水泥型 TKA 不是具有严重膝内翻或外翻畸形的膝骨关节炎的禁忌手术。最近非骨水泥型 TKA 在不同条件下胫骨盘的负荷已经被进行了广泛的研究。以前研究的方法学被质疑，最初用螺钉固定现已从系统中去除，在钽小梁金属胫骨盘中更偏爱钉固定，而 HA 涂层的植入物可提供有利的初始力学环境。

## 六、结论

老式非骨水泥型 TKA 设计由于许多原因中远期预后并不如意。新型设计与骨水泥型设计相比临床预后相当。TKA 设计中新型材料和科技的应用具有良好的早期结果。这些技术在年轻患者或者是所有患者中应用的花费 - 疗效并不确切，因为非骨水泥型 TKA 在大多数国家的花费都比骨水泥型 TKA 高出 3 倍。

123

# CHAPTER 17

# 第 17 章 | 全膝关节置换术的长期预后：聚乙烯的影响

Eduardo García-Rey，Enrique Gómez-Barrena，Eduardo García-Cimbrelo

E. García-Rey，医学博士，哲学博士（✉）

E. Gómez-Barrena，医学博士，哲学博士

E. García-Cimbrelo，医学博士，哲学博士

拉巴斯伊迪巴斯医院，骨科

e-mail: edugrey@yahoo.es

# 一、简介

全膝关节置换术（TKA）是针对原发性膝骨关节炎终末期的最常用的外科治疗手段，有许多不同种类的植入物。TKA 手术量在过去 10 年间逐渐增加，且有进一步增加的趋势。虽然会受到文化和社会经济因素的影响，但欧洲已经验证了这一趋势。最近，Gomez-Barrena 等报道了 TKA 数量在同一国家的不同地区差异很大，虽然会受到宏观经济因素的影响，但是造成这种差异的一部分原因是患者和医生对于 TKA 适应证的决策，且这种差异在全膝翻修中会更大。因为肥胖而行初次 TKA 的年轻患者数量正在上升，手术指征正在改变，知识正在进步，这些都是导致地域间差异的原因。特别是从长远来看，所有这些因素都导致翻修率的增加。

关于 TKA 现在存在一些问题。不同植入物的选择存在争议：在选择胫骨板时，金属衬底的模块组件是最常见的选择，整体全聚乙烯组件的翻修率较低；活动型平台与固定型平台的长期临床结果或影像学分数并无差异；尽管后稳定（PS）和交叉韧带保留型设计（CR）有不同的理论优点，但它们有着相似的临床结果；由于翻修率较低，髌骨钮的应用在许多国家正在增多，同时胫骨组件的松动率在表面重新处理的 TKA 中更高。迄今为止，TKA 后关于正常对线的恢复，在其长期预后中已被评估，虽然大多数学者持肯定的观点，但是其他报道也有一些争议。

本综述将介绍关于初次 TKA 长期预后的所有观点，特别是聚乙烯轴和其对翻修率和松动的影响。

# 二、TKA 中聚乙烯的磨损机制

Sir John Charnley 首次将超高分子量聚乙烯（UHMWPE）引进 TKA。不管 TKA 多么成功，聚乙烯的磨损和结构破坏是中晚期翻修非常重要的原因，骨溶解常常是一个危险信号。从 Freeman 等的早期报道开始，TKA 的发展都与表面间的最佳接触有关。弯曲的股骨远端和平坦的胫骨近端之间的运动会增加聚乙烯衬垫承受的应力，所以较高的型合度可理论上降低聚乙烯承受的应力，进而减少摩擦。然而，胫股接触状态并不是初次 TKA 唯一的产生摩擦的因素，除此之外，高分子量聚乙烯（UHMWPE）的质量、加工过程和衬垫的厚度也是影响摩擦的因素。与全髋关节置换相比，分层和第三体磨损可能更加重要；至今，大家一致认为年轻患者比年老患者对运动的要求更高，胫股排列、植入物的选择、运动轴、金属底胫骨组件都会影响摩擦（图 17-1）。几乎每 4 例膝关节翻修就有 1 例与聚乙烯磨损有关。TKA 中 UHMWPE 的失效原因有：①空气伽马射线灭菌引起聚乙烯氧化降解，会增加表面磨损然后产生引起骨溶解的磨损颗粒；②因分层导致疲劳破坏。最近，在平台运动轴设计中发现的交叉剪切应力的减少和少数人证实的固定轴中可减少表面摩擦，与之前的研究有矛盾，这预示着适用于年轻和活动量大的患者的所谓低磨损 TKA 新技术即将来临。检索研究似乎证明了这一点。更高的型合度会增加 TKA 中表面疲劳磨损。Wimmer 等比较了同一公司生产的 38 例同种聚乙烯衬垫，结果发现后交叉取代组衬垫的分层和点蚀分数高于后交叉保留组的衬垫。

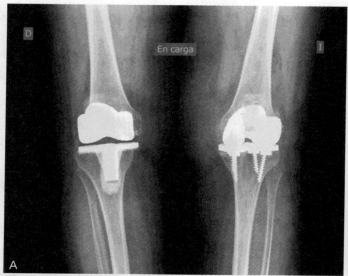

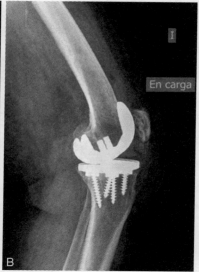

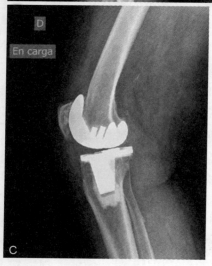

图 17-1　76 岁男性患者的放射学图片，PS TKA 后 14 年的右侧膝关节和非骨水泥 TKA 后 18 年的左膝关节
A. 前后负重位；B. 左侧位；C. 右侧位

## （一）长期临床结果

关于 TKA 的选择有很多争论。全髁膝型合度较高且对衬垫的压力较低，更易矫正畸形，它的成功已得到证实。

导致初次 TKA 后磨损的一个最重要影响因素就是胫骨板的种类。组装式假体在磨损或感染方面可能具有许多优点，如衬垫的更换。术中测试屈伸间隙也更容易，但是还存在很多缺陷。后方磨损是 TKA 磨损中较为常见的一种，不同品牌和来源的 UHM-WPE 作为胫骨盘都有报道。关于全聚乙烯胫

骨板的应用的临床报道越来越多（图 17-2）。整体胫骨骨设计的翻修风险较低，特别是在更年轻的患者中。其他学者报道金属组件没有更好的预后，整体组件较低的花费也是选择这些假体一个重要影响因素。

运动轴 TKA 被认为理应增加了耐磨性能，进而可降低长期无菌性松动的概率；然而，这是另一个矛盾话题。最近，Van der Voort 等报道固定轴和运动轴插入体的翻修率相当；因此，运动轴 TKA 的临床预后并未改善。假体整合性的提高和应力传递的减少并没有得到临床确认。放射学和

影像学研究表现出相似的放射透过性和骨溶解率。表 17-1 显示的是关于整体全聚乙烯胫骨假体和金属组件及旋转平台和固定轴胫骨组件比较的一些随机对照随访研究结果。最后，Kalisvaart 等在 240 例 TKA 的随机研究中报道了关于单一后稳定股骨远端植入物的所有三种选择的随访结果，发现具有类似的临床预后和耐用年限；至今

无菌性松动唯一的翻修使用的是金属基底。

## （二）新型聚乙烯和设计

高交叉连接聚乙烯因其在髋关节置换 10 年的低磨损率而得到广泛应用；但在初次 TKA 中的应用并不普遍。研究发现不同种类的灭菌方法可能是引起内侧间室厚度损失的一个原因。空气伽马射线灭菌

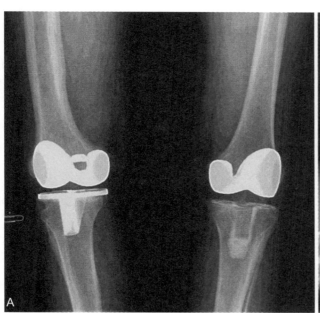
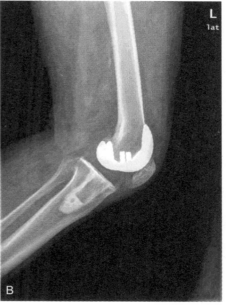
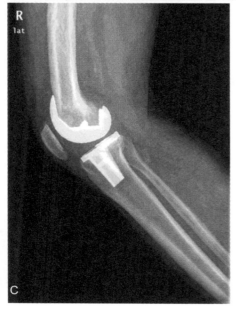

图 17-2 82 岁男性患者初次接受 TKA 后 15 年的右膝 CR 和术后 14 年的全聚乙烯胫骨组件图片 A. 前后承重位；B. 右侧位；C. 左侧位

表 17-1　TKA 后胫骨组件的长期临床结果的随机对照研究

| 作者 | 胫骨组件 | 患者数量 | 随访期 | 生存率 / 松动率 |
|---|---|---|---|---|
| Bettinson 等 | 全多聚物 / 金属基底 | 293 | 10 | 96.8%/97% |
| Gioe 等 | 全多聚物 / 金属基底 | 147 | 10 | 100%/94.3% |
| Aglietti 等 | MB/FB | 103/107 | 3 | |
| Woolson 等 | RP/FB | 60/47 | 11.4 | 2 MB knees |
| Kim 等 | RP/FB | 160/160 | 13.2 | 100%/99% |

MB. 运动轴；RP. 旋转平台；FB. 固定轴

的 UHMWPE 损失较其他类型更高，如高于惰性气体伽马射线灭菌或非辐射灭菌的 UHMWPE。在一项回顾性研究中，Medel 等报道发现应用惰性气体伽马射线灭菌胫骨衬垫后氧化和氧化可能性较空气伽马射线灭菌低；虽然两组之间的磨损耐受相似，但是 UHMWPE 胫骨衬垫在第一个 10 年的剥落率较低。体外研究报道高交叉连接聚乙烯即使在老化后磨损率仍然较低。

PS 设计的临床研究发现其具有良好的中期结果，并且这些新型的胫骨衬垫透亮带出现的概率较低。在老化后和磨损率降低后，维生素 E 引进可使灭菌后的 UHMWPE 稳定性更好。

研究者对除 UHMWPE 外的其他类型也进行了评估。由于氧化锆被观测到在氧化弥散后摩擦率较低，且体外研究已经证实与钴铬合金（Co-Cr）相比氧化锆具有较高的摩擦耐受性，所以氧化锆作为股骨组件的材料得到应用。虽然缺乏长期和比较研究，但是氧化锆的临床结果仍能说明它是一个安全的植入物。最终，传统的 Co-Cr 股骨组件与常见的 UHMWPE 相比，短期临床预后并无优势。

## 三、结论

目前，患者个体差异、年龄和活跃程度会影响外科医生 TKA 前的选择。长期随访显示没有发现任何特殊的假体设计具有优势，并且较重要的不是其他短期和中期的失败因素，而是磨损和骨溶解；全聚乙烯整块胫骨组件具有优良的长期结果，说明它是一个合适的选择。UHMWPE 灭菌方法是选择特定 TKA 的最重要的因素。虽然在初次 TKA 中新型高交叉连接聚乙烯较安全，但是缺少相关的体外和体内研究支持。

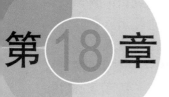

# CHAPTER 18

# 第18章 | 全膝关节置换术的长期预后：髁限制性假体

Konstantinos A. Bargiotas

K. A. Bargiotas，医学博士，理学博士

拉里萨大学综合医院，骨科

e-mail: kbargio@yahoo.gr

## 一、简介

限制性是指对关节活动的约束，即通过轴机制或两个关节的型合度来约束一种或多种关节活动。限制性在 TKA 中被认为是假体设计的效果，它提供了膝关节静态或动态所需的稳定性。TKA 的目标是重建一个无痛且功能良好的稳定关节，它需要周围软组织提供的外在稳定性及功能和假体提供的内在稳定性与限制性。如何平衡两者之间的关系及避免所谓的运动学冲突是 TKA 中最具挑战性的问题。正常膝关节排列和软组织结构是后交叉韧带替代型和后交叉韧带保留型 TKA 能否恢复膝关节正常运动学的关键，因此对假体的限制性应尽可能小。当出现术中膝关节不稳、软组织缺损严重时，需应用一个限制性更强的假体来避免术后的关节不稳、疼痛，甚至是手术失败。尽管在 TKA 中使用限制性假体的指征及限制性程度还存在争议，但是一般建议使用限制性程度最低的假体。限制性假体通常应用于复杂的翻修，但也可以在难度较大的初次 TKA 中应用。

## 二、限制性关节设计

在 TKA 的历史上，第一代假体由于它的铰链设计只能在一个轴上移动，即只能做屈伸运动，被称为第一代铰链式膝关节假体。这种假体相对容易植入，因为铰链固有稳定性允许切除所有韧带。该膝关节对线由它的柄确定，不需要任何膝关节生物力学支持如股骨后髁的曲率和膝关节原始旋转轴。然而，很快这种设计由于它的高并发症率和极低的长期存活率产生了令人不满意的结果。后来，第二种活动被引入铰链式假体，即以允许轴向的旋转为特征的膝关节假体（The St. George 膝关节假

体）于 1979 年问世。这种假体通常被称为第二代或旋转铰链膝关节假体，它们的现代产品仍需要在最大限制性的情况下使用。

同一时期，通过重建正常膝关节的形状和尺寸、韧带功能来恢复正常膝关节运动学的膝关节表面置换被提出。研究者设计出的第一个假体就是全髁型人工膝关节假体。这种类型的假体存在有限的屈曲，过度的股骨回滚和磨损等主要问题。最初，关节面的型合度是影响其稳定性的唯一因素。当两个髁的曲率半径相等时，且韧带平衡和关节对线完美，股骨和聚乙烯衬垫之间的旋转就没有位移。后来随着关节面型合度降低，胫骨平台上允许基于软组织提供的稳定性行多轴、多平面运动。但这些假体仍然存在过度的股骨回滚、磨损和无菌性松动等严重问题。为了达到它们之间的活动性和稳定性的最佳平衡，全膝置换保留后交叉韧带与后方稳定型假体都已经被制造出来。利用股骨和胫骨关节面、膝内、外侧之间的型合度可以提供充分的屈曲和稳定性，并能消除聚乙烯的磨损。这类假体称为非限制性假体。

在一定限度内增加限制性和引导运动的另一种方法是在股骨髁间窝中加入一个具有不同程度的型合度的聚乙烯立柱。这种设计有时被称为运动引导型膝关节假体，它的约束程度取决于立柱形状及型合度。在半限制性后稳定型假体中，聚乙烯立柱用于防止假体后移，从而允许内外翻移位和旋转。从初始的全髁关节假体发展为髁限制性假体（CCK）或者内外翻限制性假体（VVC）的过程中，其预防移位能力和矢状面的稳定性显著增加。髁限制性设计通过其采用型合度聚乙烯柱来防止内、外翻的不稳定及纠正旋转对位不良。一般来说，在一些厂商提供给的最小旋转度为

2°～5°的假体中，髁限制性假体区别于后交叉韧带替代型假体与半限制性膝关节假体，可以提供在两条轴上的稳定性。也有研究发现，与CCK一致的聚乙烯立柱结构的磨损率、衬垫骨折率都很高（图18-1）。改进聚乙烯衬垫的成型方法和通过螺丝钉或金属钉固定似乎已经减少了这种骨折的发生率。除了假体的设计，外科技术也扮演着重要的角色。旋转错位、假体安放不当会使假体应力增加及导致聚乙烯的磨损。

在半限制或者非限制的膝关节假体设计中，膝关节在行走时产生的力量是平衡的，并像正常膝关节一样覆盖软组织膜。随着限制程度的增加，力量会以剪切力的形式传递到假体使假体所承受的力量增加并且超过软组织。由于会发生早期松动，第一代铰链假体将剪切力转移到了界面。第一代和第二代踝限制性假体虽然设计理念不同，但是他们都担心增加剪切力会导致早期松动的出现，所以两者都强制使用长柄。近年来，厂家对这种柄的需求提高了。使得长柄假体的长期稳定性受到了挑战，并且暴露了许多问题。比如除去这些长柄尤其是骨水泥固定长柄的难度很大、骨干骨折的风险和成本增加。许多报道称CCK假体可以使用很短的柄，甚至在一些病例中，具有良好骨质的患者可以不使用。是否使用骨水泥固定也存在争议。尽管大多数膝关节机构同时提过骨水泥柄和非骨水泥柄，但在绝大多数CCK TKA中，股骨及胫骨假体都是使用骨水泥来固定。传统的长骨水泥柄已经被证明拆除非常困难，特别是在感染的情况下拆除是不可能的（拆除是必需的）。支持使用非骨水泥柄的人认为，非骨水泥柄更容易清除且发生无菌性松动的可能性更低，虽然这在置换过程中需要更高的技术。

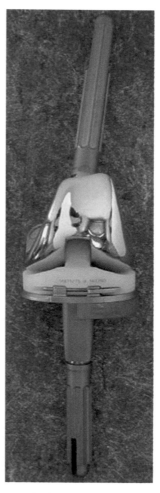

**图 18-1　踝限制性假体**　一个高胫骨柱与骨坏间隙形成关节。这种特定的假体允许在1.2°的外翻／内翻畸形和2°～3°的旋转的膝关节中使用。大多数假体被这两个轴完全限制（由BIOMET 提供）

## 三、适应证

当代非限制性或半限制性膝关节假体可以在韧带功能良好和轻度内外翻的膝关节使用。为了在伸屈运动时维持良好的膝关节平衡，伸屈间隙平衡技术或者张力调整装置需要合适的松解韧带规则，而这些规则在目前的文献中已经彻底被描述过。这些技术的局限性和错误也被报道，在这种情况下，假体的"内在"限制就是必要的。在早期的版本中，21% ～ 27% 的失败是由不稳定造成的。如上所述，任何膝关节置换术，限制越小越好。实际上限制程度应当与韧带的不稳定性成正比，传统的交叉韧带保留型假体经过不断升级后，当韧带完全缺失时，后交叉韧带和其侧支构成一个完整的旋转铰链假体。假体的选择取决于韧带的稳定程度而不是骨缺损。应用 CCK TKA 指征中，不稳定的程度还未达成共识。建议内外侧韧带复合体持续 7 ～ 10mm 的活动作为 CCK 的应用指征。在最近一份关于初次膝关节置换的研究中，松弛度 > 5mm 作为了 PS 假体到 CCK 假体的转换指征（图 18-2）。当内侧或外侧副韧带的缺失或软组织平衡之后不能满足关节的稳定性时，一般推荐使用 CCK 假体。后交叉韧带如果存在则应该缩小。在关节极度不稳定时不适合使用

CCK 假体，如两侧副韧带都缺失。在这种情况下，尽管有一个很高的杆，患者在做深屈运动时仍可能发生脱位，此时旋转铰链装置作用就体现出来了。过度的内翻和外翻畸形可以作为初次置换 CCK 假体的适应证。虽然未能明确畸形程度，超过 25° ～ 30° 的畸形通常需要广泛的切除软组织，这种手术最终可能使副韧带断裂，导致关节对线的明显改变及伸屈曲间隙的不协调。在这种情况下，因为软组织的切除往往会失败，CCK 认为是术中替代方案，特别是严重的膝外翻畸形时。此外，当膝关节外翻超过 17° ～ 20° 时，横向软组织的切除可能会伤及腓总神经。由 CCK 在软组织平衡方面的表现可以看出，CCK 在疼痛、功能及并发症方面更具有可预见性。使用旋转铰链假体或 CCK 假体的问题一直存在争议。McAuley 等认为在内翻

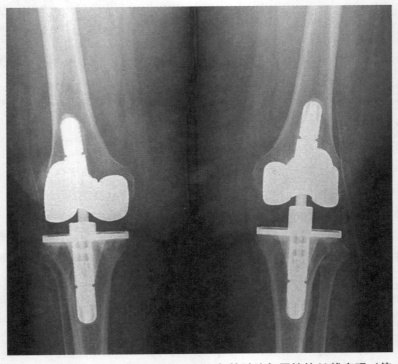

图 18-2　双侧 CCK 假体在 TKA 后 10 年的随访与原始的 X 线表现（使用了短骨水泥柄）

和外翻的膝关节中，软组织覆盖的不稳定比膝关节深屈间隙的不平衡更关键，说明CCK方案有更高的脱位风险。但还是要考虑到，旋转铰链甚至是铰链假体都已有大量脱位的病例报道，尤其是旋转铰链假体。Barrack已经总结了CCK TKA优于铰链假体的三种情况：屈伸间隙错位＜10mm；关节节线恢复在10mm以内；前后股骨直径应恢复原状。在侧支韧带完全缺失和（或）Barrack标准不能满足时，需要使用限制程度更高的假体如铰链或者旋转铰链假体，以防关节脱位及不稳定（表18-1）。尽管在过度内翻畸形的膝关节上使用CCK仍旧存在争议，但就以往的经验来说，在严重变形的膝关节（胫骨内侧踝广泛磨损使膝关节内翻＞30°；巨大骨赘；外侧副韧带薄弱）使用CCK的预期结果要好于交叉韧带保留型或后稳定型TKA。尤其是老年患者，由于他们经常超重，使用CCK假体可以减少关节的不稳定性及术后疼痛并且能提供早期恢复的稳定性。

出现关节内外的创伤继发的关节炎、冠状异常、由独特骨缺损导致矢状位和旋转畸形、韧带不稳定症状的患者在术中会出现不可预知的技术问题。这样的膝关节应当使用CCK甚至是铰链TKA（图18-3）。骨缺损不应当作为应用限制性TKA的指征。假如股骨重建或者胫骨移植或增强是可行的、关节线也没有严重偏离、副韧带在屈曲和伸展中均稳定，此时可以考虑交叉韧带保留型或后稳定型TKA。一般来说，CCK TKA应当在冠状面和（或）矢状面不稳和韧带切除过多使膝关节失去平衡时使用。而选择限制程度的大小纯粹是在一个基于个体化参数的术中决定。外科医生应当做好调整限制程度的准备，以获得足够的运动范围内的稳定性。这种情况下会残留内翻或者外翻痉挛的软组织，尽管它们会被植入假体所取代，但是这些痉挛的软组织还是应该被清除。笔者认为无论从交叉韧带保留型假体到旋转铰链假体，所有类型的假体都应当被考虑。特别是在翻修手术和因骨缺损和轴线巨大偏差所致难度较大的初次置换。

## 四、手术注意事项

在髁限制性假体的设计思路里，假体的运动依赖于柱-凸轮结构。这种结构将膝关节解剖轴内外翻情况限制在一个制造商所限定的角度内。此外，如果应用长的非骨水泥柄，股骨和胫骨组件的位置将在矢状面和冠状面双重定位。不考虑股骨和胫骨髁解剖，以及可能存在的骨量丢失，由于假体柄需要与髓腔配套，且需与皮质牢固咬合，植入假体必须与股骨和胫骨的解剖轴完全一致。因此，由于是以股曲率为基础（矢状面），术者在术中就要面临在前股骨皮质破裂或股骨组件前移的挑战。

表 18-1　膝关节的平衡及限制程度

| 限制 | PCL | MCL | LCL | 深屈间隙 | 关节线 | 股骨干外径 |
| --- | --- | --- | --- | --- | --- | --- |
| CR | 重植 | 重植 | 重植 | 均衡 | 正常 | 正常 |
| PS | － | 重植 | 重植 | 均衡 | 正常 | 正常 |
| CCK | － | +/－ | +/－ | ＜10mm | ＜10mm | 正常或者已经复原 |
| 旋转铰链型 | － | － | － | ＞10mm | ＞10mm | 改变 |

CR. 保留后交叉韧带假体；PS. 后交叉韧带替代型假体；PCL. 后交叉韧带；MCL & LCL. 内侧 / 外侧副韧带

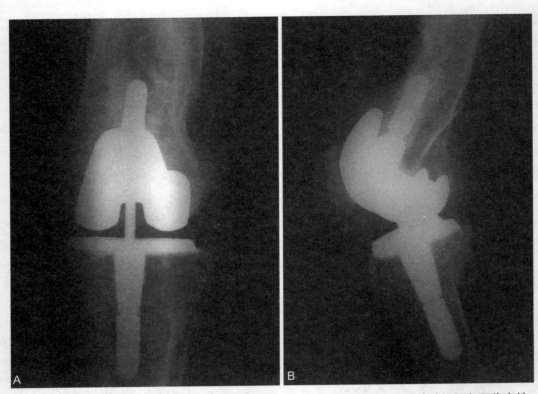

图 18-3　A.CCK 假体植入严重畸形的股骨的正位片。创伤后的病例会出现特殊问题和不稳定性。股骨柄的旋转稳定性依赖巨大的踝间隙和踝骨骨质；B. 侧位片：股侧不可能插入更长的柄

前者一般没有意义，因为柄的远端锁定装置可以防止骨折；而后者如果再前移过度，将导致髌骨负载过重，膝关节屈曲度下降的风险。在这种情况下缩小股骨组件，或者选择较薄的胫骨嵌件，或者两者结合，可能对术后活动度有帮助。在胫骨方面，胫骨托盘可能均匀凸起，甚至在术后诱发疼痛(图 18-4)。当然，缩界不是总能成功的，甚至有时候不能解决以上问题。胫骨托盘大幅度的旋转是不建议的，因为很小幅度的旋转即能在髌骨交界面产生大的剪切力，导致髌骨不稳定。许多厂家提供了带偏心距的柄和（或）转接器，这样就可以允许胫骨托盘或髓内股骨柄在二维平面上的活动。术前制订详细的计划的必要性在之前已有叙述，特别是在复杂病例或者存在解剖畸形的病例。对一名外科医生而言，术

前准备好全系列假体是非常有必要的。

最后，对一个外科医生而言，始终要铭记在心的是，我们更应该考虑的事情首先是髁间截骨量，而不是在采用了 PS 假体后可以保留的量。"箱子"越深，它的壁，即股骨髁，也就越薄弱。如果在置入柄的过程中没有精确的轴对齐，这将导致在插入股骨嵌件时与股骨髁对抗而折断，最终影响其稳定性。在嵌入试模和假体时应格外小心。如果"箱子"看起来比较紧，我们在术中也可以做适当的修剪。

## 五、关于柄的争论

由于第一代铰链型假体较高的术后假体松动率，引起对于髁限制性假体长期效果的担忧。无论骨的质量与储存量，在所有髁限制性假体中应用长的非骨水泥柄被

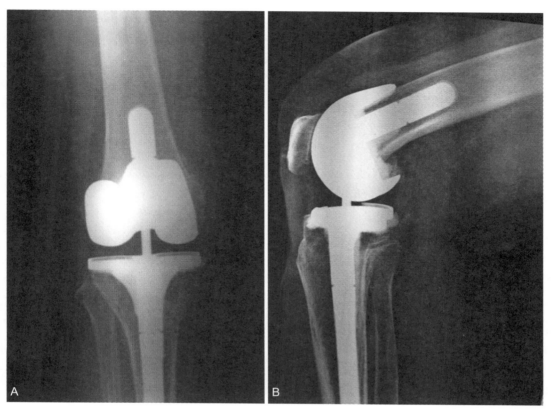

图 18-4　**外翻膝初次 TKA 前后位（A）及侧位（B）图**　由于胫骨干骺端骨骼质量较差，因此选择了带凹槽的长柄。图（A）中胫骨托盘轻微外偏，长的骨干稳定柄最终确定了胫骨托盘的位置。图（B）可以允许旋转，但不允许自内向外的移位

认为是强制性的。然而，目前关于应用骨干组件的假体在生物力学方面的数据还非常少。有一个研究小组报道了髁限制性假体应用骨干柄的生物力学结果。在他们的结果中报道了在骨松质界面剪切力减少了 20% ～ 60%，减少量与骨质有关。文章结论是在应用髁限制性假体处理骨量丢失或骨骼质量差的病例时，柄的选择应该首先考虑减少柄骨界面剪切力，以及延长假体寿命。然而目前的临床数据则认为对于骨量保存较好的病例，无论是初次置换还是翻修，应用髁限制性假体时柄的选择并不会对其长期效果产生影响。Sotereanos 等报道了他们在 7 年时间内应用髁限制性假体于初次 TKA，这些置换术中均有 30mm 的

骨水泥扩展注射，在之后观察中没有发现骨干吸收。这个结果是令人满意的。在另外两个没有应用柄的髁限制性假体研究中，结果与其他应用非限制性假体相比也是可以接受的。许多目前的膝关节假体系统提供了压配式非骨水泥柄。这些柄稳定性好，再次取出方便。然而，这些柄在限制性假体中并不是强制使用的。在临床过程中应该参照骨量来个性化选择。对于质量较差的干骺端骨，术中骨折或者胫骨大量非独立性骨缺损，就应该应用远端承重柄。对于股骨端，在股骨髁保持其完整性时，大的髁间窝提供了额外的旋转稳定性。在这种情况下长柄就不太需要了。对于股骨髁骨质丢失的情况，柄会在三个平面上都失稳，这时我们就可以应用长

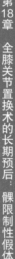

135

的压配式骨干柄。

## 六、临床效果数据

关于髁限制性假体优越性的研究报道越来越多。抛开最初的恐惧，髁限制性假体在初次复杂全膝关节置换及翻修手术中应用越来越流行。然而不幸的是，这些研究中髁限制性假体的应用不是没有限制的。又有很少的研究是关于特殊类型假体，或是专门设计的针对特殊假体应用病例的研究。更多的是关于髁限制性假体的回顾队列研究，且研究人群都比较混乱。初次和翻修病例被分到了同一组但结果并没有相应的分层。另外，很多研究中包括了两代髁限制性假体或不同系列的假体。随访时间较短，大多数没有超过 10 年，且样本数量都较小。因此改善目前研究的质量，将重心放在一些有争议的地方，如柄的选择，以及应用这些假体的适应证等。这些问题目前仍在不断演变，局限性还不明确。

Kim 和 Kim 报道了一项 114 例翻修病例中 7.2 年假体生存率达到 96% 的研究。在另一个 57 例应用后稳定型假体或其他限制性假体处理翻修手术的报道中，假体生存率 40 个月达到 94%，99 个月达到 74%，其中几乎所有假体失败病例都是由于伸膝结构破坏或者 PS 假体的残留不稳定性造成的。Haddad 等回顾性分析了 349 例应用 PS 假体、髁限制性假体和旋转铰链型假体处理翻修病例的原因与效果。尽管随访时间短（12～60 个月），文章并没有发现总假体生存率超过 90% 的各个假体之间显著性差异，以及应用旋转铰链型假体后膝关节活动度下降的趋势。初次及翻修病例应用髁限制性假体后假体生存率为 92%～96%，文章也没有报道假体相关并发症的发生概率。

在一个最大的应用髁限制性假体治疗初次 TKA 的队列研究中，共纳入了 192 例膝，随访时间达到 10 年，也没有假体相关失败率报道，假体周围透亮线也被认为是无意义的。在一个 55 例非骨干柄髁限制性假体的系列研究中，在 6 年随访时间内无假体松动报道。在一个 44 例应用髁限制性假体处理初次 TKA 系列研究中，在高龄伴膝外翻畸形患者人群中经过较长时间随访后也没有发现假体失败。在严重的膝外翻病例中（>17°），与广泛的侧向松解相比，应用髁限制性假体有着优秀的功能恢复与极少的并发症（腓总神经麻痹、残留痛）等优点。在一项最新的研究中，对于试模残留 5mm 间隙的失稳的初次 TKA，应用髁限制性假体处理同样收到了良好的效果。在另外一些学者的研究中，同样报道了应用髁限制性假体处理相对较年轻患者后 7 年假体生存率达到 97%，且功能恢复和影像学资料同 PS 假体类似。

## 七、结论

根据目前的文献报道及对其局限性的掌握情况来看，之前对于髁限制性假体稳定性的担忧并没有成为现实。就我们目前掌握的资料来看，应用髁限制性假体的失败率与 PS 及 CR 假体相比并没有差异。无菌性松动和假体周围透亮线也没有出现之前所猜测的灾难性后果，目前来看髁限制性假体似乎可以应用到伴有失稳及正常运动学丧失的初次和翻修病例中。尽管该假体的适应证仍存在争议，且所需的限制性的级别仍需更多的讨论，在手术过程中我们仍然需要准备全系列限制性假体。综上所述，术者必须清楚他们日常所用假体的局限性，从而随时针对每位患者选择出合适的假体类型。

全膝关节置换术随访病例

136

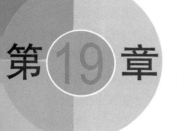

# CHAPTER 19

# 第19章 | 全膝关节置换术后长期效果观察：旋转铰链型假体

Demetrios Kafidas，Theofilos Karachalios

D. Kafidas，医学博士

希腊拉里萨市塞萨利亚大学，骨科

T. Karachalios，医学博士，理学博士（✉）

拉里萨大学综合医院，塞萨利亚大学健康科学院医学部，骨科

e-mail: kar@med.uth.gr

## 一、简介

在 20 世纪 50 年代，即全膝关节置换术（TKA）早期，所有膝关节假体仅有简单的铰链结构，只能在矢状面活动，且无任何方向的旋转。首先做出突破的假体是 Walldius 假体（1951）和 Stanmore 假体（1952）。随后，Shiers 假体（1954）、Young 假体（1963）、St.Georg 假体（1970）和 Guepar 假体（1970）相继被应用于临床。这些假体称为第一代铰链假体（图 19-1～图 19-4）。其中一些铰链假体遵从低摩擦原则，如 Blauth 假体（图 19-4），其他假体虽同样顾及低摩擦原则，却更接近限制性膝关节假体的设计思路，如 Sheehan 假体（图 19-5）。在早期，手术较高的失败率常归因于过多的缝合剩余线头及骨水泥界面上的剪切力。无菌性松动频繁发生，间有假体结构损坏。来源于金属摩擦表面的磨损颗粒经常导致骨质溶解，继而出现假体松动。此外，假体周围骨折的发生同样频繁，当一次关节置换手术失败后，由于术前大量骨的切除或缺损，翻修或关节固定融合术将变得异常复杂。

在 20 世纪 70 年代早期，髁型膝关节假体设计因为其较好的临床疗效渐渐流行，从此第一代铰链型假体渐渐没落。至 70 年代晚期，第二代铰链型假体，即所谓的旋转铰链型假体，被开发出来用于应付一些较复杂病例（难以用髁型人工全膝关节假体处理）的关节重建。旋转铰链型假体实现了矢状面与横断面的活动（旋转），目的在于降低骨水泥界面较高的负作用力。由于这种扣锁机制的可行性，生理状态下的膝关节活动得以重建。与第一代铰链型假体相比，这一代假体降低了假体松动比例，改善了术后步态。

髁型膝关节假体目前仍然是大部分病例的首选，特别在初次 TKA 中。然而，限制性假体在这些病例中有更确切的适应

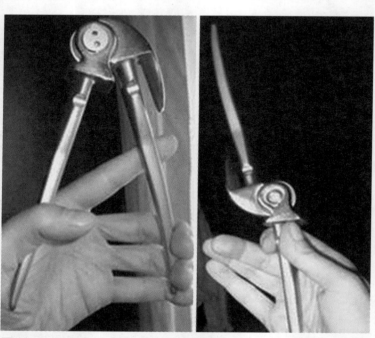

图 19-1　Stanmore 假体（屈曲伸直位侧面观）——一个简单的金属铰链结构

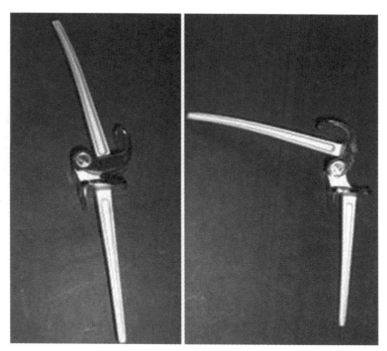

图 19-2　French GUEPAR 假体（屈曲伸直位侧面观）

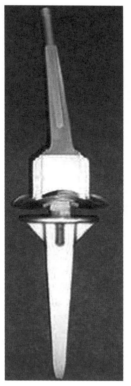

图 19-3　St. Georg 假体（Waldemar Link GmbH, Hamburg, Germany）前面观，经典的铰链结构，Endo-Modell 假体的前体

证，并且目前对于旋转铰链型假体或者限制性髁假体的使用仍有不断的争议。确切的适应证及合适的旋转铰链型膝关节假体类型决定了手术效果（与手术技巧、术者及病患等相关因素同样相关）。

## 二、旋转铰链型假体分类

迄今为止已有多种旋转铰链型假体被应用于临床。不同类型假体之间最大的区别在于铰接机制。其中一个应用较广泛的旋转铰链型假体即 Endo-Modell 假体（Waldemar Link Gmbh,Hamburg，Germany）。自 20 世纪 80 年代中期应用于临床以来，该假体已被大量临床研究证实有令人满意的效果（图 19-6）。其铰链结构包括了一个与股骨髁铰接的可以屈伸的 T 形装置。早期的假体设计允许股骨假体与胫骨假体分离，但随后为了避免脱位，一个防脱位装置被广泛使用。铰链头端为股骨假体，之间空隙有聚乙烯涂层。在中空的

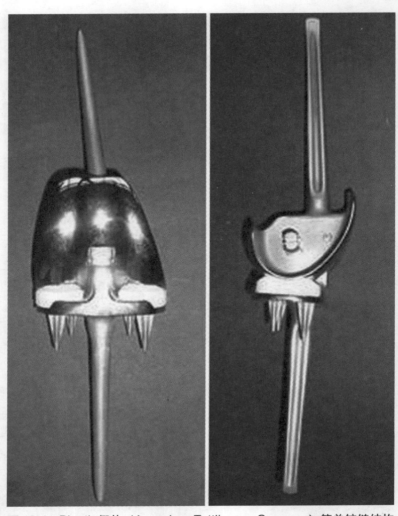

图 19-4　Blauth 假体（Aesculap, Tuttlingen, Germany）简单铰链结构及低摩擦设计，股骨髁为聚乙烯材料

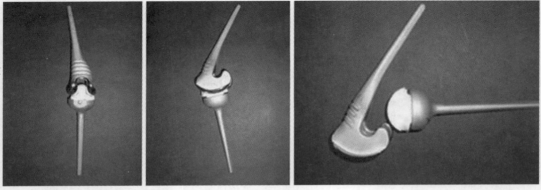

图 19-5　髁限制性假体设计，Sheehan 假体（1971）　前面观，轻度屈曲侧面观及拆卸后侧面观。设计过程考虑到了低摩擦原则。松动，特别是胫骨组件的松动是经常考虑的问题

衬套结构中铰链有胫骨假体，从胫骨组件处开始，实现旋转功能（图 19-6A）。虽然依赖于屈曲程度但旋转角度最大不会超过 20° ～ 30°，因为在此过程中，由于仍然存在的关节囊、韧带、肌肉和肌腱等周围软组织提供的张力，股骨髁会渐渐接近并与胫骨底座髁间隆起相抗衡。这种假体最初被设计用于初次保留髌股关节的关节成形术（图 19-6C），随后为了促进关节成形术术后恢复及处理髌股骨关节炎，其

也被用于伴或不伴髌骨置换的修理髌骨的关节成形术（图 19-6A、图 19-6B）。根据假体制造商提供的信息，切除骨量是极少的，特别是最初没有股骨凸缘设计的假体，这也与髁型假体相像（图 19-6C）。因此，尽管其骨水泥柄较长，关节功能恢复显然得到了提高。

对比于 Endo-Modell 假体，其他两种旋转铰链型假体：Modular Segmental Kinematic 假体（Howmedica，Rutherford，NJ）

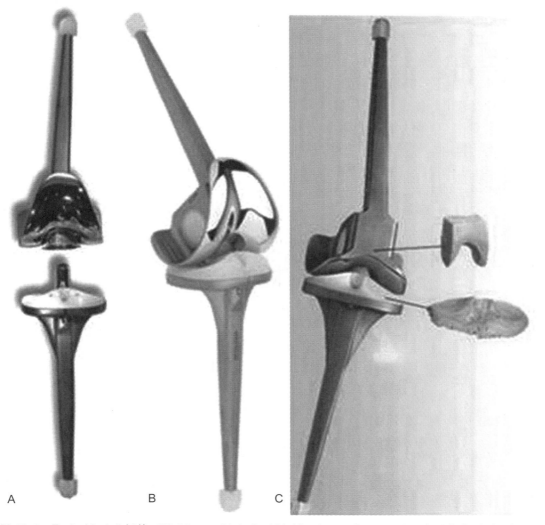

A　　　　　　　　B　　　　　　　C

图 19-6　Endo-Modell 假体（Waldemar Link GmbH, Hamburg, Germany）空置状态（A），倾斜透视位（B）及接近保留性截骨术时前位（C）。前位（C）显示了最初的设计，保留了髌股关节

和 Noiles 假体（Joint Medical Products, Stamford, CT）（图 19-7）则采取了不同的设计，因为这两种假体旋转轴位于聚乙烯胫骨底座内。因此，旋转不在关节水平，而是在胫骨组件内部。Kinematic 假体被设计用于复杂膝关节置换，如肿瘤切除术后或者伴有大量骨缺失或因韧带失稳难以行限制性假体关节成形术的病例。最初的假体胫骨组件为全聚乙烯涂层设计，而目前更多的假体则选择了金属支撑的胫骨组件。与 Kinematic 铰链型假体相比，Noiles 假体侧重于更多更广泛骨量切除，特别在处理胫骨时（因为其胫骨组件较大）（图 19-7）。这也是两者一个较小的区别。另外一种由 Noiles 假体进化而来的同样适用于翻修手术的铰链型假体已经在 S-ROM 模块化膝关节假体（Johnson & Johnson, Orthopaedics, Raynham, MA）部分介绍（图 19-8）。其铰链结构包括一个在胫骨聚乙烯柄内固定的可以在金属的胫骨组件内旋转的股骨钉。旋转发生在聚乙烯涂层下方，

与具有旋转平台的膝关节假体有些类似。由于是为了关节翻修而设计，这类假体拥有足够长的股骨和胫骨柄。为了应对复杂膝关节成形术，特别是紧急情况下进行的手术，同样作为旋转铰链型假体的 Finn 假体是 OSS 系列假体中的明星产品。这是一类高度模块化的假体，提供了多种类型的组件来应对复杂病例（Biomet,Warsaw,IN）（图 19-9）。

来到 20 世纪 90 年代晚期，RT 旋转铰链型假体方案开始应用于初次及翻修膝关节成形术（PLUS Endoprothetik AG, Switzerland），2007 年后成为（Smith&Nephew, Memphis,TN），其设计中应用了扣锁机制及股回卷机制，目标是重现正常膝关节运动功能（图 19-10）。在必要的情况下，股骨组件与胫骨组件是专供的模块化的柄，通过 PMMA 固定。股骨旋转圆锥与聚乙烯衬垫在中心放置孔铰接，这种结构允许假体完成屈曲、延展与旋转。除外股骨盒处的截骨，该假体的截骨量与髁型假体截

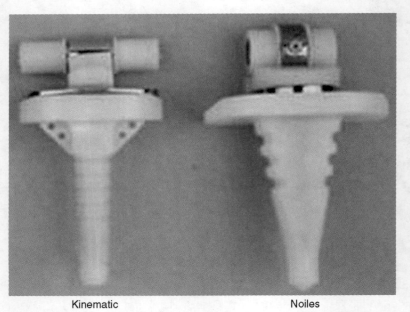

Kinematic　　　　　　　　　Noiles

图 19-7　Kinematic 旋转膝和 Noiles 铰链膝 - 带有股轭的经典旋转铰链设计，在聚乙烯胫骨套管内有可旋转的胫骨柄

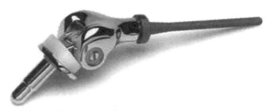

图 19-9 Finn 旋转膝与一种合并有 OSS 救助系统的结构相结合（这三种假体只用于复杂膝关节置换术）

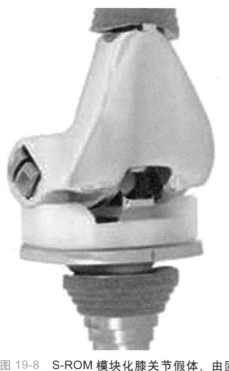

图 19-8 S-ROM 模块化膝关节假体，由固定在胫骨托盘上的股骨铰链构成，这种结构可以以旋转平台的方式完成在胫骨组件内的旋转

骨量相似。虽然该假体没有独自的髌骨组件，但在需要的情况下建议使用髁型假体的髌骨组件。近年来，相同的制造商(Smith & Nephew, Memphis, TN) 引入了一个类似的 RH 假体：Legion HK 假体，针对普通膝关节的运动功能恢复（图 19-11A）。在 Zimmer NexGen 假体（Zimmer, Warsaw, IN）设计中也应用了同样的原理。目前来看 Solution RT 假体、Legion HK 假体、NexGen 假体属于有类似设计和运动功能的旋转铰链型假体。

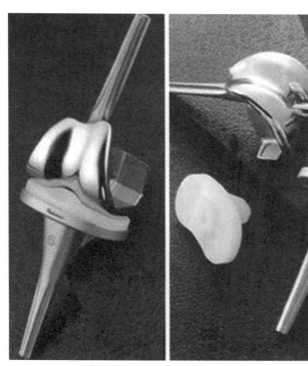

图 19-10 RT solution 假体的组合与分散状态

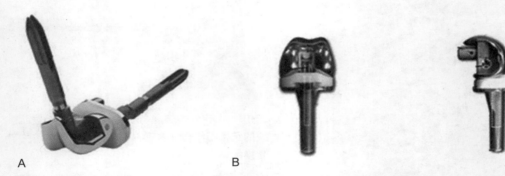

图 19-11 A. Legion HK，处于屈曲与轻度旋转的更现代的旋转铰链型假体；B. Zimmer NexGen 旋转铰链结构示意

## 三、适应证

目前的 RH 假体形式多样，不同假体有不同的设计与特性。在定义其适应证时，我们首先应该明确一点：不同的实际情况下的选择应该有着不同的侧重点：如第一代假体、旋转或非旋转型假体或是应用于翻修或复杂膝关节手术。对于 RH 假体持怀疑态度是合理的，因为相较于髁型假体，由于其术中大量的骨量丢失导致的并发症使得二次翻修变得极为困难。在初次 TKA 中，RH 假体对于骨骼畸形或韧带的稳定性并没有清晰的界定。同样，在翻修或复杂膝关节手术中也无法明确界定限制性假体及旋转铰链型假体的适应证。有一些学者仅仅在翻修或复杂膝关节置换手术中应用旋转铰链型假体，他们将旋转铰链型假体的适应证严格限定在：①前后失稳，特别在屈曲间隙显著大于伸直间隙时；②内侧副韧带完全缺失；③任意侧向稳定结构完全缺失导致侧向旋转失稳；④任意功能性伸肌缺失导致的异常摇摆步态。

在北美，直到旋转铰链型假体出现之前，铰链膝是几乎被遗弃的。与之正好相反的是，在欧洲中部，铰链膝特别是旋转铰链膝被广泛应用，甚至是在初次 TKA

中。这就有了相当多这方面的经验。以 Endo-Modell 膝关节假体为例，在其开发者发布的适应证中，包括了严重的畸形与失稳（因为畸形与失稳对于此类假体是比较容易矫正的），而对于髁型假体，则需要严格把握适应证，手术过程中也需要更加一丝不苟和严谨的操作才能完成。另一个初次 TKA 应用旋转铰链型假体的适应证是类风湿关节炎，因为这种疾病可以导致关节囊韧带进行性缺损。髁型假体在风湿性关节炎中应用会出现晚期（术后 5 年之后）的不伴有组件松动的复发型轴线不齐。

## 四、旋转铰链型假体的临床效果

在评价旋转铰链型假体效果时，必须把初次 TKA 与复杂 TKA 分开而论，不论是翻修还是急诊手术。总的来说，旋转铰链型假体的效果被证明是优于第一代铰链型假体的，特别是一些并发症，包括感染、松动均显著减少，术后步态明显改善。因此仅仅依靠之前关于固定铰链型假体的较少的结果作为基础来限制旋转铰链型假体的应用是不合适的。固定铰链式假体在近些年已经得到了进一步的改良。举例来说，以低摩擦为原则设计的 Blauth 假体（Aesculap, Tuttlingen, Germany）作为一种固定铰链式假体，尽管被应用于低生活质量需求与高龄患者术中，但其 10 年假体生存率达到 98%，20 年假体生存率达到 94%。在另一项相同假体的研究中报道的假体生存率与此相仿。然而，高的假体生存率伴随着功能恢复的妥协，在这些患者中平均膝关节屈曲度仅达到 95°，当他们从坐姿起身时需要借助外力的支持，意味着膝关节的屈曲是受限的。

在尝试文献检索关于翻修和复杂膝关节手术的文献时，并没有发现高质量的随机临床对照试验研究。这些文献中大多数是回顾队列研究，有短期的随访，因此，迄今仍缺乏有强力证据的结论。

Noiles 假体（图 19-8）作为最早期的旋转铰链型假体之一，在一个 18 例复杂膝关节置换术系列研究中被作为研究对象假体。在 5 年随访中，依照 HSS 评分低于 60 分标准，该假体达到 56% 的失败率。失败病例中最主要的并发症是股骨组件下沉（平均下沉 5.1mm），而在类风湿关节炎中下沉更为严重，平均达到 10mm。尽管结果令人失望，但这些病例可以进入补救程序。另一项从 50 例患者选择标准及其严苛的复杂膝关节病例中选择了 38 例能够完成随访的病例（15 例初次手术，23 例翻修手术）的系列研究则评价了 Kinematic 假体的效果（图 19-8）。按照疼痛改善、功能恢复与关节活动度来评价，这些临床指标平均在术后 50 个月时得到改善。报道的主要并发症包括髌股关节的问题（13 例，34%）、深部感染（8 例，21%）、假体组件铰接失败（8 例，21%）及假体松动（3 例，7.9%）。在中期如此高的并发症发生概率是无法接受的，但我们仍然要注意这是一些非常严重的病例。这篇文章的作者表明了他的态度：旋转铰链型假

体只有在内侧或外侧关节囊韧带完全缺失时才会被考虑。

与此相反，其他将初次 TKA 作为适应证的旋转铰链型假体均有令人满意的临床效果，如 Endo-Modell 假体。在一项 1837 例初次膝关节置换病例（回访 1639 例）的早期回顾性研究中，随访 6.5 年无菌性松动率仅为 0.8%，感染率仅为 1.9%。其中 1.8% 的患者术后由于剧烈的髌股关节疼痛而行全髌骨或半髌骨切除术；12.6% 的患者术后有可以记录的轻微髌股关节痛；2% 的病例出现了假体失效、移位与失稳。54% 的患者术后疼痛明显改善，40% 的患者术后仅有轻微疼痛。95% 的患者对术后效果满意，其中 83% 的患者非常满意，12% 的患者满意。以再次翻修作为假体生存终点，8 年假体生存率达到了 94%。在另一项使用了同一类型假体的回顾性研究中，共纳入了 230 例病例，随访时间为 7～8 年，这项研究中入组病例多数为严重的内翻畸形、外翻畸形、类风湿关节炎及外伤性关节炎。这项研究中报道的并发症发生率较上一研究要高（无菌性松动占 2.6%，轴线不直占 0.4%，感染占 2.6%，神经病变占 0.4%，因髌股关节痛行髌骨切除术占 1.7%）。文章作者列出的这些并发症发生率低于另外一种有类似资料的 St. Georg 假体（随访存活 20 年病例）。当我们关注术后总的髌股关节疼痛发生率时会发现非常有趣。Engelbrecht——上述旋转铰链型假体的开发者之一，提到当股骨组件增大，股骨髁前移时，将增加髌股关节应力，从而出现类似症状。因为术者的原因可能导致不同的髌股关节症状。由于在铰链型假体中铰接机制的不同会影响滑车深度，导致滑车的设计也是诸多需要考虑的因素之一。与髁型假体相比，旋转

铰链型假体感染率高的原因主要在于假体尺寸相对较大，且手术相对均较复杂。在另一项应用 Endo-Modell 假体于初次 TKA 的研究中纳入了 100 例膝关节，其最终结果显示在 11 年随访结束后假体生存率达到 94%，这一结果与髁型假体比较也是较为满意的。早期感染率为 2%，髌骨轨迹不正比例达到 6%。假体周围进行性透亮线、假体移动及磨损均未发现。然而，在另一项纳入了 98 例应用旋转铰链型假体的初次膝关节置换的长期随访中，10 年假体累计生存率为 79.8%，15 年假体累计生存率为 75.8%。该文作者建议仅仅在不稳定膝关节与膝关节翻修手术中应用旋转铰链型假体。

在一项应用了 Endo-Modell 假体的 113 例病例（松动后翻修 47%，假体周围骨折 24%，感染 17%，以及在平均随访年限 2.1 年发生失稳和脱位）的研究中，该假体的手术效果是令人满意的。尽管这些病例翻修过程很复杂，但最终根据 HSS 评分，良好率为 51%，优秀率为 16%，与术前无差别为 23%，效果较差为 10%。由于股骨柄与胫骨柄的应用，所有病例均获得了满意的假体植入与合适的膝关节轴线对齐。深部感染发生了 2 例（2%），均是感染后翻修病例。继发于异体骨移植后股骨柄松动有 6 膝（5%）。5 例（4%）膝行关节封闭，2 例（2%）膝出现股胫假体脱位，1 例（1%）膝出现髌股半脱位，2 例（2%）膝出现髌骨骨折，并出现了 2 例螺杆分离。在另一项 153 例应用同一假体用于翻修的研究中，出现临床评分改善的平均随访年限为 12.9 年。由于早期并发症通常较易处理，晚期并发症的统计才更有意义。这些并发症主要包括铰链机制破坏 9 例（17%），其中 6 例需要再次翻修，剩余 3 例由于尚

属稳定且无症状不需处理。尽管有这些并发症，文章作者认为翻修或失稳的 TKA 是旋转铰链型假体应用的适应证，因为这类假体的效果是不差于其他低限制性翻修用假体的。

为初次及翻修手术设计的 RT 型旋转铰链型假体主要在欧洲应用，其临床效果及术后所有评分都是令人满意的。在一项应用 Kinematic 旋转铰链型假体（图 19-7）处理复杂膝关节置换的队列研究中，共纳入了 58 例病例，术后平均随访年限达到 6.3 年。其中 6 例膝翻修原因为感染，其余大部分为骨量丢失、韧带缺失、假体周围骨折及以上因素混合的情况。在 A 类患者（单侧或双侧 TKA 后，另一侧膝关节置换后情况良好）和 C 类患者（多关节关节炎，体质较弱）中术后评分较术前提升相当明显，而在 B 类患者（非术侧膝关节有症状）术后评分则无统计学差别。活动幅度改善同样显著。68% 的患者感到满意，分别有 6% 的患者无明显改善和 10% 的患者较术前恶化。并发症发生率也较高，达到 49%，其中高于 17% 发生率的并发症有 2 个。19 例膝（27%）需要再次手术，其中 9 例（13%）是由于无菌性松动。深部感染发生率较高（10 例膝，14.5%），髌股关节并发症（13%）及铰链机制失败发生率（10%）同样较高，统计后者发生原因中 4 例可能是由于假体原始设计中胫骨塑料套筒（图 19-7）发生断裂导致的，4 例是因为胫骨柄断裂，1 例因为股骨髁断裂，1 例因为套轴断裂。文章作者认为这些都是可以接受的，因为以上 Kinematic 旋转铰链型假体所应对的病例都是相当棘手的病例的翻修，他们也认为旋转铰链型假体只能用于复杂急救膝关节手术。对比于 Rand 等早期所做的一个较短的队列研究，

这项研究中髌股关节并发症，假体松动与断裂，发生频率都较低。之所以出现这种现象的原因可能是外科技术的进步，对于旋转定位的关注，术中髌骨轨迹的评估，以及 Kinematic 旋转铰链型假体将假体完全聚乙烯设计改为金属支撑的聚乙烯设计。

在一个关于全膝关节翻修术的回顾性研究中，研究者对比了 15 例应用 S-ROM 旋转铰链型假体和 87 例应用标准髁型翻修假体的临床效果，平均随访年限 4.25 年。在应用旋转铰链型假体组的膝关节中多是严重的病理状态，而且在此项研究中没有包含感染后翻修病例。尽管 S-ROM 旋转铰链型假体更多应用于复杂病例，但该组膝关节应用旋转铰链型假体后临床评分与关节活动度相对于另一种都是可以接受的，在所有应用铰链型假体翻修的病例中也都实现了膝关节轴线对位。

Walker 和 Mantkelow 比较了 14 例应用旋转铰链型假体进行全膝关节翻修和 12 例应用标准内外翻限制性假体处理的膝关节。在这一研究中对内外翻限制性假体和旋转铰链型假体的力学模拟也进行了比较评价。研究发现内外翻限制性假体在力学模拟下渐渐出现了至少 6° 的内翻畸形，而铰链膝则相当稳定，没有明显变化。这种趋势可能导致塑料柱的进行性畸形，因此在一例中导致了塑料柱的金属再加强，而在另外一例 III 型髁假体中甚至出现了塑料柱的断裂。在内外翻限制性假体的病例中同样记录了临床上失稳的征象，包括前后位与冠状位图像，而这些都影响了膝关节评分。膝关节活动度、疼痛评分及假体周围透亮线两组之间类似，而旋转铰链型假体的功能评分更高，但两组之间无显著性差别。另外，由于随访是以问卷形式进行的，旋转铰链型假体组手术和非手术膝

关节相关性更强，这也意味着其相对于内外翻限制性假体有更好的表现。文章作者建议重新考虑旋转铰链型假体的适应证，因为此类假体能够提供较好的稳定性、重建膝关节力线，可以实现旋转活动及更可靠的功能恢复。

## 五、临床注意事项

TKA，不论是初次还是翻修，无论选择何种假体，在术中都要以保护软组织为重点。尽管是旋转铰链型假体这种自身稳定性不错的假体，最终都要依靠通过术中尽可能多地保留软组织来维持平衡。在一项纳入了 200 例应用旋转铰链型假体的初次 TKA 的队列研究中，无论是假体损坏还是脱位，在术后早期均没有发生。而随着时间增加，更多韧带分离，上述两种并发症发生率上升到 1.7%。基于此研究，更多外科医生开始更加谨慎，避免术中过多韧带松解，从而将上述并发症发生率降到 0.4%。文末该文作者也建议尽可能保留所有仍存在的关节囊、韧带及肌肉组织。过多的软组织与周围韧带松解可导致周围软组织结构延长，从而出现膝关节反张及冠状位失稳。在这种情况下，一部分铰链机制出错导致异常的应力传导将增加假体松动、假体周围骨折及假体磨损的概率。

我们来进一步探究 TKA 后髌股关节并发症发生的原因。除了之前提及的股骨组件矢状位位置不良、底层铰链机制导致的滑车沟表浅，还有其他重要原因。所有需要旋转铰链型假体的膝关节，其髌股关节通常已经有严重问题，因为膝关节畸形通常会导致膝关节力线与旋转功能缺失，进而导致髌骨力学重建极为困难。目前的手术方式对髌股关节的影响显然也增加了额外的困难。在对比了初次和翻修 TKA 后可

以明显发现患者疾病严重程度和术后髌骨痛也有显著的联系。因此，应用目前假体与关节置换技术的所有原则，包括组件多向活动（冠状位、矢状位及旋转）、软组织平衡、屈曲 - 伸直间隙平衡、合模线保护、术中通过外侧松解或胫骨结节移位防治纠正髌骨轨迹等，是非常重要的。在第三代旋转铰链型假体设计中，给予足够深的滑车沟已被重视。在一个应用旋转铰链型假体急救膝关节手术的队列研究中，感染概率高达 14.5% ～ 17%，归因于这些病例的严重性与复杂性。感染在翻修手术中较为常见，而之前的一些手术过程，如截骨术、内固定术等，都容易诱发感染。另一个所有旋转铰链型假体都存在的易诱发感染的因素是假体尺寸较大、表面积大、易于微生物在表面繁殖。在初次 TKA 中应用旋转铰链型假体感染发生率为 1.9% ～ 2.6%。

应用旋转铰链型假体出现假体周围骨折并发症的概率不同报道之间有差异。相对于感染，假体周围骨折与病例的严重性和复杂程度密切相关。相关因素有铰链设计、翻修、激素治疗和神经系统疾病。

对于限制性假体，瞬间较大的应力会转移至柄，这相当考验其与骨头的固定程度。与具有简单铰链结构假体相比，旋转铰链型假体松动率明显降低。在一个中期回顾性研究中，初次 TKA 应用旋转铰链型假体的松动率为 0.8% ～ 2.6%。而在复杂 TKA 中其松动率为 7.9% ～ 13%。在后

一个研究中 2.9% 的翻修手术病例并非完全随访，而剩余病例则有最新的影像学和临床随访结果。

## 六、结论

大部分的初次 TKA 在应用当前髁型假体后效果都是令人满意的。而在一些有大量骨缺损或翻修术中，由于旋转铰链型假体的内在稳定性和较强的力线重建能力，这种假体是有应用价值的。当然，在临床操作中对这类假体的适应证选择是要严格把握的，因为如果缺少足够的约束，一些能够为未来翻修手术提供更好条件的假体，如内外翻限制性假体，理应是应该优先考虑的。总的来说，严重的膝关节失稳伴或不伴大量骨缺损是旋转铰链型假体应用的一个适应证。严重的膝关节畸形也可以通过旋转铰链型假体获得可靠的效果。高龄患者应用这种假体可能是比较合适的。术者的水平当然是一个必然要考虑的因素，因为具有挑战性的病例，无论初次还是翻修，都需要充足的训练和大量的临床经验。

从 20 世纪 80 年代早期开始，临床经验已经引导假体设计出现了多次改良，包括滑车设计、保留型截骨、偏距柄、楔形垫块等。逐渐进化的手术技术同样带来更好的临床效果。在可预见的将来，有更多有力证据支撑的假体改进手段将会带来更好的长期效果。

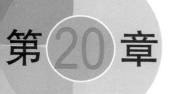

# CHAPTER 20

## 第20章 | 特制膝关节假体置换在骨肿瘤中的临床结果

Vasileios A. Kontogeorgakos

V.A. Kontogeorgakos，医学博士，理学博士

阿提卡大学综合医院，骨科

希腊雅典大学医学院

e-mail: vaskonto@gmail.com

# 一、简介

截肢以往被认为是对骨肿瘤最常见的治疗手段。然而，随着过去30年来医学理论、外科重建技术及材料学上的巨大进展，对于大多数患者来说保肢已成为可能。

最常见的骨恶性肿瘤是软骨肉瘤、骨肉瘤和Ewing肉瘤。软骨肉瘤是成人期的骨恶性病变，它对放疗和化疗不甚敏感。所以，肿瘤外缘广泛切除是最受推荐的治疗手段。骨肉瘤和Ewing肉瘤主要发生在儿童和青少年之中。它们的病变常侵袭膝关节周围，同时股骨远端和胫骨近端生长板呈现高生长率。这两种肉瘤通常认为对化疗敏感，所以大多数治疗计划均包含肿瘤切除术前的新辅助化疗和根据化疗引起的肿瘤坏死级别进行的术后化疗。

Marcove是20世纪70年代的一位倡导保肢治疗膝关节骨肿瘤的先驱。在那个年代，常规假体已得到应用。在进行组织活检诊断肿瘤恶性程度之后，有4～6周的时间来进行假体的制作，在此期间Rosen提出了术前放疗的概念。

近来，针对骨骼发育成熟的早期膝关节周围恶性骨肿瘤患者，当可以进行边缘广泛切除并且剩余的软组织足以使伤口愈合和功能恢复时，这些患者常被推荐行保肢处理。膝关节滑液被恶性肿瘤细胞浸润，无论是单纯肿瘤的关节腔内侵袭，还是病理性骨折引起的关节腔内血肿，或者是异常的关节腔内组织活检，均是截肢的指征。在上述膝关节截肢案例中，可选择Van Ness旋转整形术或者关节外的膝关节切除术。对于骨骼发育未成熟的患者，当双下肢长度差异预计在3cm以内时，应用成人型假体进行保肢和重建是可行的。当股骨远端和胫骨近端的肿瘤切除累及附属

韧带，全膝大型假体的应用就受到一定程度的限制。最初的肿瘤大假体是定制的骨水泥型固定铰链假体，而其较高的假体无菌性松动率是手术失败的主要原因。

1982年，Kotz模块化股骨胫骨重建（Kotz modular femur tibia reconstruction, KMFTR）系统被提出。KMFTR假体有一个固定的铰链结构，不使用骨水泥固定。膝关节大型假体进一步改进是使用旋转铰链结构，除了更好地满足膝关节旋转功能，降低假体松动概率之外，还弥补了韧带的不稳定性。数项研究通过比较保肢和截肢治疗肿瘤的临床疗效，表明保肢治疗效果更佳。Bernthal等评估了24名患者（7例股骨近端置换，9例股骨远端置换，8例胫骨近端置换）在其进行置换术后平均13.2年的步态，结果表明，消耗及行走速度的中位数在内置假体患者和对照组患者之间没有差异。胫骨近端置换的患者在膝关节屈曲和伸展的力度方面有所降低。在术后平均13.2年的随访中，所有患者的步态都足以满足正常的家庭和社区生活。

尽管对于骨肿瘤缺损的肿瘤假体重建可以获得有功能的肢体，然而逐年上升的并发症仍不容忽视。Unwin等在1993年针对失败事件将失败原因归类为生物学（感染）、生物力学（假体松动和骨折）及机械性能（假体破损和譬如更换衬套的翻修过程）因素。2010年的一项多中心研究随访了2174例骨骼发育成熟且接受骨肿瘤切除术后内置假体的患者。五种失败事件归类如下：软组织失败（1型）、无菌性松动（2型）、构造裂隙（3型）、感染（4型）、进行性肿瘤（5型）。由于解剖形态的差异，这些相关事件发生率是显著不同的。

关于固定髓内杆的最合适的方法仍有一个争论：是否使用骨水泥。显然，骨水

泥可以提供直接的假体的稳定性，从而可以在软组织愈合过程中充分承重。非骨水泥假体需要保护负重直至假体与骨结合的完成。然而，恶性骨肿瘤的患者需要长时间的化疗方案，导致股四头肌在活检和保护负重之后萎缩，影响生活质量。由于无菌性松动伴随骨质疏松，第一代的骨水泥大型假体有很高的翻修率。压配式假体是更新的设计，它使用一个弹簧支承的组件从而可以承受高压力，包括假体和骨界面的骨质增生。股骨远端和胫骨近端骨肿瘤切除术后进行膝关节大型假体植入的患者的功能恢复和并发症发生率并不相同。实际上，相对于胫骨远端，肿瘤假体在治疗股骨远端骨肿瘤的效果更优。

## 二、股骨远端假体

近端肿瘤切除常采取前外侧入路及更为普遍应用的前内侧入路，以更好地分辨和保护血管（图 20-1）。恶性骨肿瘤常侵袭骨皮质并侵犯至软组织（额外间室肿瘤 $T_2$，根据 Enneking 分级系统）。然而，腘窝的血管和神经很少被肿瘤侵犯。在这种情况下，在血管被分离出之后，覆盖于被侵犯的软组织上的股四头肌包膜应随股骨

远端一同切除。由于股直肌很少被肿瘤浸润，从而可以被保留下来以供伸展功能。其余的肌肉组织可以被重新排布以覆盖假体并增强旋转稳定性和伸展力量。骨切除的长度是假体无菌性松动的重要影响因素，当切除股骨远端超过 40% 时对假体生存期有负面影响。

### （一）骨水泥固定

Unwin 等在 1996 年回顾分析了 1001 例采用 Stanmore 骨水泥固定的定制固定铰链结构的假体，这些患者均在 1992 年之前接受骨肿瘤的初次假体置换。10 年来随访发现，股骨近端患者未发生无菌性坏死率为 93.8%，在股骨远端患者为 67.4%，在胫骨近端患者为 58%。整体术后并发症导致的截肢率为 8.6%。Myers 等在 2007 年报道了 335 例进行远端股骨置换的病例。

经过平均 12 年的随访，共有 192 人生存。所有假体都是经过定制的。其中 162 例患者采用固定铰链结构，173 例患者采用旋转铰链结构，在后者中有 143 例采用羟基磷灰石涂层。只有 15 例是非骨水泥固定的。髌骨置换并非常规术式。早期失败事件主要是由于感染和假体破损，

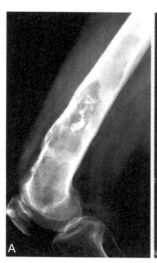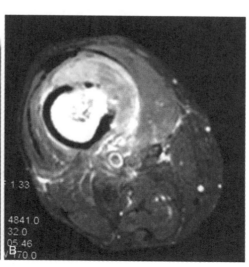

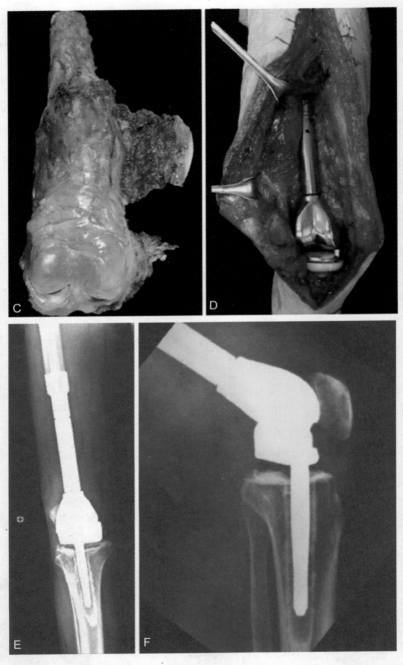

图 20-1　70 岁，男性，膝关节远端及股骨进行性疼痛 3 个月　A. X 线示骨溶解性病变，股骨远端干骺端病灶内出现钙化；B.MRI $T_2$ 像示骨皮质遭侵蚀，并向周围软组织侵犯，局部活检提示高级别软骨肉瘤；C. 患者接受广泛肿瘤切除，图中为远端股骨标本；D. 植入骨水泥型旋转铰链假体；E 和 F. 术后 3 个月 X 线片

而晚期失败事件以无菌性松动为主。就无菌性松动作为最终结局的病例来说，旋转铰链结构同时采用羟基磷灰石涂层的假体的病例发生率最低。因无菌性松动在 10 年内返修的概率，对于固定铰链假体是 35%，对于不使用羟基磷灰石涂层假体的旋转铰链假体是 24%，而对于使用羟基磷灰石涂层的旋转铰链假体是 0。有 55 例初次内置假体的患者需要换衬（45 例固定铰链假体，10 例旋转铰链假体）。总体感染率为 9.6%。有 6% 的局部复发患者及 4.5% 的感染患者需要进行截肢。Schwartz 等在 2009 年比较了 85 例模块化股骨远端假体和 101 例定制假体植入的患者预后情况。所有假体均采用骨水泥固定的旋转铰链结构。模块化股骨远端假体患者在 15 年生存率方面结果更优（93.7%），而对于定制假体患者这一数字是 51.7%。9.7% 的患者最终需要进行截肢。研究者得出结论：假体植入术后的长期生存者预期要进行一到两项的翻修手术。Bergin 等在 2012 年，发表了对 104 例股骨远端重建术后患者的随访结果。他们研究重心集中在骨 / 柄比对无菌性坏死发生率的影响方面。所有患者都接受骨水泥固定的模块化假体植入手术。发生假体柄无菌性松动的 104 例患者术后 10 ～ 15 年生存率为 94.6%，20 年生存率为 86.5%。骨 / 柄比与无菌性松动结局无关。植入稳定假体的患者相对于植入松动假体的患者假体柄较长，骨 / 柄比较低（14.5mm 对 10.7mm，2.02 对 2.81）。研究发现最可能的失败结局是感染（占 11.7%），有 5.8% 的患者由于假体柄周围骨折需要进行翻修。

## （二）非骨水泥固定

Batta 等报道了一项植入非骨水泥固定的定制假体患者术后高无菌性松动发生率的研究。69 例患者中有 9 例（13%）由于假体无菌性松动不得不接受翻修。所有的假体无菌性松动情况都在术后 5 年内发生。Capanna 等在 1993 年报道了 95 例股骨远端切除术后植入非骨水泥固定的模块化 KMFTR 骨肿瘤假体的病例。股骨干的两个侧缘互成直角，每个凸缘有三个孔作为螺丝孔固定骨皮质和骨干。临床结果中，预后优良的患者占 75%。5 位患者出现了肿瘤局部复发。在平均 64 个月的术后随访中，聚乙烯衬垫失败事件占总病例的 42%，其导致膝关节内外翻畸形不稳定或关节交锁，而疼痛表现通常不明显。初次手术患者感染率为 5%，且与股四头肌切除的程度有关。股骨干周围骨的重建可通过 Rizzoli 的 X 线评价系统进行评价。根据该评价系统，A 级为无变化，B 级为出现骨皮质硬化，C 级为骨皮质消失，D 级为远端硬化和近端萎缩，E 级为近端骨质溶解。在 D 级重建的病例中，有 47% 的患者假体由 6 个螺丝固定，有 11% 的患者假体仅由 3 个螺丝固定，假体柄损坏发生率为 6%，并且与使用较窄的假体柄和较广泛的股四头肌切除有关。大多数骨折多由于近端的螺丝孔导致。Lan 等使用双能 X 线吸收测量法（DEXA）来评价 KMFTR 假体进行远端股骨重建术后假体周围骨重建的程度。KMFTR 假体周围的骨质疏松最常见于股骨的远末端，随着接近股骨的近端骨质疏松逐渐减轻。10 位通过螺丝固定植入物的患者股骨最远端骨密度降平均低 42%，而 13 位不由螺丝固定的患者骨密度平均降低 11%。Mittermayer 等在 2002 年报道了 251 例非骨水泥固定的 KMFTR 假体或 HMRS（Howmedica 模块化重建系统，howmedica modular reconstruction system）假体的病例。10 年内后近端股骨无菌性松动的发生率为 4%，对于远端股骨和近端胫骨这一数字是 24% 和 15%。初次假体植入术后平均 12 个月内，影像学上最先在假体柄锚定的最近和最远端表现出无菌性坏死。Griffin 等在 2005 年调查了 74 例远端股骨肿瘤切除后植入非骨水泥固定的 KMFTR 假体发生失败事件的危险因素。对于股骨远端假体无菌性松动的发生率很低（2.7%），感染发生率为 6.8%，肿瘤局部复发率为 6.8%，假体柄骨折发生率为 5.4%。所有假体柄骨折都是由 1994 年前生产的由六个横向固定螺丝孔的组件导致。在使用最新生产的三个螺丝孔的组件的病例中未发现假体骨折。

## 三、近端胫骨置换

　　近端胫骨切除术最常用的手术入路是前入路并向近端股骨中央延伸，可以方便地进行腘窝探查，分离腘窝内的神经血管束、腘动脉的三分叉部、腓肠肌头的动脉分支及腓总神经（图 20-2）。

　　近端胫骨定制大型假体置换术的报道病例数量通常要低于远端股骨置换。近端胫骨切除术的两个固有特点公认是这些临床效果的主要原因：髌韧带附着处缺损和无可利用的软组织。在恶性病例中，髌韧带附着处至少应被切除几毫米，以暴露出清晰的肿瘤边界，从而残留缩短的肌腱。为了保留伸肌持续收缩功能，使用合成或生物材料延长残端往往是必要的。肌腱无法有效而可靠地长期附着于植入假体，这是重建手术步骤中的薄弱环节。我们多次发现在侧位 X 线出现髌骨逐渐向近端移位的现象，临床表现出完全的伸膝功能障碍。Colangeli 等在 2007 年进行了近端胫

骨骨肿瘤切除术后定制大型假体置换病例的步态分析。在大多数病例中步态表现不正常，表现为持续的伸肌无力和伸膝受限。膝关节稳定性由假体的内在生物力学性质决定。缺少自由覆盖在假体周围的软组织的张力（尤其是假体干骺端周围）是另一个重要问题。通常切除近端胫骨的同时，近端腓骨及软组织包膜必须被整块切除以保证安全的肿瘤边界。进行保肢手术一大关键步骤在于树立旋转皮瓣的观念和髌韧带的锚定。近来使用较多的 Trevira 附着管可作为加强关节囊稳定性和韧带附着的手段。附着管通过不可吸收缝线直接附着于胫骨假体。成纤维细胞迁徙入附着管的网孔中，从而促进了软组织的附着。在 Hardes 等的一系列病例随访中，大多数患者有良好的伸膝功能。

### （一）骨水泥固定

　　Myers 等在 2007 年报道了 194 例进行了骨水泥固定的近端胫骨假体置换的病例，其中 95 例使用固定铰链设计，其余 99 例则采用旋转铰链设计并具有羟基磷灰石涂层。所有病例患者年龄的中位数为 21.5 岁。在平均 14.7 年的术后随访中，共计 115 例患者生存。36 例患者（其中 20 例为固定铰链，16 例为旋转铰链）需要更换衬垫。在使用固定铰链假体的患者，10 年内发生无菌性松动的风险为 46%。而在使用旋转铰链且具有羟基磷灰石涂层假体的患者中这一风险率下降 3%。由于局部肿瘤复发或者感染等因素，有 17.5% 的患者进行截肢手术。在腓肠肌瓣使用之前 10 年内截肢的风险为 28%。在引入腓肠肌瓣后，截肢率下降到 14%。Schawrtz 等在 2010 年回顾性分析了 52 例使用骨水泥固定的近端胫骨内植假体重建的患者。所

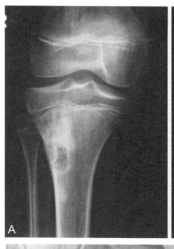

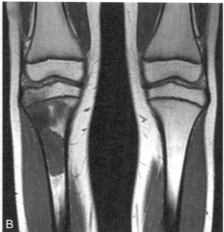

图 20-2 **患者，女性，12岁，膝关节隐痛1个月** A. 前后位 X 线表明在干骺端有混合硬化和溶骨区域；B. 冠状位 MRI $T_1$ 加权像显示出干骺端的肌肉损害，近端胫骨骨骺呈现低或等信号，病理活检诊断为骨肉瘤，患者后续进行新辅助化疗；C. 术中视野，腘动脉被分离出，胫前动脉的分支（箭头所示）可辨已结扎；D. 近端胫骨 14cm 范围及近端腓骨 5cm 范围内被整块切除；E. 一个骨水泥固定的模块化旋转铰链假体被植入约 1cm 深；F. 髌韧带被粗线缝合于假体前表面的针孔，腓肠肌的中间头被分离出从而为旋转假体和肌腱固定做准备；G. 术后 6 个月的侧位 X 线片，说明患者存在 10° 的膝关节伸展受限

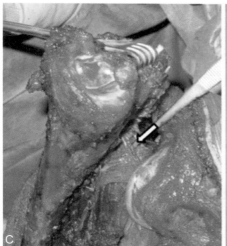

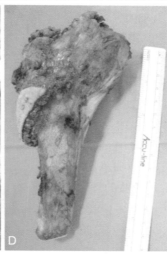

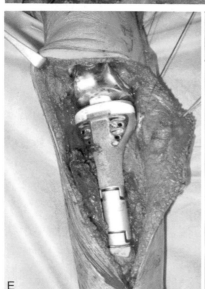

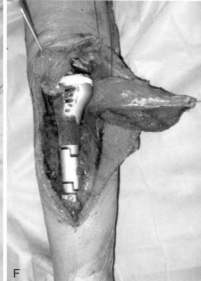

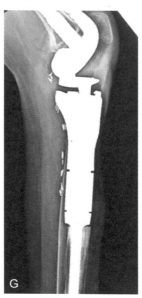

有假体均使用旋转铰链的设计；其中98%是 Kinematic 旋转铰链。所有患者术后膝关节均制动1个月。在术后平均8.9年的随访中，23.1%的旋转铰链假体不得不进行更换衬套、轮轴、胫骨轴承及聚乙烯等翻修工作。有13.5%的患者出现伤口延迟愈合或者术后小伤口裂隙。深部感染和局部肿瘤复发的危险率均为5.8%，而9.6%的患者则被迫接受截肢手术。髓外多孔内向生长表面的假体使用可以降低无菌性松动的发生率。29例使用模块化假体的患者的生存率相比23例使用定制假体患者有生存时间延长的趋势，在15年生存率方面前者为88%，而后者为63%。所有患者肌肉骨骼肿瘤学会的最终平均得分是正常功能的82%。

### （二）非骨水泥固定

Griffin 等在2005年对25例植入胫骨近端非骨水泥固定的KMFTR假体的患者，以分析发生假体失败事件的相关危险因素。对胫骨近端假体而言，无菌性松动发生率为0，感染率为20%，假体柄骨折率为8%。Flint 等在2006年报道了44例非骨水泥固定的胫骨近端假体重建的患者。尽管患者中没有无菌性松动的发生，其中24%的假体失败事件可归咎于感染、局部肿瘤复发、假体柄骨折、旋转不稳定或者血管损害等。16%的患者进行了截肢手术。膝关节伸展受限角度为6°，肌肉骨骼肿瘤学会（MSTS）评分为正常功能的75%。Mavrogenis 等在2013年对1985～2010年进行近端胫骨肿瘤切除术的225例患者进行了回顾性分析。在患者队列中使用的有 KMFTR、HMRS 及 GMRS 假体。其中209例患者为非骨水泥固定，而其余16例患者使用骨水泥固定。肉瘤患者的10年

生存率为62%，而进行定制大型假体重建的患者术后10年生存率为78%，而且生存率在使用固定铰链和旋转铰链假体患者中并无差别。并发症总发生率为25%。最常见的并发症为感染（12%），其次为无菌性松动（6%）和机械性损坏（3%）。相比于接受化疗的患者，感染的发生率几乎是其2倍。患者主动活动膝关节情况下膝关节伸展受限平均角度为12°。在多变量研究中发现，使用旋转铰链假体相较于使用固定铰链假体，MSTS 功能评分更高。

## 四、感染

感染是膝关节定制大型假体重建术后一项很常见的并发症，发生率为3.6%～37.5%。它也是导致截肢的主要原因（图20-3）。在保肢治疗失败后进行晚期截肢手术势必对患者身体形象造成更严重的影响。Hardes 等在2006年报道了30例肿瘤假体置换术后发生感染的患者。其中63.3%的感染患者得以进行保肢治疗。平均每位患者进行翻修手术的例数是2.6。软组织情况较差的接受化疗的患者没有可以进行保肢手术的条件。软组织情况较差对于保肢失败来说是个非常重要的危险因素。Jeys 和 Grimer 在2009年发表观点称尽管在最近一次术后12个月内感染最为频繁地发生，感染发生的危险性是长期存在的。感染最常见的致病微生物是凝血酶阴性的葡萄球菌，对于深部感染最常见的治疗方案是二期翻修。术前放疗会增加感染的风险。Flint 等在2007年报道了11例因感染进行假体移除的患者。他们得出结论：对于行非骨水泥固定的骨肿瘤假体置换并且假体柄内生性良好的患者，二期翻修是根除感染的有效治疗手段。Racano 等在2013年，针对成人下肢早期骨肿瘤进

行切除和内植假体手术的患者的感染发生率相关文献进行了综述。这项综述包含了共计4838名患者的48项研究。下肢保肢手术（LSS）中进行内植假体重建的患者的感染率综合加权后为10%，最常见的原因为革兰阳性菌感染。术后短期和长期抗生素使用发生感染概率综合加权后分别为13%和8%。金属银具有广为人知的抗菌作用。涂覆银的大型假体目前正在进行抗深部感染及可能不良反应两方面的研究。一项以兔子为动物模型的体内实验表明涂覆银的大型假体可以有效降低感染率，同

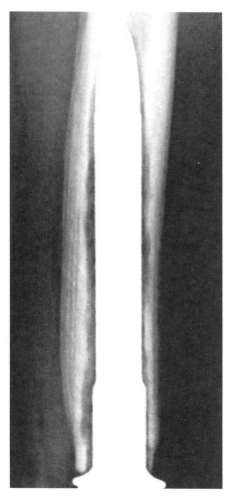

**图20-3　X线片表现为远端股骨的假体柄周围出现深部感染征象（假体柄周围可见多发性固体骨膜反应和髓内病灶）**

时没有毒副作用。Hardes 等比较了使用涂覆银的假体病例和使用钛合金的假体病例，发现前者作为并不激进的治疗方法其感染率更低。Shirai 等在2014年进行了一项对使用涂覆碘的大型假体的抗菌作用和安全性研究。实验对象的甲状腺功能均未发现异常。Shirai 等得出结论：在大面积骨缺损使用大型钛合金假体置换时，其表面涂覆的碘可以有效控制和预防感染的发生。

对大多数早期恶性骨肿瘤患者来说，化疗水平的进步可以有效提高总体生存时间。对于大多数患者，当可以提高功能且不影响预后时，保肢治疗是目前治疗的基本原则。大型膝关节同种异体移植手术被认为是有吸引力的治疗选择。然而，过去10年的研究发现同种异体移植由于延长了愈合时间和诸多并发症——感染、不愈合及移植物骨折，从而并非使患者受益。

近端胫骨和远端股骨的切除长度与假体的寿命有一定关系。第一代设计的骨水泥固定的定制膝关节假体发生无菌性松动的概率很高。最原始的非骨水泥固定的具有两个凸缘和六个螺丝孔的 KMFTR 假体发生假体柄疲劳性骨折的概率很高，因为这会增加假体凸缘下骨的应力遮挡和应力吸收。所以随后假体被设计为只有三个螺丝孔。旋转铰链结构的设计是一项很重要的进步，因为它可以降低假体柄周围的旋转应力。旋转铰链系统似乎可以提高膝关节功能，同时又降低无菌性松动和假体柄损坏的发生率。然而，相比标准膝关节铰链装置，重金属钴和铬的释放量明显更高。现如今，针对大量软组织切除和全股骨置换多使用固定铰链系统，因为固定铰链系统可以使髋关节置换假体脱位的闭合复位更为方便。羟基磷灰石涂层可以减少因聚

乙烯颗粒导致的骨质溶解，因为磨损微粒的迁移使羟基磷灰石涂层周围的骨质形成封闭髓腔。近年来，骨水泥或非骨水泥固定的模块化旋转铰链假体置换应用于骨和关节缺损的重建，不再局限于肿瘤切除术后，也应用于复杂创伤的修复和感染性疾病。对于骨骼发育成熟或接近成熟的，可以使用成人型模块化假体。模块化假体的一大优势是即时可用。另外，术者可以根据骨肿瘤切除原则调整骨切除长度，进行术中重建和内植假体。尽管模块化假体发生无菌性松动的概率相对较高，然而使用新一代的模块假体的患者相比老式定制假体有更良好的生存率。定制型假体常用于罕见部位肿瘤、大面积骨缺损、骨骼发育不成熟及需要复杂返修手术的患者。

感染始终是大型假体置换术后的主要问题。相对于传统假体，大型假体置换术后感染率更高。深部感染发展伴随软组织情况差常导致截肢。使用腓肠肌旋转肌瓣覆盖近端胫骨假体可以降低感染率并提高伸肌功能。使用银或碘涂层的假体可以有效降低感染率。

## 五、结论

近端胫骨或远端股骨定制大型假体重建术后总体并发症发生率相对较高，但是对大多数患者来说保肢治疗是可行的。尽管长期生存者很可能要进行假体翻修术，使用新型假体后患者的肿瘤学预后和功能评价令人满意。

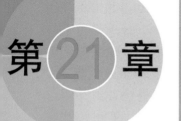

# CHAPTER 21

## 第21章

# 髌骨置换对全膝关节置换的长期临床结果的影响

Elias Palaiochorlidis，Theofilos Karachalios

E. Palaiochorlidis，医学博士，理学博士
希腊拉里萨市塞萨利亚大学，生物医学中心，骨科

T. Karachalios，医学博士，理学博士（✉）
希腊拉里萨市塞萨利亚大学，生物医学中心，骨科

拉里萨大学综合医院，塞萨利亚大学，生物医学中心，健康科
学学科，医学部，骨科
e-mail: kar@med.uth.gr

## 一、简介

髌骨置换仍然是人工全膝关节置换术（TKA）最受争议的问题。经过超过20年的争论，是否在初次TKA中进行髌骨置换依旧备受瞩目。初次TKA中髌骨并发症是手术失败的一个主要原因（图21-1、图21-2）。在TKA中，髌骨假体的放置往往比其他任何假体的放置更为困难，且经常是造成失败的首要假体。甚至在计算机辅助骨科手术（computer assisted orthopaedic surgery, CAOS）中，也没有专门的夹具可帮助外科医生进行精确的髌骨切除。尽管制造商付出了很多努力，但还是没有市售的"完美"的夹具。

在这篇综述中，我们以目前高质量研究的重要结论为基础，探讨髌骨置换与非置换对TKA远期效果的影响。

## 二、历史

为了揭示争议出现的原因，膝关节置

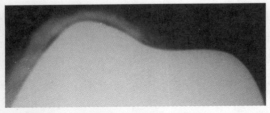

**图21-1　TKA后出现髌股关节疼痛，术后5年影像学随访结果**

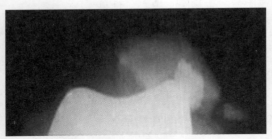

**图21-2　6年影像学随访结果示髌骨组件松动、髌骨骨折**

换的历史及与此相关的前沿知识都是非常重要的。事实证明，伸肌机制失败一直以来都是TKA后翻修的最常见原因。然而，第一的TKA普遍没有进行髌骨置换。单纯的髌股关节置换术在20世纪50年代就已经诞生了，当时McKeever报道了一组行髌骨置换的40例患者，并使用钴铬钼合金假体旋入髌骨。在20世纪70年代，Blazina和Lubinus将股骨髌骨沟部件与髌骨置换相结合。最初的结果和并发症发生率是令人失望的，其术后翻修率也相当高。随着时间的推移，第一代TKA的生存率提高，髌股关节的问题变得更加明显。第二代TKA的发展和满意的中期结果的发表重燃了科学研究者对TKA中髌股间室的兴趣。当使用髌后置换技术后，同时得到了功能改善和减轻疼痛方面更好的结果。

随后出现了下列问题：①所有TKA患者都需要髌骨置换吗？②植入设计的定位是什么？③植入物放置过程中是否有技术失误引起的问题（包括错误的尺寸、相对位偏、股骨或胫骨部分旋转不良等）？是否可以预防？

## 三、解剖学问题

Dennis认为，髌股关节承受的负荷在正常行走时为0.5～1倍体重，在上楼梯时为3～4倍体重，在膝关节屈曲时为8倍体重。整个负荷集中在一个狭窄的接触面——髌股关节。当置换髌骨时，接触面变得更窄，导致单位面积负荷增加。髌骨置换与非置换相比可减轻接触面的负荷。Singerman表明髌股关节接触面的作用力与不行髌骨置换的普遍TKA后相似，而Matsuda发现，单位面积的接触应力的变化受股骨假体设计的影响，尤其是在膝关节屈曲＞60°时。需要注意的是，一些股骨假体设计会导致膝关节屈曲时出现超过10°的髌骨倾斜。对活动型聚乙烯衬垫在金属支撑的髌骨植入物中接触应力进行评估发现其既可以降低，也可以升高应力。通过检索文献发现，单位面积接触应力的增加比聚乙烯衬垫脱位会带来更严重的后果。应力增加将导致较高的磨损率和组件故障。然而，在临床由于某些原因这些问题并没有发生（如软组织代偿、假半月板的形成等）。近年来，出现了两个重要的解剖学问题：远端股骨髌骨沟的解剖定位及其形态。

## 四、手术技术问题

在手术技术方面的错误是引起髌股关节并发症最常见的原因。因此，手术旨在调整和平衡伸肌结构，同时外科医生必须决定是否置换髌骨。手术方法应避免膝关节过紧和髌骨倾斜。髌股韧带切除是必需的。Krackow认为髌股韧带的松弛有助于横向收缩髌骨，改善暴露，从而改善髌骨轨迹和避免过度软组织紧张。高效的髌骨置换原则（图21-3）：①恢复正常髌骨厚度，需要正确的测量，避免过多或过少的髌骨切除（1～2mm的髌骨厚度减少是允许范围内的）（图21-4）。②建立对称的髌骨面。由于疏忽引起的不对称的置换发生率为10%～15%，即使是非常有经验的外科医生也不例外，这将会导致髌骨的倾斜和不稳固。③通过保护脂肪垫达到完整的髌骨血管形成的目的，保护这条膝上外侧动脉时应注意在髌骨松解和骨内血管形成过程中避免可能导致髌骨骨折的大中央钉的使用（使用三个钉来代替）。④通过影像追踪髌骨的侧向松解与胫骨结节移位的修复。当止血带释放时，软组织缝合以前，

在检查膝关节最大活动范围时，采用髌骨的影像追踪可以避免操作者拇指对其的固定作用。⑤最优的股骨、胫骨、髌骨假体的定位。最佳的股骨假体定位是外旋3°，轻微侧移，矢状面对齐且没有前移位。最佳的胫骨假体定位是冠状面上的轻微侧移且以胫骨结节的中央部分为中心旋转。最后，最佳的髌骨定位是合适大小的植入物伴轻微内向侧移和中央垂直对齐。使用烧灼法进行部分黏液囊切除，可伴随一定程度的去神经化，是一个非常好的方法。⑥避免软组织的损伤。最佳的髌骨假体设计应符合以下标准：①对称性（呈椭圆形，伴有中央的圆顶）且与解剖结构相似。②应该使用三钉而不是一个大的中央钉，否则骨折和骨坏死的风险会增加。③不应使用金属支撑材料。

当术中评估显示髌骨轨迹异常（图21-5）且不稳固时，应该排除TKA假体的错位。如果假体没有错位，应松解髌骨外侧支持韧带，尽量保护外侧膝状体动脉和股外侧肌腱，如果轨迹异常仍然存在，

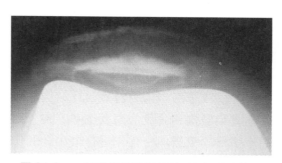

图21-3　一例满意的髌骨置换12年随访结果

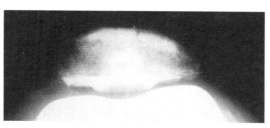

图21-4　髌骨过厚导致髌股关节缝隙变窄影像

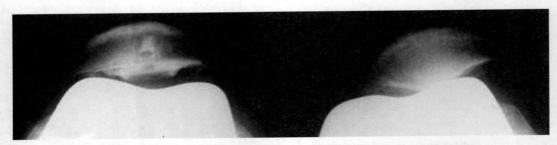

图 21-5　双侧 TKA 后髌骨倾斜不稳图像（左侧髌骨置换，右侧未髌骨置换）

应进行内侧重叠。另外，应思考胫骨结节的转移问题。这是一个安全的技术，需要朝向远侧的大、尖骨碎片转移。

手术技术可能比设计出能将并发症发生率降到最小的股骨和胫骨假体更为重要。手术技术中一个持续存在的问题是根据当前指南所做的假体校准存在可变性。例如，Eckhoff 等比较了决定胫骨假体旋转的四种不同方法，他们发现了从 2° 内旋转到 19° 外旋转的 20° 范围。一项类似的研究评估了股骨假体的校准和旋转。Olcott 和 Scott 评估了决定假体旋转的四种常用方法，发现屈曲间隙不平衡发生率为 10%～30%，这部分患者依赖解剖标志来决定股骨假体旋转。

## 五、假体设计

早期的股骨假体设计不符合解剖结构，并以浅平滑车沟为特点，此结构导致了髌骨半脱位和脱位的高发生率。在早期的十字形固定假体中优先进行最小骨的切除，这使浅槽得到认可。当代的假体设计是符合解剖结构的，并且已行单独的髁间骨切除，其目的在于达到充分深度的切除和正常滑车沟解剖结构的复制。另一个设计特点是滑车槽前端的长度。早期的设计除了屈曲超过 90° 的两个小范围的点接触之外，没有对髌骨假体提供支持结构。屈曲超过 90° 时，通过将滑车的金属表面延伸得更远，可以得到更大的接触面积和更小的接触应力。这个特点已在最近的设计中得到应用。有证据表明，在髌骨左侧未置换时这种设计特点非常有利。

## 六、置换与否的选择

一些学者发现大量未行髌骨置换的 TKA 后病例出现了膝关节前部持续性疼痛，二次髌骨置换（翻修）及再次进行其他手术的概率升高，建议常规行髌骨置换。其他学者没有找到理由去支持常规髌骨置换。他们认为髌骨置换者的并发症比未置换者多见。因此，部分学者推荐根据髌骨厚度、术前存在的膝关节疼痛、髌骨或风湿性关节炎的多种退行性改变及外科手术史，来个性化选择是否行髌骨置换（图 21-6 和图 21-7）。

人体的髌骨比置换的髌骨具有更强的生理功能和解剖功能。当原始的髌骨没有被置换时，有关髌骨倾斜和髌股关节过度填充的问题将最小化。关于髌骨置换最强

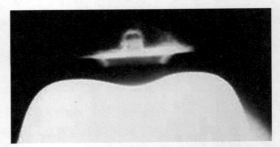

图 21-6　一例无症状 TKA 后 16 年影像学随访结果显示髌骨表面置换效果满意

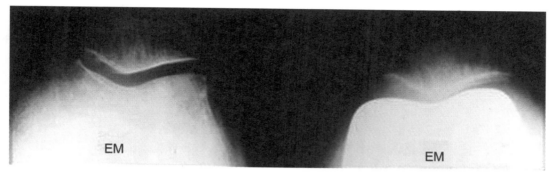

图 21-7　一例无症状 TKA 后 14 年随访结果显示髌骨未处理效果满意

烈的反对意见是其较高的并发症。虽然骨折、关节脱位、伸肌断裂和骨坏死也见于未行髌骨置换者，但是它们的发生率在髌骨置换者中急剧升高，新的并发症也随着髌骨置换而出现。与髌骨置换有关的新出现的并发症包括部件磨损、分离、丢失和髌骨撞击综合征。

Arnold 等总结认为应用血供保护措施和生物力学措施的未行髌骨置换的TKA 可达到优质的长期效果。他们还发现髌股关节是 TKA 后的一个重要问题源头。Ogon 等认为相对于未行髌骨置换者，髌骨置换患者的髌骨并发症更多。该结果提示从长期效果来看髌骨置换并没有比不置换具有总体优势。Barrack 认为到目前为止所有的研究结果支持髌骨置换后其关节运动功能强于未处理者。他同时也指出相对于 TKA 中置换的髌骨，原始的髌骨中髌股接触面积更大而且两者之间的接触应力降低。事实上，在双侧膝关节置换术的临床研究中，一个关节行髌骨置换，另一个则没有，其研究结果尚未显示出同等的结果或者未置换一侧的优势。实验室和临床数据提示对于 TKA 患者来说，髌骨不置换是可行的但不是一个优先选择。Fellar 报道称爬楼梯能力在保留髌骨的患者中显著较好。尽管髌骨置换者没有相关的并发症，但在中期研究中发现，

因骨关节炎行 TKA 且行髌骨置换的患者中没有发现任何获益，除非该关节严重变形。髌骨置换的提倡者持相反意见，其认为在正常膝关节中原始髌骨的生理功能和解剖功能较强，但是一旦关节的作用力和表面结构因为关节置换而改变，这些优势就消失了。髌骨运动学研究显示，与正常膝关节相比，关节置换术后的髌骨运动学改变复杂。随着时间进展，关节软骨与金属接触的长期效应对关节有害。高强度的髌股负荷也被认为增加了关节软骨的退行变性。尽管在登记的 TKA 中发现看似健康的软骨，但是在大量文献报道中发现这些软骨已被破坏，这一结论已经在进行二次置换体内试验中证实。长时间体内和体外实验的退行改变的证据强烈支持髌骨置换。

髌骨置换导致的翻修率高达 50%，而所有 TKA 中整体并发症发生率为 5% ～ 55%。糟糕的结果可归因于拙劣的假体设计和手术技术。金属支持髌骨设计表现出易磨损、松动和聚乙烯分解，使得其大多数不理想的数据都来源于假体设计。这些不良事件在使用三个固定的聚乙烯髌骨假体后改善了很多。不对称髌骨切除术、髌股关节加厚填充和过度髌骨切除都会提高并发症发生率。强调髌骨切除、等面厚度、原始髌骨高度和轨迹，保护血液供应的

手术切除技术产生了 0～4% 的并发症发生率。

针对髌骨置换的不同层次的研究（包括随机对照试验、前瞻性队列研究、Meta 分析和系统回顾）已经大量被发表，但是没有得出最后的统一结论。早前的实验设计中使用的材料是解剖结构和髌骨不匹配的股骨部件，在我们看来，这是一个负面的影响因子。若干研究者已经在髌骨置换患者中报道了较理想的研究结果。Ranawat 对 5～10 岁的 100 名行髌骨置换的 TKA 患者随访结果显示，绝大多数的患者结果为好或者很好，只有 2% 的并发症发生率。Rand 评估了 50 例 TKA 患者，其医院特殊手术评分为 92 分，所有患者的结果都是好或者很好，没有任何证据表明研究中期发生了骨折、丢失、半脱位或脱位。Levitsky 等报道了 79 例未行髌骨置换的 TKA 患者及 13 例行单侧髌骨置换的双侧 TKA 患者。对于 13 例行单侧髌骨置换的 TKA 患者来说，其中 46% 的优先选择是不确定的、46% 支持置换、7.7% 支持不行置换。Abraham 等随访评估了 100 例可变轴的 TKA 患者达 5～9 年，其中 53 例患者的膝关节没有行髌骨置换，47 例行髌骨置换。两者的功能和疼痛没有发现差异，但是未置换的膝关节的静息痛具有显著性统计学差异。总的来说，该研究提示未行髌骨置换组有前膝关节疼痛的趋势。Picetti 报道了 100 例没有行髌骨置换的髁型 TKA 患者。平均随访 4.5 年后发现 71% 的患者表现出好或者很好，40% 的患者有爬楼梯不适，29% 的患者经历过髌股疼痛。然而，此研究中没有对照组，同时与现有设计相比，髁型膝关节置换术具有彻底不同的设计特点。Boyd 等对 891 例双侧 TKA 患者平均随访 6.5 年后发现的

研究显示二次置换导致较差的结果。495 例未行髌骨置换而 396 例行髌骨置换，其中非置换组的并发症发生率为 12%，首次置换组的并发症发生率为 4%。10% 未行髌骨置换的患者出现了术后髌股疼痛，相比行髌骨置换的患者中，仅有不足 1% 有此症状。最重要的是，10% 由于髌股疼痛而行二次置换的患者持续存在疼痛而且皮肤腐烂、感染和 ROM 降低的发生率较高。然而，该研究纳入的患者患有感染性关节炎。当把分析局限于骨关节炎的患者，其并发症发生率在以下两组中具有可比性：6% 没有行髌骨置换的患者出现了并发症，同时，4% 行髌骨置换的患者出现了并发症。需要说明的是，这是一个过时的假体设计，不符合目前的设计标准。髌骨置换者具有较好的功能。Schroeder-Boersch 等比较了 20 例行髌骨置换者和 20 例未行髌骨置换者并至少随访 2 年。在髌骨置换者中观察到更好的功能结果，使得研究者得出结论：骨关节炎（OA）是髌骨置换的一项指证。Enis 等观察了 22 例具有晚期髌股关节疾病且行双侧 TKA 的患者。在所有患者中，其右侧行髌骨置换，而左侧未行置换。置换后的膝关节有较好的关节运动学测试结果、较少的髌股疼痛，同时患者乐于选择此方法。

在炎症性关节病人群的调查结果表明，人们一直赞成常规的髌骨置换。Shoji 首次报道了 35 例类风湿关节炎患者，这些患者行双侧 TKA 且一侧行髌骨置换，另一侧不行置换。平均随访 2.7 年，在疼痛、功能、运动或肌肉力量方面没有显著差异。后来 Kajino 在术后 6 年时评估了这组患者，并提出未进行髌骨置换的患者站立、上下楼梯痛和髌股关节压痛的概率较高。患者也提出在之前未行髌骨置换的髌

骨关节关节线也有所改变。Keblish 等报道了这两种情况在临床结果中没有差异。Enis 等对行或不行髌骨置换的双侧 TKA 案例进行研究，此案例中使用 Townley 膝（DePuy），研究发现患者在置换的一边获得更好的效果。

Barrack 等报道了一组有关 Miller-Galante II 全膝关节置换的随机对照试验的研究结果，并发现在膝关节评分和患者满意度方面没有差异。然而，10% 未行髌骨置换的患者随后也进行了髌骨置换。在一侧行髌骨置换而另一侧不行置换的双侧膝关节置换的患者中，膝关节评分是一致的，患者也说明两侧没有差异。对本组患者进行最少 5 年的随访，结果仍表明两组之间没有显著性差异。两组患者膝前疼痛的发生率均升高，在行髌骨置换的患者中更高一点。Bourne 等使用 AMKTKA 进行了相似的随机对照试验研究。50 例行髌骨置换，50 例不行。在 2 年的随访后，未行髌骨置换患者有更小的疼痛和更大的屈曲范围。在功能、上楼、延伸旋转方面没有差异。然而，未行髌骨置换的患者中有 4% 因为膝前区疼痛又进行了髌骨置换。后来，Burnett 和 Bourne 对这组 100 例患者进行了 8 ～ 10 年的随访。随访 4 年时，两组的膝前区疼痛相当，在最后随访 8 ～ 10 年时，主观疼痛调查表明行髌骨置换的患者在上楼梯和行走时膝前区疼痛更轻，并且总体获得了患者满意度方面更高的评分。在由于疼痛进行的二次置换中软骨退化的发展问题被人们意识到。

Wood 等和 Barrack 等在他们的研究中发现，未行髌骨置换的患者有更高的术后膝前区疼痛发生率。Wood 等报道了 228 例行 Miller-Galante II TKA 的患者，平均随访时间为 4 年。由于髌股问题的

二次手术发生率处在相同的水平（包括未行髌骨置换患者的 12% 和行髌骨置换患者的 10%）。在行髌骨置换的患者中术后膝关节疼痛发生率更低，并且能更好地下楼梯。该研究发现是否行髌骨置换是术后膝关节疼痛唯一的统计学预测因子。Barrack 等报道了 118 例 TKA 患者（58 例行髌骨置换，60 例未行），在 30 个月的随访中发现未行髌骨置换的一组有更高的术后膝前区疼痛发生率和二次手术发生率。以髌骨软骨和骨赘为标准，Kinemax TKA 的一个随机对照试验对选择性的髌骨置换进行了评估。在 5 ～ 10 年的随访中，以 Bristol 膝关节评分为标准，发现行髌骨置换与未行及选择性髌骨置换相比有较小的优势。

## 七、目前趋势

目前一直赞同的观点是对于早期髌股关节炎的老年患者，出现严重的髌骨畸形和运动轨迹异常时，需要进行髌骨置换手术。炎症型关节炎的患者也需要进行髌骨表面置换术。

当髌骨较小且骨质减少时，不应进行髌骨表面置换术。如果在这种情况下进行表面置换，会有很大的风险使得髌骨骨折和组件松动。许多术者都避免为一些年轻有活力的拥有正常或接近正常关节软骨的患者进行表面置换。近来，电脑辅助策略分析已被应用于 TKA 的髌骨表面置换中。这是一种基于概率论和贝叶斯逻辑的，应用电脑软件对现有文献进行 Meta 分析的技术。使用这种方法，如果不进行髌骨置换术膝前区疼痛发生率降低至 < 14%，如果进行髌骨置换术膝前区疼痛发生率增加至 > 8%，或者如果对于一个健康状况良好的患者髌骨植入

物失败的概率降低至＜80%，以上情况均不应该进行髌骨表面置换。一些研究结果表明，一部分病例未经过髌骨表面置换术膝前区疼痛率＜14%，而一部分病例经过髌骨表面置换术膝前区疼痛率＞8%。术者可以根据这些指南意见结合自己的临床经验，评估患者是否需要进行髌骨置换术。

如果髌骨未被置换，那么选择一个能够与原位髌骨兼容的股骨组件显得尤为重要。合适的设计应该包含一个延伸至远端的深而一致的滑车沟，可以保证膝关节屈曲超过90°时仍保持接触。使用这种植入物的Kulkarni等报道了一些有意义的病例研究结果。结果表明髌骨表面置换组膝前区疼痛率为7%，非置换组膝前区疼痛率为10%。另外，每组只有一位患者因剧烈疼痛需要接受药物治疗。这说明至少在一些设计方面，髌骨表面置换术并非必需。如果未经髌骨表面置换，患者应被告知后期有进行置换术的可能。如果髌骨表面置换常规进行，术者有义务将并发症控制在很低的水平，因为不进行表面置换的患者中超过90%未出现手术并发症。是否进行髌骨表面置换的最终决定取决于术者的技术水平和经验、术中判断及髌股关节的情况。

在评估TKA中髌股关节问题时，术者需要呈现最优化的膝关节置换手术的技术和设计。人们已清晰认识到髌骨的处理对于整个TKA成败与否的重要性。髌骨相关并发症，如髌骨错位或膝前区疼痛表明在手术技术或组件设计方面存在潜在问题。这解释了为什么单纯髌骨表面置换会牵涉高并发症发生率和长期症状，为什么对未经置换的有症状的髌骨进行表面置换会牵涉长期或复发的症状。反之，髌骨运动轨迹正常且不伴任何髌骨周围症状有力地预示着关节置换手术的成功进行。在理解并尽量减轻髌股关节症状和并发症的过程中，我们获得了更先进的手术技术和植入物设计相关知识。

Churchill等曾建议在膝关节屈曲时增加股骨后转，此时髌股关节接触面负荷降低。他们的研究表明，切除后交叉韧带的TKA将产生最大程度且可重复的股骨后转，而增加的后转将进一步减少髌股接触面的负荷。股四头肌的负荷随着股骨后转的增加也会有小幅度的减轻。Harwin等进行了髌骨表面置换术的一些统计学分析，发现当符合以下技术参数时可以进行髌骨表面置换：5°～7°的外翻对齐；髌骨组件位置靠中间时，注意不要增加膝关节前后直径或者髌骨的厚度；避免胫骨或者股骨的内旋，保持合适的软组织平衡。如果以上任何要求未达到，髌骨关节并发症将会很常见。Pollo等评估了膝关节的一些运动学和动力学变量，发现在行走、上楼梯或者从椅子上站立等行为在是否进行髌骨表面置换术的患者之间生物力学方面没有差异。Reuben提出了一个包含装配器械的TKA系统，从而可以精确进行全髌骨厚度的恢复，同时保留骨性髌骨至少15mm厚度以获得最好的效果。他们也声明全膝关节置换中的髌骨综合征是手术失败的主要原因。Stiehl等提示TKA后假体髌骨关节的运动学畸形可能会影响伸肌的功能。

最新的普遍共识是，如果影响到膝前区疼痛症状、术后功能恢复及患者满意度等方面，不要进行髌骨表面置换术。最新设计的假体可以和原位髌骨兼容，从而可以为以前不进行髌骨置换的TKA进行满意的髌骨置换。可以预计未来大多数不适合进行髌骨表面置换术的 TKA 将会推动更好的假体设计的发展。

　　一些随机试验得出一些不确切的证据，可以将此归咎于样本量过少。系统回顾和 Meta 分析已尝试解释清楚这个问题。一项由 Parvizi 主导的 Meta 分析包含了 14 项 RCT 研究和准 RCT 研究，结果表明：患者膝关节疼痛率和满意度着实与髌骨表面置换术有关。他们通过观察得出结果：再次手术的概率与是否进行髌骨表面置换无关。Nizard 等进行了另一项集合了 12 项 RCT 研究和准 RCT 研究，结果报道膝前区疼痛和返修率与髌骨表面置换有关。Forster 等发表了一篇包含 3 项 RCT 研究的系统回顾，结果报道对于髌股关节疾患总体二次手术率在髌骨表面置换人群中为 0.7%，在未行髌骨表面置换人群中为 12%。对膝关节功能评分和膝前区疼痛的临床数据由于异质性而不能被一起分析。一项 Pakos 主导的包含 10 项 RCT 研究的 Meta 分析，有 5 项试验表明髌骨表面置换术后翻修相对危险度较高，其膝前区疼痛的相对危险度也较高。膝关节评分的标准差在实质性差异的两组间未见明显异常。在一项最新的系统回顾中，Li 等发现对于髌骨表面置换患者二次手术的相对危险度要明显低于非髌骨置换患者。1421 例 TKA 后总体膝前区疼痛率在髌骨表面置换组为 12.9%，而在非髌骨表面置换组为 24.1%。有证据表明髌骨表面置换可以降低二次手术的概率，而不进行髌骨表面置换的 TKA 后患者膝关节功能和满意度并不提升。至于髌骨表面置换是否能降低膝前区疼痛发生率仍不确定。

　　系统回顾和 Meta 分析不仅受到 RCT 研究的质量影响，还受到纳入 RCT 研究的标准的影响。因为每一项 Meta 分析纳入 RCT 研究的标准都不尽相同，所以系统回顾和 Meta 分析的结果并不可靠。我们不得不再次倡导针对大多数使用非解剖型有原始股沟的股骨假体的现有患者进行深入评价的 RCT 研究。

　　Indelli 等建议使用新式的有平滑边缘和更深而长股骨沟的假体，从而重现髌骨的结构和功能。在他们的研究中，伸肌相关并发症相比于假体设计而言似乎更与手术技术相关。在这些病例中并没有假体翻修的患者。平均膝关节屈曲角度为 115°。在随后的调查中，两大主要并发症（发生率为 6.6%）被纳入统计。对初次膝关节疼痛的影像学评价（Merchant's view）发现置换的髌骨发生内侧倾斜伴有内侧骨质侵蚀。这种并发症归咎于骨性髌骨清除不完全，使髌骨遗留横截面过大。对二次膝关节疼痛的影像学评价表明髌骨不对称切除，在近极端髌骨直径为 13.2mm 而在远极端为 9.8mm，造成髌骨倾斜和软组织问题。

　　显然，这个问题还需要进一步研究。为了长期随访观察并发症，患者的年龄应被考虑从而筛选出合适的研究对象。进一步的研究应遵循随机原则，患者分组及数据分析应采用盲法，并报道是否有意地进行疗效分析。向报告试验综合标准组织（CONSORT）申报是必要的。将来研究还应包含成本效用分析。

　　随着组件、器材和手术技术的完善，髌股关节并发症应不再成为 TKA 后翻修的主要原因，甚至也不是次重要原因。当符合适应证时髌骨表面置换是可行的。对于其余的大多数患者，是否进行髌骨表面置换的决定应基于术者的技术水平、临床经验及术中对髌股关节状况的评估。

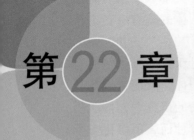

# CHAPTER 22

# 第 22 章 | 感染后全膝关节置换的基础、临床管理及结果

Theofilos Karachalios，George Komnos

T.Karachalios，医学博士，理学博士（✉）

希腊拉里萨市塞萨利亚大学生物医学中心，骨科

希腊拉里萨大学综合医院，塞萨利亚大学，生物医学中心，卫生科学学院，医学院，骨科

e-mail: kar@med.uth.gr


G. Komnos，医学博士

希腊拉里萨市塞萨利亚大学，生物医学中心，骨科

卡尔季察总医院，骨科，卡尔季察，希腊共和国

# 一、简介

初次全膝关节置换术（TKA）的数量现在正稳步提升，翻修的数量也是如此。初次 TKA 后最常见的并发症有肺炎、肺栓塞及伤口或假体周围感染（图 22-1）。手术部位感染（SSI）是 TKA 最严重的并发症之一，也是最常引起置换术早期失败和翻修的原因。在英国，据估计有 25% 的 TKA 后翻修是感染引起的。假体周围感染在不同研究的报道中不尽相同。尽管在某些研究中，有较高的发病率：初次 TKA 中为 0.5%～2%，术后翻修中为 2%～5%，但平均报道的发病率在 1% 左右。某些拥有超净手术室的专业中心报道的发病率低

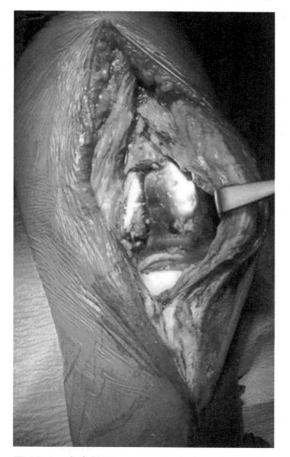

图 22-1　**术中视图显示，已经有生物膜形成的感染 TKA**

一些（0.31%）。TKA 后感染致使患者的发病及死亡的危险性增加，同时也增加了治疗的费用。据估计，在美国每年因假体周围感染所致翻修花费的医疗费已经达到 5.66 亿美金并且仍在增长。对于平均住院费用而言，SSI 患者的费用预计是无感染患者的 2 倍。较高的医疗费用往往与延长的住院时间、频繁的再入院、延长抗生素的使用及术后康复时间的延长有关。

众所周知，有一些危险因素会增加 TKA 的术后感染率，如类风湿关节炎、血友病、糖尿病、肥胖、高血压、使用甾类激素、较差的身体健康状况、手术史及创伤相关的并发症史。围术期的 SSI 的危险因素包括男性患者、肝病、癌症、电解质紊乱、充血性心力衰竭及肺循环疾病。就病原体而言，耐甲氧西林金黄色葡萄球菌（MRSA）所致的假体周围感染往往伴随着更高的再感染率。约 72% 的病原体是革兰阳性菌，7% 为革兰阴性菌，0.6% 为真菌，然而还有约 21% 的病例中没有发现明确的微生物。

诊断感染的膝关节对于骨科医师来说是一项挑战。对于手术过的膝关节而言，肿胀、柔软和疼痛都会增加感染的可疑性。诊断往往基于临床图片、X 线平片、骨扫描、血清学实验、血常规（ESR、CRP、白细胞介素 -6 及血糖水平）、膝关节穿刺和关节腔内滑液检查、手术中的细菌培养及组织学检查。分子诊断性试验现如今也投入到临床使用，同时引进分级系统，以帮助管理治疗策略的制订。这些系统最初只是基于症状的出现及持续时间划分（Ⅰ期：感染在移植后 6 周内发生；Ⅱ期：感染迁延呈慢性表现；Ⅲ期：功能完好的置换关节发生的晚期感染；Ⅳ期：在无菌翻修手术中发生的意料之外的细菌培养阳

性，但是之后发现其他影响因素如病原体、患者状况（包括合并症、免疫抑制及用药情况）和患者手术部位的组织质量对于结果的影响同样重要（图22-2）。对于早期整形手术干预而言，伸膝装置和膝关节软组织覆盖的要求比较低。

基于这种疾病的异质性，外科医生面临诸多挑战，包括细菌耐药、异常的骨和软组织环境、合并有其他疾病等（图22-3）。对所有患者都实施最佳的治疗方案是很困难的，同时还缺乏高质量的临床对照数据。此外，现有的数据多数集中在对感染的控制上，但对功能恢复、机械性的并发症和无菌性松动方面所提供的信息却十分有限。最近，关于此病的诊断及治疗指南正被试图提出。越来越多的证据表明，我们这次对付的"敌人"有所不同。金黄色葡萄球菌（MRSA）、肠球菌（VRE）、革兰阴性菌（假单胞菌）或者多种微生物合并感染，这些感染都表现出更加有攻击性的生物学行为。过去，只有一小部分致病菌在手术后约3周内会产生生物被膜。而现在，80%～90%的致病菌早在手术后1～10天就会产生生物被膜。因此我们相信，急性感染的阶段，已经发布的这些治疗策略和文献数据应该被重新审视。

## 二、诊治策略

治疗手段是多种多样的，然而预防才是综合控制感染的关键。治疗计划的制订基于很多因素，如急、慢性感染，假体的稳定性，患者的医疗状况，并且最终还是由外科医师的经验及医疗条件来决定（图22-3）。有时，感染科会诊医师也会参与到治疗方案的制订中，给予关于最佳的抗生素和家庭护理的建议。简单的治疗方式有冲洗、保留假体清创术、更换聚乙烯垫片、抗生素压制等，复杂的方式有一期置

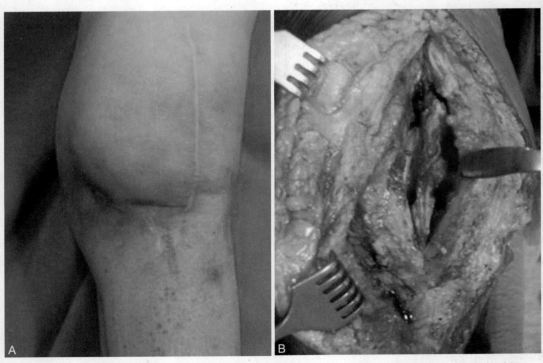

图22-2　A.受累的膝关节软组织的术前表现；B.清创术中软组织大面积感染及伸肌结构破坏

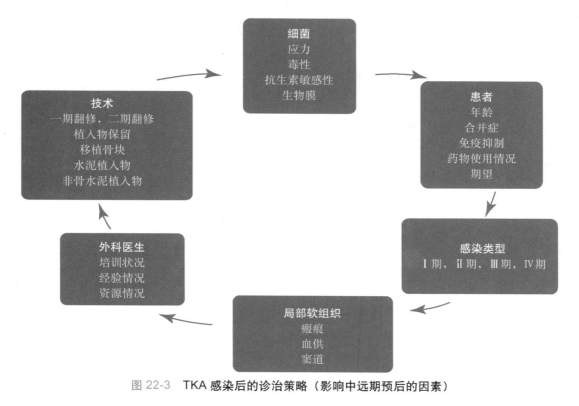

图 22-3　TKA 感染后的诊治策略（影响中远期预后的因素）

换技术、二期置换技术、关节固定术、切除性关节成形术和截肢术。而控制感染的金标准仍然是二期翻修。

保留假体清创术并不被大多数人接受。尽管这是侵害性最小的方法，但是对患者的选择上必须非常谨慎。保留假体清创术在不同程度的病情中都可能取得成功（接近 80% 的临床案例证明有效），尤其是对于只能有一次治疗尝试机会的急性术后假体感染。这种术式经常用于有急性发作症状的健康患者，并且术后的膝关节功能恢复会较好（图 22-4）。关节镜清创并假体保留术也被应用于急性感染的关节置换术。由于这种方法没有被广泛地应用，其具体作用与成功率在关节感染的诊治中了解很少。已发布的数据表明，在一个对于 16 例急性 TKA 后感染的 2 年随访中，该式的成功率为 62.5%。

对全髋关节置换术后感染，一期翻修

因有 10 余年的远期疗效而颇具规模，然而并没有得到相关文献的广泛认可与支持。虽然如此，在 TKA 后感染的治疗中，一期翻修的应用越来越普遍。一期翻修适用于致病菌明确、无窦道、免疫功能完好并且无关节松动或变形性骨炎发生的患者。这种术式存在不少优点，如更少的手术步骤及因此带来的更低的住院时间和费用。一期翻修更有利于膝关节功能的恢复，但是其对感染的控制作用还尚未明确。Goksan 和 Freeman 在 1992 年发表的研究中指出，在平均 10 年的随访中，一期翻修的成功率为 90.9%。Buechel 等在 2004 年对 22 例膝关节感染患者进行了一期翻修，也发表了类似的结果。他们的研究表明，10 年随访中，90% 的膝关节没有再感染，膝关节评分平均为 79.5 分。在一个用一期翻修治疗了 47 例膝关节置换术后感染的研究中，41 例（87%）在接下来

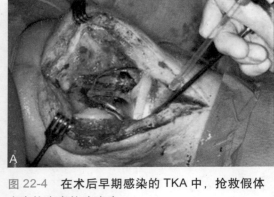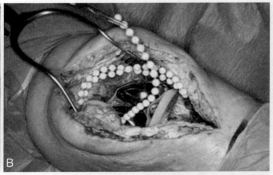

图 22-4　在术后早期感染的 TKA 中，抢救假体　A. 对大面积感染的组织进行清创术；B. 暂时植入含有抗生素的玻璃珠

3 年的随访中没有再感染。然而，相对于使用二期翻修的对照组患者，膝关节功能并没有明显的改善。Parkinson 等在 2008 年提出了"二期合并为一期的技术"。这种技术类似于二期翻修，但两期手术间隔是几分钟而不是 4 ～ 6 周，但是这种技术的临床效果未被证实。也有些研究表明一期翻修与感染的复发率和手术失败率无关（表 22-1）。在平均 3 年的随访期中，他们的生存率为 87%。许多学者认为因为这些可重复的高质量研究结果，一期翻修治疗会像在髋关节置换术后感染中那样很快地被认可和流行起来。尽管报道中有很低的感染复发率，Von Foerster 等在一项含有 118 例感染的膝关节的研究中发现，一期翻修的失败率高达 27%。因此，这种治疗方式仍需要进一步的研究。

对于 TKA 后感染的诊疗，二期翻修仍是金标准。据报道二期翻修有更高的无感染率（表 22-2）。这种方法是 Insall 在 1983 年第一次提出的。它包括了假体的取出，并延期将假体再植入。在两期手术之间间隔了 4 ～ 6 周，在此期间患者接受抗生素治疗。将在一期手术中取得的组织进行组织培养，可以确定致病菌及抗生素治疗方案。当应用抗生素后感染仍然存在，则再次进行一期手术。二期翻修的适应证还有全身性感染，出现窦道，软组织破坏严重，以及耐药性未知的致病菌。能够经滑膜切除术及抗生素治疗或一期翻修控制的明确致病菌导致的急性感染是其相对禁忌证。相对于一期翻修，二期翻修有患者活动障碍，关节僵硬、疼痛，治疗费用高昂，住院时间延长等缺点。Goldman 等，

表 22-1　对于一期翻修的研究中的临床效果

| 研究 | 治疗策略 | 患者人数 | 平均随访时间 | 无感染生存率（%） | 平均膝关节评分（分） |
|---|---|---|---|---|---|
| Bauer 等 | I 期 | 30 | 52 个月 | 67 | 62.5 |
| Buechel 等 | I 期 | 22 | 10.2 年 | 90.9 | |
| Göksan 和 Freeman | I 期 | 19 | 4.6 年 | 89 | |
| Lu 等 | I 期 | 8 | 20 个月 | 100 | |
| Scott 等 | I 期 | 10 | | 70 | |
| VonFoerster 等 | I 期 | 104 | 5 ～ 15 年 | 73 | |

表 22-2　对于二期翻修自研究中的临床效果

| 研究 | 出版年份 | 无感染病人数（%） | 平均随访时间（月） |
|---|---|---|---|
| Insall 等 | 1983 | 10/11（91） | 34 |
| Wilde and Ruth | 1988 | 9/10（90） | 33 |
| Booth and Lotke | 1989 | 24/25（96） | 25 |
| Teeny 等 | 1990 | 10/10（100） | 42.5 |
| Wilson 等 | 1990 | 16/20（80） | 34 |
| Masri 等 | 1994 | 22/24（92） | 26 |
| Goldman 等 | 1996 | 58/64（91） | 90 |
| Hirakawa 等 | 1998 | 41/55（75） | 62 |
| Fehring 等 | 2000 | 51/55（93） | 36 |
| Durbhakula 等 | 2004 | 22/24（92） | 33 |
| Haleem 等 | 2004 | 87/96（91） | 86 |
| Cuckler | 2005 | 43/44（98） | 62 |
| Hoffman 等 | 2005 | 44/50（88） | 30 |
| Bauer 等 | 2006 | 52/77（67） | 52 |
| Hart and Jones | 2006 | 42/48（88） | 48.5 |
| Kurd 等 | 2010 | 70/96（73） | 34.5 |
| Westrich 等 | 2010 | 66/72（90.7） | 52 |
| Sherrell 等 | 2011 | 55/83（66） | 50 |
| Mahmud 等 | 2012 | 220/236（93） | 48 |

在一项关于 64 例二期翻修且未应用载药骨水泥的研究中发现，其 10 年的感染控制率为 91%。2012 年，一篇关于 253 例二期翻修的综述中显示，5 年的感染控制率为 85%，10 年感染控制率为 78%。Haleem 等报道，96 例因各种原因导致的二期翻修病例中，10 年生存率是 77%。Bauer 等在一项关于比较一期翻修与二期翻修的回顾性研究中指出，在根除感染方面，两种术式并没有明显差异。考虑到膝关节功能，一期翻修的结果更好。在一项来自荷兰的研究中，对 15 名患者进行了平均 25 个月的随访，试图将二期翻修与假体保留清创术进行比较。在最短 5 年的随访中，二期翻修的无菌率是 100%，而假体保留手术的无菌率仅为 37%。在另一项包含 20 例平均随访 6 年的 TKA 后感染的研究中发现，接受了二期翻修后没有患者需要再一次的翻修。在最近的一项针对大量病例进行的系统性回顾的研究中（204 例一期翻修，1421 例二期翻修），在平均 44 个月的随访后，二期翻修的感染控制率为 89.8%，一期翻修的感染控制率为 81.9%。对于治疗当代病原菌所致的感染，特别是许多致病菌都具有多重耐药性（MAR），二期翻修仍然很有效。在一项包含 75 例膝关节置换术后感染的研究中，2 年的随访显示，多重耐药菌（91.2%）与非多重耐药菌（91.3%）有着相似的感染控制率。

关于在二期翻修中使用抗生素骨水泥间隔器的数据是很有限的。标准治疗过程包括植入抗生素骨水泥间隔器、在将假体再植入之前消灭所有微生物。传统的间隔器是插入关节间隙的静态水泥块（图 22-5）。最近的间隔器包括了内骨骼型、静态骨水泥型及关节型（图 22-6）。关节间隔器可

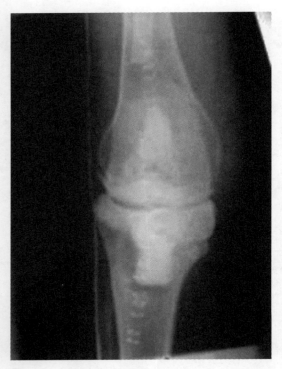

图 22-5　抗生素骨水泥型间隔器的术后正位 X 线片

以在手术中制作或者直接购买成品。这些间隔器在手术中应用得越来越多。在一篇 2014 年发表的综述中提到，962 例 TKA 应用了关节型间隔器，707 例 TKA 应用了静态骨水泥型间隔器。在为期 4 年的随访中，应用静态骨水泥型间隔器的感染复发率为 9.7%，而关节型间隔器的感染复发率为 7.9%。然而，关节型间隔器的术式因其他并发症导致再次手术的概率更高。在另一项研究中，应用关节型间隔器的患者的膝关节活动度更大（100°对 92°）。一项综述显示，二期翻修的感染控制率为 89.8%，而关节型间隔器组的感染控制率比静态骨水泥型间隔器更高（91.2% 对 87%）。在另一项包括 15 名患者的小型研究中，在二期翻修手术中应用了术中制作的间隔器，至少 2 年的随访中，所有的病例均无感染。尽管当前数据显示，在恢复膝关节功能与

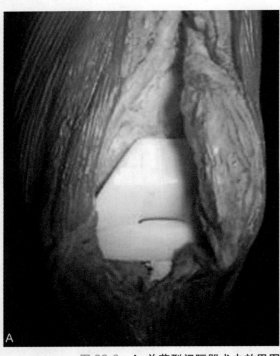

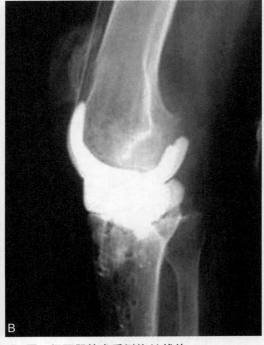

图 22-6　A. 关节型间隔器术中效果图；B. 同一间隔器的术后侧位 X 线片

活动度方面，关节型间隔器优于静态水泥型间隔器，但仍需要进一步的研究，尤其是新兴的内骨骼型间隔器。

很少有文献提及关节固定术在 TKA 后感染中的作用。有研究指出，在有伸肌结构严重缺损及有高耐药性致病菌的 TKA 后感染中，反复感染和有多次翻修失败病史的患者可以考虑应用关节固定术（图 22-7）。

截肢只被用于免疫力严重低下，或者全身败血症或患有顽固的局部感染并大量骨缺损和持续疼痛的患者。在这种情况下，截肢并应用外置假体将会达到更好的膝关节功能。

翻修后的深部感染的风险比初次膝关节置换术更高。翻修后的感染率为 1% ~ 10%。虽然评估因无菌性松动所致翻修的感染发生率的研究更多，但在一项包含 476 例膝的综述中有 44 例系感染复发（9%）。其中因感染而翻修的患者比因无菌性松动而翻修的患者再感染率要高（91 例中 21% ~ 23% 对 385 例中 5% ~ 21%）。因此，初次膝关节置换术后感染是膝关节翻修后感染最重要的危险因素。

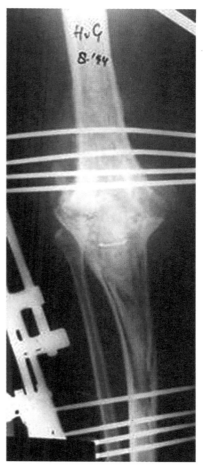

图 22-7　使用外固定器的膝关节固定术后正位 X 线片

# CHAPTER 23

# 第23章 | 康复管理对全膝关节置换早、中期临床结果的影响

Kyriakos Avramidis，Theofilos Karachalios

K. Avramidis，医学博士，理学博士

希腊拉里萨综合医院，骨科

T. Karachalios，医学博士，理学博士（✉）

希腊拉里萨大学综合医院，塞萨利亚大学，生物医学中心；卫生科学学院，医学院，骨科

e-mail: kar@med.uth.gr

## 一、简介

对于老年人而言，全膝关节置换术（TKA）是治疗终末期骨性关节炎（OA）最常规的手术。来自欧洲 21 个国家最新的数据显示，每 10 万人中就有 109 人行 TKA，这项数据是 1998 年的 2 倍。对于骨性关节炎的患者，TKA 确实能减缓疼痛并改进膝关节功能。90% 的患者在术后表示疼痛缓解，膝关节功能改善，生活质量得到提高。不仅如此，85% 的 TKA 患者对手术效果满意。尽管如此，TKA 后的患者，与无膝关节疾病的人相比，仍会有肢体障碍及功能受限。即使传统的术后康复在术后 48 小时就开始，但在 TKA 后 1 个月股四头肌的肌力只能达到术前的 60%。基于相同年龄的对照组试验，该肌力减弱将会持续数年。同样的，据报道在 TKA 1 个月后，膝关节功能也会恶化 20% ～ 25%，并且在术后 12 个月，与同年龄的健康人群相比，走路速度要慢 18%，上下楼梯速度要慢 51%。尽管出现了这些功能障碍及活动受限，但几乎没有证据支持为这一人群引入系统的康复训练。在 2003 年，美国国家卫生研究院（NIH）认为"康复服务是 TKA 患者围术期中最缺乏研究的一个方面"并且"没有证据表明任何方面的术前或术后康复得到推广"。目前，没有一个被广泛认可的 TKA 后复健程序，并且康复模式往往也是治疗机构和外科医生特有的。

在 2007 年，关于 TKA 后理疗效果的最新 Meta 分析得出结论，理疗没有长期的收益。然而，该结论仅仅是基于五项符合纳入标准的研究。这些试验缺乏疗效的潜在可能性有：①这些试验并没有检验出院后进行高强度、长期康复措施的效果。②带有生物电治疗的物理治疗被排除在外，如连续被动运动（CPM）或者神经肌肉电刺激疗法（NMES）。

本文的目的是彻底地评估随机对照试验和其他有质量的试验，来确定系统的术后康复对 TKA 后患者功能恢复的短期和长期效果。

## 二、加强干预措施

TKA 后的股四头肌肌力减弱已经被广泛报道。然而，最近的研究指出，股后肌群功能障碍和髋关节外展肌肉群无力也会在术后出现，应该将其纳入术后康复中去。在中期和长期肌力与功能恢复上，包含高强度，将下肢主要肌肉群都作为目标的渐进性抗阻训练康复计划，与低强度康复计划相比优势明显。Moffet 等评估了一项关于初次 TKA 后患者的高强度功能康复训练（IFR）在改进功能水平和生活质量（QOL）上的疗效。术后 2 个月，患者被随机分到高强度功能康复训练组(38 人)或对照组（39 人）。高强度功能训练组的患者在 TKA 后 2 ～ 4 个月中，接受 12 项有严格监督的复健训练，联合家庭训练，对照组只接受标准治疗。在这种加强的训练中，患者采用仰卧位或者坐姿，进行不同角度的膝关节屈曲，这种屈曲要求是无痛的最大等长收缩（膝关节伸肌和屈肌）。同时进行（髋部外展肌）对抗重力的动态收缩（同心和偏心）。所有的参与者在基线（TKA 后 2 个月）时评估一次，高强度功能康复训练（TKA 后 4 个月）后立即评估一次，2 个月和 8 个月后（TKA 后 6 个月和 12 个月）再评估一次。主要的评判指标是不同时间间隔的 6 分钟步行试验（6-MWT）、WOMAC 疼痛评分、SF-36 量表评分。相对于对照组，IFR 组的患者在 6 分钟步行实验中行走距离明显更长并且日常生活中的疼痛、僵硬和困难更少。同样在 IFR 组中，也观测到了日常生活质量（PCS、MCS）的提升。作者指出，IFR 对提高简单 TKA 后患者的短期及中期膝关节功能是有效的，并建议在亚急性恢复期（TKA 后 2～4 个月）应进行更多的高强度康复训练，来保证长期（术后 1 年）功能的恢复。在最近的一组随机对照试验中，Petterson 等实施了一种渐进式的肌肉加强计划。他们将患者分为三组，一组在术后 3～4 个月开始进行附加神经肌肉电刺激，一组只进行单纯的改进计划（每组 100 人）。最后一组对照组，只进行着重功能锻炼的"标准的康复训练"。积极治疗组的患者，会接受每周 2～3 期，共计 6 周的门诊物理治疗。疗效评定由一系列测试来评定，包括股四头肌肌力、膝关节活动度(ROM)、计时起立 - 行走测试(TUG)、登楼梯耐力试验（SCT）、6 分钟步行试验（6-MWT），在术后 3 个月及 12 个月分别进行 SF-36 量表评分和完成膝关节日常活动调查表（KOS-ADLS）。在术后 3 个月和 12 个月的测试中，单纯进行改进计划组与附加神经肌肉电刺激组的任何测试结果均无显著性差异（$P > 0.08$）。但与对照组相比，从基线到 3 个月后及 12 个月后，除了 SF-36 量表评分中的心理成分评分（MCS）只是 3 个月后提高了，两个改进组在其他所有的评判标准中都有显著性提高（所有的 $P < 0.001$）。换句话说，在 3 个月及 12 个月后，改进计划组和附加神经肌肉电刺激的改进计划组在肌力、活动、功能方面相似。相对于这两个改进治疗组，标准治疗组在 12 个月后表现出更差的关节功能及肌力。作者因此推断，改进的下肢肌肉锻炼计划可以增强 TKA 后的临床表现，同时能在短期和长期功能恢复接近健

康老年人的功能水平。以上研究在术后 2 个月和 1 个月后实施了高强度的锻炼程序，这时肌力和功能退化已经严重。而这种锻炼时机的选择是基于对假定出院后立即开始高强度锻炼会增加关节疼痛及肿胀，最终导致更差的关节活动度和功能的担忧。Bade 等最近做了另一项随机对照试验。在这个试验中，他们试图去评价出院后立即进行长时间的 IFR 的疗效。患者被分为两组，每组包括 8 名 TKA 后的患者，其中一组出院后立即进行长时间的 IFR 训练，另一组则作为对照，参加低强度的康复训练。在 3.5 周和 12 周（康复训练结束）时，相对于对照组，IFR 组的患者膝关节功能表现更佳，股四头肌肌力更强。并且这种改善保持了 52 周。在这组患者中，高强度锻炼并没有损害膝关节活动度，也没有导致任何肌肉损伤。Evgeniadis 等报道，手术 14 周后，相对于只接受住院康复的对照组患者，接受了一项为期 8 周的家庭锻炼的患者膝关节屈曲和背伸的活动度明显提高（平均屈曲度 80.42° 对 98.42°，平均背伸度 - 6.42° 对 - 0.8°），而膝关节功能的改善与活动度的改善类似。

全身振动训练（WBV）可应用于下肢力量薄弱且需要康复训练的患者，同时为不能执行标准锻炼的老年患者提供了一种替代训练法。Johnson 等将 WBV 作为 TKA 后康复中的加强肌力的替代疗法。在 TKA 后的 3～6 周，患者将接受为期 4 周的 WBV 或 TRPE 的物理治疗。与传统的渐进性抗阻训练（TRPE）相比，WBV 组的患者膝关节伸肌肌力增加了 84.3%，TPRE 组的患者增加了 77.3%。WBV 组的患者 TUG 评分增加了 31%，TRPE 组增加了 32%。对于肌力、肌肉活动及机动性而言，两组患者之间没有明显差异，且在两组患者中均未发现不良反应。在这项研

究中，在改善 TKA 后肌力和关节功能方面，WBV 和 TPRE 效果是相同的。

## 三、TKA 后的持续被动运动

持续被动运动（CPM）的概念是在 1980 年由 Salter 等引入骨科。他们研究了 CPM 在兔膝关节软骨全层缺损的治疗中有着显著的生物效应。Salter 认为，制动对关节是有害的，而运动是有益的，并且 CPM 减小了受损关节表面的应力。由于关节连续主动运动后肌肉会疲劳，所以需要被动运动来保持运动的连续。受到这些研究的鼓励，Coutts 等第一次将持续被动运动引入 TKA 后患者的康复训练中。他们指出，相对于术后 4 天均保持关节不动的对照组，每天进行 20 小时持续被动运动的患者膝关节的活动度更大、住院时间更短，且止痛药的使用显著减少。这项研究之后，TKA 后进行 CPM 的频率显著提高，并且在过去的 30 年间，CPM 作为辅助物理疗法被广泛应用。尽管如此，CPM 的效果衡量其风险及收益，并且其广泛的应用仍存在争议。早期的研究（2000 年以前）推荐使用这种方法，然而最近的研究发现它在 TKA 后的康复中并不是那么重要。Maloney、Johnson、McInnes 和 Ververeli 的研究都指出，由于膝关节主动屈曲的增加和肿胀的减少，出院时膝关节活动度有了明显的提高。但没有证据证明手术后 6 周、3 个月、1 年及 2 年后的长期效果。据报道，在 CPM 治疗的膝关节中，出院时膝关节主动伸展减少并且屈曲挛缩增多。对于接受 CPM 治疗的膝关节，这种"伸肌滞后"是暂时的，主要是由屈肌僵硬及股四头肌肌力薄弱引起的。在住院期间膝关节快速恢复的研究中，应用 CPM 的时长各不相同，为每天 16 ～ 24 小时，并且在 TKA 后的 7 天内开始执行。对照组中的膝关节被夹板固定 3 ～ 7 天，试验组则接受早期的 CPM 治疗。这些结果不能用于证明当前的观点，因为目前并不推荐 TKA 后膝关节长时间固定，而提倡 TKA 后的早期运动。通常情况下，CPM 适用于 TKA 后住院期间（5 ～ 10 天），现在推荐应用 CPM 的时长是每天 3 ～ 5 小时。因为患者还要接受常规物理治疗、理疗会诊、常规护理和影像学及体格检查，所以这种治疗通常不会持续超过 2 小时。此外，患者需要在出院前完成除了膝关节屈曲外的其他康复目标，如有辅助的锻炼步行。Lenssen 等的研究进行了术后连续 17 天的延长家庭 CPM 治疗，结果发现这种治疗方式在长期疗效及功能恢复上并没有更好的表现。关于术后应用 CPM 治疗的患者是否应该使用止痛药来缓解疼痛的问题，存在互相矛盾的证据。Clowell 和 Morris 在一个随机对照试验研究中发现，进行 CPM 治疗会显著降低患者使用麻醉镇痛药的剂量。然而 Pope 等最近进行了一项样本量更大的随机对照试验（将患者分为三组：不进行 CPM 治疗、进行 $0° ～ 40°$ 的 CPM 治疗及进行 $0° ～ 70°$ 的 CPM 治疗），他们发现进行 CPM 治疗的两组患者对镇痛药的需求明显提升。Pope 在该研究中还发现，相对于不进行 CPM 治疗组（956ml）和 $0° ～ 40°$ 的 CPM 治疗组（1017ml），$0° ～ 70°$ 的 CPM（1558ml）治疗组患者术后的出血量明显升高。

关于 CPM 对 TKA 后深静脉血栓（DVT）的影响目前还存在争议。许多学者并没有发现经 CPM 治疗后患者深静脉血栓的发病率有变化。然而另一些学者却指出，CPM 治疗组的深静脉血栓发生率低于不进行 CPM 治疗组，尽管这有可能是因为对照组的膝关节是固定的。Coutts 等在 1983 年进行了一项多中心研究，对比 TKA 后进行 CPM 治疗组（137 人）与对照组（129 人）需要按摩的概率，他们发现在 CPM 治疗组中没有人需要按摩，然而在对照组中 21% 的膝关节需要按摩。后续的研究也支持 CPM 可以降低 TKA 后膝关节活动度差的患者需要按摩的比例（和按摩带来的花费）。TKA 后，CPM 治疗对愈合过程的影响同样充满争议。据报道，TKA 后进行 CPM 治疗可以降低伤口的肿胀程度。伤口并发症的定义是发生感染或需要改变术后治疗方案的情况。根据这项定义，Maloney 等研究发现，在 TKA 后进行 CPM 治疗会增加伤口并发症的发生率，这些并发症主要是血肿、表皮和深部感染。Davis 报道在 CPM 治疗后，无菌性的伤口引流增加。然而 Bennett 和 Colwell、Morris 的报道截然相反。他们表示在伤口引流方面两者并没有明显的差异。Johnson 等在他里程碑式的论文中经皮肤测量了膝关节伤口的氧含量，发现在术后前 3 天，膝关节弯曲超过 40° 的患者，他们伤口边缘的愈合能力下降（特别是在侧面的边缘）。以此研究结果为基础，研究者制订了一种新的 CPM 治疗方案，最小化了其对伤口愈合能力的负面影响。这项治疗方案包括在术后前 3 天限制膝关节屈曲在 0°～40°，然后再逐步增加膝关节活动度，直到在第 6 天达到 90°，在第 7 天移除 CPM 机。在 Johnson 等的研究中，102 名膝关节置换术后的患者被随机分为两组，一组立刻接受上文所提到的 CPM 治疗方案，另一组作为对照组用夹板固定他们的膝关节 7 天。在感染的发生率及伤口愈合方面，两组并没有明显的差异。这项研究表明，只要 CPM 治疗不是侵入性的，发生有关伤口愈合的

问题的概率就不会上升。CPM 运行的速度对于伤口的愈合能力基本没有影响，也不会出现与治疗速度过快相关的不适。

## 四、水中运动治疗

在欧洲，水中运动治疗，如泳池中锻炼，在 TKA 后患者的术后康复中时常用到。水中运动治疗的支持者认为在温水中运动有利于减少关节的压力，利用水的阻力锻炼下肢肌力，同时还可利用浮力减轻体重带来的影响。根据阿基米德原理，这降低重力可以保护关节，并通过本体感受机制进行更好的运动，增强肌肉力量，并加快手术肢体的恢复。通过改变运动的速度和增加水的湍流度可以改变运动的阻力。因为泳池锻炼需要持续的平衡反应，肌肉的协调性得到了改善。在水中锻炼时，所有患者都感到愉快和疼痛的缓解。Liebs 等认为只要伤口被防水敷料覆盖，TKA 后 6 天就开始水中运动治疗是很安全的。这些研究还表明，术后 6 天开始水中运动治疗的患者，相对于术后 14 天开始的患者，术后 12 个月和 24 个月之后的 WOMAC、SF-36 和 Lequense 指数评分都会更好。虽然这些结果并没有统计学差异，但这种治疗对 WOMAC 评分的影响与非甾体消炎药治疗膝关节骨性关节炎的效果相似。而截至术后 24 个月，WOMAC 评分上的改变是具有统计学差异的。作者认为，TKA 后早期进行水中运动治疗相对于晚期的疗效更好。然而这些学者只做了自身对照，并没有将水中运动治疗和其他陆上康复项目做对比。Valtonen 等分析了一项为期 12 周的渐进性水中抗阻力训练对运动限制（步行速度和爬楼梯速度）、自身功能（WOMAC）、膝关节屈曲和背伸力量的影响，并通过计算机断层扫描来评

估股四头肌的横截面积（CSA）。将 50 名处于 TKA 后恢复后期的患者（平均术后 10 个月）分为两组。一组进行渐进性的水中肌力锻炼（26 人），另一组为对照组（24 人），继续保持他们当前的物理锻炼水平。12 周后，相对于对照组，积极治疗组的患者拥有更好的膝关节屈曲和背伸力量（分别为 48% 和 32%）、更大的大腿肌肉横截面积（3%）、更快的步行速度（9%）和更短的上楼梯时间（15%）。在 WOMAC 评分上两组没有明显差异。作者也评估了在水中运动治疗结束后的 12 个月，这些治疗效果的保持情况。在这 1 年的观察期间，相对于对照组，积极治疗组的患者的膝关节屈曲和背伸力量仍然更好（分别为 32% 和 50%），而在 12 周治疗中明显提高的肌肉横截面积、步行速度和爬楼梯速度都消失了。作者建议，为了保持训练带来的效果，应继续进行水中抗阻力锻炼。Harmer 等将 TKA 后的 102 位患者随机分为两组，于术后 2 周开始，一组接受陆上治疗（49 人），一组接受水中治疗（53 人）。两组的治疗都是 1 周 2 次，每次 1 小时，持续 6 周。同一名治疗师对水上与陆上治疗进行监督，并且保证两组治疗方案之间唯一的差别就是介质（水中和陆上）。患者在术后 8 周及 26 周进行评估，在 WOMAC 评分、膝关节活动度、6 分钟步行试验和上楼梯力量（SCP）这些方面两组患者并无明显差异，尽管两组患者相对于基准线都有了很大的提高。作者认为，在膝关节功能的效果及临床指标方面，水中运动治疗并没有特别的优势，尽管如此，水中运动治疗依然是 TKA 后康复的有效替代疗法。

## 五、平衡训练

与持续性肌无力相同，平衡性的损害

是 TKA 后患者康复所面临的一项非常严重的问题。TKA 后，患者跌倒或者受到其他骨科方面创伤的风险提高。在一项对 TKA 后 6 ～ 12 个月的患者进行的为期 6 个月的观察中，Matsumoto 等发现，跌倒发生的概率是 32.9%。Swinkels 等的研究发现，在行 TKA 的患者中，有术前跌倒病史的患者是很普遍的（24.2%），并且其中接近 45% 的患者会在术后再次跌倒。因此，解决 TKA 后的平衡损伤问题，应该是物理治疗的一个重要目标。两项方法类似的研究对在功能训练（FT）方案中增加特定的平衡训练进行评估。Piva 等在一组样本量较小的试验中，对比了平衡训练（B）和功能训练（FT）对机动性结果的影响。干预措施为监督下持续 6 周的 FT 或者 FT+B 的训练项目，以及接下来持续 4 个月的家庭锻炼项目。分别在试验开始时，监督训练完成后（2 个月）及 4 个月家庭锻炼项目完成后（6 个月后）进行数据采集。两组的下肢功能状态中有了明显的改善，而两组数据之间的差异没有统计学意义；然而，FT+B 组的患者，在速度及单腿站立时间和肢体强度方面，获得的进步似乎比 FT 组大。Liao 等发现，在一项术后康复项目中增加了为期 8 周的平衡训练后，接受平衡康复训练的患者相对未接受平衡训练的患者来说，在前进距离、单腿站立、坐立试验、上楼梯时间、10 分钟步行、计时起立行走测试和 WOMAC 指数评分方面均得到了很大程度的提升（所有的 $P <$ 0.001）。需要说明的是，Liao 的样本量（130 对 43 患者）比 Piva 的研究大，而干预治疗时间（8 对 6 周）也比 Piva 的研究长。此外，Liao 的研究中，接受平衡康复训练疗程的持续时间也比对照组长（最多 90 分钟对 60 分钟）。作者得出结论，8 周额外的平

衡训练可以提高 TKA 后患者的运动功能。Fung 等将 Wii Fit 这种动作控制的电视游戏系统应用在膝关节置换术后患者的门诊康复中。患者被随机分为两组，积极治疗组（27 人）和对照组（23 人）。除标准疗法之外，积极治疗组的患者每天将接受 15 分钟的 Wii Fit 游戏锻炼，对照组的患者每天额外进行 15 分钟的下肢锻炼。结果表明，在膝关节的屈曲度、2 分钟步行试验中的距离、不同的疼痛评分、下肢功能及门诊康复时间上，这两组患者之间没有显著性差异。这些发现表明，Wii Fit 可以作为加强下肢肌力的一种康复措施来使用。

## 六、神经肌肉电刺激

在 TKA 后 1 个月，股四头肌肌力损害的原因主要是神经兴奋冲动的传导障碍（也被称作反射抑制）。但也在一定程度上受到肌肉萎缩的影响。尽管股四头肌反射抑制的神经生理机制尚未完全了解。关节的疼痛或者积液产生的脊髓反射可能会改变受伤膝关节的传入信息，从而导致股四头肌的传出神经减弱，最终降低肌力。Gibson 和 Martin 的早期研究表明，神经肌肉电刺激（NMES）可以防止 TKA 后患者可能或已经出现的肌肉萎缩。Thomas 和 Stevens 最近的研究表示，NMES 可以减轻随意运动的缺陷，而且还能预防术后早期的肌肉萎缩，因此比单纯的主动锻炼更能恢复股四头肌功能。尽管出现很多理论，但是 NMES 怎样提高肌力仍不清楚。首先，NMES 下，刺激过程中产生的肌肉收缩的强度要比没有 NMES 大（至少是最大值的 30% ～ 50%），因此肌肉超负荷可以引起肌力的增长。其次，NMES 可能改变运动神经聚集，从而激活大部分 II 型肌肉纤维，而更多的 II 型肌肉纤维激活会使

肌力最大化。研究表明对 TKA 后的患者的股四头肌进行 NMES 治疗的结果是肯定的。Gotlin 等将 40 名行 TKA 后的患者随机分为 NMES 组（21 人）和对照组（19 人）。两组都接受包括对患侧肢体 CPM 的传统的物理治疗、步态训练、关节活动度锻炼、日常生活活动训练。在术后的第 1 周中，NMES 组额外在 CPM 治疗中进行每天两次持续 1 小时的电刺激治疗（频率为 35Hz，刺激 15 秒，休息间隔 10 秒）。治疗时将电极放在股神经的近端，另一个电极放在股内斜肌的远端。NMES 组的伸肌滞后从 7.5° 降到 5.7°，而对照组的伸肌滞后则在同一时间段从 5.3° 上升到 8.3°，这种变化显著差异（$P < 0.01$）。另外，NMES 患者的住院时间（7.4 ～ 6.7 天）也有显著差异（$P < 0.05$）。由于股四头肌肌力在 TKA 后第 1 个月内下降最厉害，Avramidis 等进行了一项研究，将 NEMS 作为术后前 6 周的一项标准物理治疗方法外的附加治疗，探究 NEMS 对术侧股四头肌肌力的影响。结果显示，6 周后，患者的步行速度有明显的提升，并且在停止治疗 6 周后依然继续存在影响（手术后 12 周，$P < 0.000\,1$）。基于这项研究，该作者尝试研究在 TKA 后 1 年，也就是患者的功能恢复基本完成的时候，这项治疗方式的长期效果。70 名 TKA 后的患者被随机分为两组，NMES 组（35 人）在接受传统物理治疗的同时，另外接受电刺激治疗，刺激部位为股内侧肌。对照组只进行同样的传统物理治疗，治疗时间同为 6 周。NMES 组在术后 2 天开始，在患者躺着或者坐着的时候每天 2 次，每次 2 小时（总计每天 4 小时治疗）进行治疗。神经肌肉电刺激设定为 40Hz，脉冲持续时间 300 微秒，8 秒刺激，8 秒间歇，电流强度

设定为患者能忍受的最大强度。与对照组相比，在 TKA 后 6 周和 12 周，NMES 组的患者步行速度更快，牛津膝关节评分及美国膝关节协会评分更高。然而，在术后52 周时，两组之间的差异变得不再显著。在术后 6 周、12 周和 52 周时，NEMS 组患者的 SF-36 评分中生理部分（PCS）也显著高于对照组。这些效果主要是因为术后早期股四头肌肌力恢复迅速，从而能参加更多的自主锻炼治疗。自从术后第 2天开始 NMES 治疗后，没有相关并发症发生。而最初的 NMES 组中有 3 人因不适放弃了刺激治疗，留下 35 名患者参加了接下来的评估。在一项相似的研究中，Stevens-Lapsley 等采用了随机非双盲的试验设计，检测了 TKA 后早期应用 NMES对股四头肌的影响。66 名 TKA 后患者被随机分为两组，对照组采用标准的康复治疗，另一组采用标准康复治疗并对股四头肌使用 NMES。电刺激治疗在术后的第 2天开始，持续 6 周，每天 2 次，每次 15次等张收缩（每天治疗仅 30 分钟）。刺激器设置为产生双相电流，利用均衡的波形50Hz，脉冲持续时间 250 微秒，15 秒刺激，45 秒间歇，电流设置为患者能承受的最大电流。分别在术前，术后 3.5 周、6.5周、13 周、26 周和 52 周获取数据，包括肌力、功能表现、自我监测（WOMAC 指数）。与对照组相比，NMES 组在 TKA 后3.5 周后，显示出更好的股四头肌肌力、腿部力量、6 分钟步行距离（6MWT）、计时起立行走测试（TUG）时间、台阶试验（SCT）时间和膝关节屈曲度。而在 SF-36指数（生理与心理部分）和 WOMAC 指数上两组之间并无明显差异。而在第 52 周，虽然两组之间的差距在减小，但是在股四头肌肌力、TUG、SCT、6MWT、SF-

36、MCS 和 WOMAC 指数上有明显差异（NMES 组占优）。在膝关节活动度的改善上，NMES 组稍微好一些（$P=0.08$）。同之前的研究相似，术后开始第 2 天就开始应用 NMES，并没有任何不良事件发生。Stevens-Lapsley 等在试验中发现能承受更高刺激训练强度的患者，相对于那些使用低强度刺激的患者，股四头肌的肌力更强。因此，NMES 在达成股四头肌肌力恢复这一目标中，占有一席之地。电极的尺寸很重要，因为它对电流密度的大小起到直接的作用。电极越小，电流密度越大，可能会在肌肉达到最大收缩力前感到不适。在Avramidis 和 Stevens-Lapsley 的试验中，电极都是贴于股内侧肌与股外侧肌表面的皮肤上，前者为"活性"，后者为"惰性"。Avramidis 等采用了 70mm×70mm 的电极（Pals Plus，Nidd Valley Med.，Knaresborough，UK），更短的间歇时间（8 秒）和更长的 NMES 治疗时间（每个阶段 2小时）。而 Stevens-Lapsley 等采用了更大的电极，76mm×127mm（Supertrodes，SME Inc.，Wilmington，USA），同时更长的间歇时间（45 秒）和更短的 NMES治疗时间，每个阶段 15 分钟。这些改变可能使患者能够达到更高的刺激强度，从而得到更强的肌力。这就可能解释为什么 Stevens-Lapsley 等的研究除短期疗效之外还观测到了长期的疗效。尽管多项调查的结果显示 TKA 后的 NMES 可能对患者有益，Petterson 最近的随机临床试验对比了单纯锻炼和锻炼 +NMES，研究发现术后 1 个月开始的 NMES（10 次收缩，每周 2 次，持续 6 周），并没有比单纯的锻炼给患者带来的收益更多。作者明确指出，在 TKA 后 3 个月和 12 个月，对于单纯锻炼和锻炼 +NMES 两组，并不存在股四头肌肌力和膝关节功能的明显差异。在术后 12 个月，两组患者的肌力、活动及功能恢复均比术后接受低强度恢复训练的患者要好。这些研究结果表明，NMES 治疗的时间和频率对结果有很重要的影响。在这项研究中，如果在术后立刻使用 NMES，结果可能会更加有效，因为防止肌肉功能的早期（第 1 个月内）衰退比在衰退发生后再试图扭转要有效得多。也有可能因为 NMES 的频率过低（一周 2 次）并不足以引发股四头肌肌力和活动的改变。总之，TKA 后早期应用 NMES（TKA 后 1 个月内）和每周 2 次以上的 NMES 治疗是必要的。

## 七、门诊和家庭治疗

　　门诊中的物理治疗让医生可以直接监测患者的治疗进展，并且能根据患者的情况及时调整治疗策略。然而，这种治疗方式比家庭康复治疗昂贵得多，并且要求患者定时去诊所就诊，这对于老年人来说可能会很困难。Rajan 等随机抽取了 120 名患者，发现在 TKA 后 3 个月、6 个月和 1 年时，门诊治疗在膝关节活动度上并没有统计学意义上的优势。Mockford 等将随机抽选的 150 名患者分为两组，一组接受为期 6 周的门诊理疗，另一组不接受门诊理疗。术后 1 年时，研究人员没有发现两组间包括膝关节屈曲能力、膝关节活动度、牛津膝关节评分（OKS）、Bartlett 髌骨评分（BPS）或者 SF-12 一般健康状况调查表存在差异。Rajan 等认为"没有必要在 TKA 后进行门诊治疗"，Mockford 等得出结论"标准的门诊理疗对 TKA 后患者的长期预后并没有任何帮助"，但这些研究缺乏方法学及数据上的支持。并且这两项研究中都没有标准化或者对门诊

理疗的时间及方案详细的描述，并且用来测定门诊康复治疗效果的只有膝关节活动度和自我评定。除此之外，在两项研究中，术后 1 年患者的膝关节活动度只有 97°～108°，低于功能健全的膝关节活动度的最低线（110°），同时也小于 Petterson 等报道的 120°，表明这些患者并没有得到正常的康复治疗。为了判断通过理疗师定期电话监督的家庭治疗的有效性，Kramer 等随机抽取了 160 名接受门诊治疗或者家庭治疗的患者。两组患者均被发放了关于膝关节活动度和怎样在家加强锻炼的书籍，锻炼每天 3 次，直到第 12 周随访的时候，之后建议患者继续坚持每天至少一次的家庭锻炼。一名对锻炼方案熟悉的理疗师将每周对家庭治疗组进行评估，以监督患者是否坚持锻炼。门诊治疗组则在术后第 2～12 周参与门诊治疗，门诊治疗包括每周 2 次，每次 1 小时的治疗，患者只有在他们参加门诊治疗的时候才进行一般的家庭锻炼。在术后第 12 周及第 52 周的随访中，两组患者的 WOMAC、SF-36、膝关节学会评分明显好于基准线，并且两组之间并不存在明显的差异情况。Madsen 等对比了在 TKA 后 4～8 周才开始的门诊及家庭康复治疗情况。他们将 80 名术后患者分为两组，一组进行小组团体式康复锻炼（40 人），另一组进行监督下的家庭训练（40 人）。团体式康复锻炼由持续 6 周的 12 次门诊治疗构成，包括耐力训练、与家庭锻炼结合的自我管理和教育。对照组进行家庭锻炼，在锻炼开始时理疗师会进行拜访，并根据个人需要进行一次锻炼调整，之后治疗期间根据进一步调整的需要进行 1～2 次额外的家访。在 TKA 后 3 个月及 6 个月后，在对基准值进行校准后，两组之间在各方

面均无明显差异，包括自我报告的测量（牛津膝关节评分、SF-36 的生理评分、EQ-5D量表）、损伤测量（腿部伸肌力量、力量测试中的疼痛等级）、功能测量（平衡性测量、10m 步行测量、30 秒和 5 次坐下起立测试）。作者推断，在 TKA 后 6 个月时，监督下的个人锻炼和小组锻炼在改善患者的生活质量和生理功能上的作用是相等的。

Russell 等将澳大利亚 TKA 后患者基于网络的远程康复计划与传统门诊康复治疗进行了对比。对于住在偏远地区的患者，接触到康复锻炼可能很困难。而一种可能的解决办法就是利用远程康复技术，从远距离提供康复服务。在这项研究中，65 名患者被随机分为两组来接受为期 6 周的门诊理疗项目，其中一组采用传统方式，另一组利用远程康复的方式。衡量膝关节术后康复效果的首要指标是 WOMAC 指数，次要指标包括患者特异型功能评分、TUG试验、疼痛强度、膝关节屈曲和背伸、股四头肌肌力、肢体维度测量和步态评定。在 6 周的干预治疗后，两组患者在所有的测量项目上均有显著的提升（$P < 0.01$），然而对于上面提到的测量结果，除了患者特异型功能评分和 WOMAC 中的僵硬量表外（远程康复计划较好，$P=0.04$），两组之间并没有显著差异。但是两组的恢复程度都不尽如人意。患者仍有膝关节屈曲挛缩、股四头肌活动滞后，提示股四头肌仍然非常虚弱。而且，在研究结束时，两组的 TUG 时间仍然 > 12 秒，比 Petterson 等报道的 TUG 时间长了 45%。在术后 3 个月时，比 Stevens-Lapsley 等研究的，TKA 后 6.5周时积极治疗组的 TUG 时间长了 30%。这些结果表明，这种术后治疗方案并没有完全解决膝关节活动度、肌力和功能障碍的问题。作者也承认他们的研究存在局限性，

像利用远程康复治疗无法评判患者的依从性，并且缺乏长期随访数据（只随访了 6周）。必须进行进一步的研究来评判长期疗效，同时评估该远程康复治疗的经济效益。

Kauppila 等在试验中测试一项为期 10天的多学科康复计划是否能够更快更好地恢复 TKA 后膝关节功能。积极治疗组的患者（44 人）在术后的 2 ～ 4 个月参加这项多学科的计划，该康复计划包括与理疗师共同完成团体锻炼课程，参加不同医疗卫生人员的讲座（骨科医师、心理学家、社会工作者和营养师）。而对照组（42 人）只进行常规护理。主要的评价方式为术前评估，术后 2 个月、6 个月和 12 个月的随访。随访内容包括 WOMAC 指数、15m 步行试验、阶梯试验、膝关节的等长肌力的测定，并通过问卷调查统计康复服务的使用情况。相对于对照组，积极治疗组并没有达到更快的功能恢复及生活质量明显提高的目的。此外，这种干预治疗并没有减少术后康复服务的使用。由于膝关节置换术后的患者可能并发包括抑郁症、肥胖症和心血管系统的损害，多学科的康复治疗可能会使这类患者从中获益。这需要未来的研究进一步验证。

## 八、结论

物理治疗和康复训练对 TKA 后的恢复非常重要。在 TKA 后有非常明显的股四头肌肌力减退现象，这种现象归因于兴奋的传导障碍和萎缩。高强度的渐进性肌力锻炼和早期使用 NMES 可以减少股四头肌肌力的减退及相关的损害。由于多数研究中没有准确地描述在其随机试验中"常规护理"的治疗手段，需进一步的研究来彻底阐明术后锻炼方案和恢复效果之间的关系。总的来说，TKA 后系统的物理治疗的长期效果仍然不清楚。

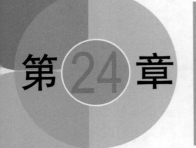

# CHAPTER 24

# 第 24 章 | 全膝关节置换术中、长期功能结果

Nikolaos Rigopoulos，Theofilos Karachalios

N. Rigopoulos，医学博士

希腊拉里萨市塞萨利亚大学，生物医学中心，骨科

T.Karachalios，医学博士，理学博士（✉）

希腊拉里萨大学综合医院，塞萨利亚大学，生物医学中心，卫

生科学学院，医学院，骨科

e-mail: kar@med.uth.gr

全膝关节置换术（TKA）是一种全世界范围内都在大量进行的高成本手术。许多国家都公布了国家性诊疗指南，为如何选择性价比高的假体提供参考。该选择的首要评判标准是人工关节的长期生存率，同样重要的还有功能预后和生活质量的评定。然而，用什么样的标准去评定 TKA 的功能预后仍存在争议。

尽管在初次 TKA 后，大多数患者都表示其功能方面有了显著的改善，但改善的程度却相差很大。为了评估由于其他肌肉骨骼状况引起的术前疼痛对术后功能预后的影响，作者尝试量化初次 TKA 前双侧膝关节和腰背疼痛，并评估他们对术后生理功能预后的影响。他们发现，术后功能改善的程度取决于其他承重关节中肌肉、骨骼疼痛的程度。

有许多测评工具可以用来评估 TKA 的功能预后。通常这些功能评分大多数不是以患者为中心的，而是医疗工作人员独自进行临床检查测试，或者结合身体活动相关的问卷调查表来评估。然而，患者的满意评分并不总是与医疗人员记录的临床功能参数相一致。

Mahomed 等研制出一个经过验证的自行管理的满意度量表（包括非常满意、有些满意、有些不满意、非常不满意），该量表可以评定患者在疼痛缓解、进行日常活动的能力和休闲活动方面的综合满意度。Wylde 等在一项关于固定轴承假体和移动轴承假体的对照研究中，采用了这个满意度量表（250 例膝关节）。虽然作者发现患者对两种植入物的满意度没有差异，但是他们注意到对于特定的活动，满意率惊人的低（对疼痛缓解，66% 的患者表示"非常满意"、对于回到正常的日常生活活动，52% 的患者表示"非常满意"、对于进行休闲活动，只有 44% 的患者表示"非常满意"）。

Thomsen 等研究在 TKA 后获得更高的膝关节屈曲度是否会让患者觉得疗效更好。高灵活性的膝关节相对于普通膝关节会带来膝关节活动度的提升，然而在患者感受到的疗效方面，并没有明显差别。患者认为增加膝关节屈曲度（＞110°）对疗效几乎没有影响，因为两种膝关节都能达到无痛的活动度和患者高度的满意。Boese 等还研究了当代高屈曲膝关节，声称该关节能提供 ＞120° 的屈曲度。尽管对于一些日常生活活动，高屈曲度确实很必要，但是高屈曲度膝关节并没有在功能、患者的总体满意度上带来明显的提升。Chang 等对 TKA 后的韩国患者身体活动情况的变化进行了评估，试图去确定术后体力活动水平是否受到患者社会人口因素及术后功能预后的影响。他们得出结论，应该鼓励患者定期参加体育活动来提高患者的满意度。

对一项治疗如 TKA，预后的评价标准，必须是有根据的（测量到恰当的结果）、可以重复的（对稳定患者的重复评估应得到相同的结果）、对患者情况的变化是敏感的。评估 TKA，经验证的预后评价工具包括针对健康状况的（SF-36、SF-12、诺丁汉健康量表、疾病影响量表和 EQ-5D 量表）、针对疾病的（WOMAC、牛津膝关节评分）和针对患者的（MACTAR）几种类别。许多测试可以评价 TKA 的功能预后，如 6 分钟步行试验和 30 秒台阶试验。KOOS 是一种基于 WOMAC 分数的功能能力评价工具，目前已经将疼痛预后、日常生活活动、运动和娱乐功能及膝关节相关的生活质量包括在内。其他有趣的功能预后包括国际膝关节评分、下肢功能量表、UCLA 活动分级。SF-36 是一个包含 36 小项的调查问卷，它被广泛地应用于测量一般健康状况。这个量表有 8 个评分模块，分别是生理功能、生理职能、情感职能、社会功能、精神健康、精力、躯体疼痛和一般健康状况。这些类似的评价工具的缺点是它们只能评估到术后 2 年，而对长期预后仍然未知。然而，有文献利用 SF-36 量表来评价为期 5 年的变化，同时证实年龄与性别都会对评分产生影响。SF-36 应用于个体上时曾受到批评，但是其在预后分析中的广泛应用及已经证明的有效性和可靠性，使其有助于不同条件之间的比较。样本量和随访时间都非常重要。指定的人员（护士、学生等）必须负责管理和收集这些问卷，保证数据库的一致性和完整性。而一些更简易的问卷（如 SF-12）可能会丢失健康状况和预后的细节。牛津膝关节评分（OKS）是一项经过验证且广泛被人们接受的指标，它是针对患者的预后评价，但这份量表缺乏评价长期预后的相关证据。Williams 等在一个前瞻性 TKA 数据库中回顾了 5600 份 OKS 问卷（1547 名患者），来确定 TKA 后 10 年里的 OKS 趋势。该研究中 OKS 评分的最大值出现在术后 2 年，之后出现一个平缓但是显著的下滑。在 OKS 中也发现了相似的趋势。大多数单项评分跪坐的能力在最初的一年是有所改进的，但随后迅速恶化。尽管术后 2/3 的患者都被报道有残余痛，疼痛程度的改善依然是最大的。直到第 4 年，夜间疼痛的改善才达到最佳。< 60 岁的女性和 BMI > 35 的女性术后 OKS 评分相对较低。

膝关节会评分（KSS）、膝关节功能评分、安大略省和加拿大麦克马斯特大学骨关节炎指数评分和美国特种外科医院膝关节评分（HSS）都是针对膝关节疾病的特定评分工具，它们广泛应用于 TKA 的临床评价上。一名外科医师在 1992 ～ 1995 年，进行了一项关于羟基磷灰石涂层无骨水泥 TKA 患者的长期生存率分析。所有的患者都进行了 KSS 评分和独立的影像学分析。在 356 名患者中进行的 471 例 TKA 中，随访了 325 名患者身上的 432 例 TKA，平均随访时间为 16.4 年（15 ～ 18 年）。Long 等评估了年轻活跃患者的（TKA 后）功能预后。还有一篇基于多篇文章做出的，TKA 后的功能预后和翻修率的 Meta 分析。以上所有的文献应用 KSS 评分、膝关节功能评分、HSS 评分得出的结论是，TKA 是一项针对膝关节骨性关节炎的成功治疗措施，其 10 年翻修率 < 5%，且在任何评分标准上，长期的功能改善率达到 30% 以上。

迄今为止，没有任何单独一个功能预后评定工具能作为 TKA 研究的金标准，尽管相当多的共识认为应使用敏感、可靠、可重复的检验预后的工具。由于应用最广泛的 KSS 评分尚未得到验证。因此，WOMAC 和 Oxford 评分是最常用的预后评价工具。当需要与其他治疗措施比较时，一般健康状况预后评判标准，如 SF-12、SF-36 或者 EuroQol 量表就会有用。最近，许多不同的学者用以患者为中心的评判工具来评价 TKA 的功能预后。这种评判工具要求患者完成一份自我评估的膝关节功能调查问卷。然而，当试图去评价中期和长期的功能预后时，会因为回忆偏倚的问题变得非常困难。因此，在大多数文章中，中远期的功能预后由以患者为中心的问卷和临床评价工具共同组成。Bourne 等再次调查患者对早期 TKA 假体的满意度。尽管初次 TKA 有了巨大的改进，许多研究表明只有 82% ～ 89% 的初次 TKA 的患者感到满意。在一项关于安大略省 1703 名初次 TKA 后患者满意度的横断研究中，满意度问卷包括了三个问题：①总的来说，您对 TKA 的效果的满意程度如何？②您对最近的 TKA 减轻疼痛（平地走路及上下楼梯、坐着和躺着的时候）的满意程度如何？③您对最近的 TKA 所改善的五项功能（上楼梯、上下车、起床、卧床、干轻微的家务活）的满意程度如何？将回答非常不满意、不满意和中立的患者分为一组，回答满意和非常满意的分到另一组。对这两组结果（满意、不满意和中立）进行统计学分析来测量总体满意程度。数据表明，接近 1/5 的（19%）初次 TKA 的患者对结果并不满意，对疼痛缓解的满意程度为 72% ～ 86%，对日常生活活动的满意程度为 70% ～ 84%。最易导致初次 TKA 患者不满的预后因素是没有达到预期

（占 10.79%）、1 年后的低 WOMAC 得分（占 2.59%）、术后静息痛（占 2.49%）和术后需要住院的并发症（占 1.99%）。

以患者为中心的测试看起来比未经验证的评分系统更加有效率，因为在以患者为中心的检测中，提问是关于疼痛的等级，恢复到特定的活动程度，随后是外科医生对关节活动度和关节稳定性的客观测量。越来越多的证据表明，在评定治疗对生活质量改善方面，患者与医生的观点并不一致。

新型高屈曲度的膝关节可以在术后第一时间提供更令人满意的活动度。然而考虑到设计因素，长期功能效果并没有延期。似乎整体健康状态、并发的骨骼肌肉疾病、未达到患者的预期、高效的外科技术和参与日常生活活动，才是影响 TKA 后中长期预后的最重要因素。

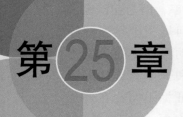

# CHAPTER 25

# 第 25 章 | 导航系统对全膝关节置换长期结果的影响

Aristides Zimbis，Theofilos Karachalios

A. Zimbis，医学博士，理学博士

希腊拉里萨市塞萨利亚大学，生物医学中心，骨科

希腊拉里萨市塞萨利亚大学医学院，卫生科学学院

T. Karachalios，医学博士，理学博士（✉）

希腊拉里萨大学综合医院

色萨利亚大学，生物医学中心，卫生科学学院，医学院，骨科

e-mail: kar@med.uth.gr

# 一、简介

全膝关节置换术（TKA）是一个有效的术式，其可减轻疼痛、恢复膝关节功能及改善终末期膝关节炎患者的生活质量。对其结果的进一步改善似乎很困难。据报道，在样本量大的患者组和登记系统中 10 年生存率高于 90%。TKA 的结果高度依赖于手术技术，尤其是下肢力线和假体放置。股骨和胫骨组件的恰当对线是术后疼痛、聚乙烯衬套磨损、稳定性和假体寿命的一个重要预测指标。假体位置不正也与术后疼痛、功能减退和（或）更高的翻修率有关。超过 50% 的 TKA 翻修是在术后 2 年内施行的，一个普遍的原因就是假体组件错位。此外，当 TKA 在较低容量医院（医院容量为每年 25 ～ 50 例 TKA）中施行时，报道的 5 ～ 8 年的 TKA 翻修率更高。大量研究表明，TKA 中不良的临床结果和假体寿命的减少往往与胫骨或股骨假体的不准确放置有关。Choong 等发现，更加准确的假体组件放置与更好的膝关节功能和生活质量的改善有关。一些研究者报道说，即使是在主要的关节置换中心，也仅有 70% ～ 80% 使用传统技术和髓内或髓外校准棒的患者可以获得最佳的术后假体组件对线。计算机辅助的导航技术，包括基于图像的和无图像的系统，最近已经被开发和使用，以改善畸形的和正常对线的膝关节 TKA 中假体组件的放置与下肢轴线。有效的软组织平衡也是 TKA 长期结果的一个决定因素。TKA 失败的常见原因是髌骨组件或伸肌结构的失败结合了股骨和胫骨组件、对线的失败。在关节外股骨畸形的病例中，用髓内校准棒和髓外对齐仪器进行远端股骨截骨是很困难的。相反，计算机辅助的导航技术可以帮助外科医生在这种困难的情况下施行 TKA。

计算机辅助的导航 TKA 在 1997 年首次施行，它的使用和技术演变得很迅速。TKA 中的导航被认为是一项对关节外畸形患者进行 TKA 有用的技术，其在初次 TKA 中的临床应用正在扩展，以囊括较轻度畸形的膝关节。导航 TKA 正在获得普及，并且结合了计算机辅助的骨科手术和传统的 TKA 技术，企图通过减少放射影像异常值来改善 TKA 患者的临床、放射影像学和功能评分。人们对于使用无图像导航系统的计算机辅助手术的发展显示出了极大的兴趣。增强现实系统基于一种显示技术，它将来自真实环境的信息与计算机生成的数据相结合，用附加信息增强真实场景，提高了用户对世界的感知。

本综述的目的是介绍目前临床应用的导航系统和原则，并评估近期有关这些现代技术对 THA 长期结果的影响的文献。

# 二、基本原则和技术

手术导航系统是增强现实系统，其在手术中提供给外科医生关于患者解剖结构和手术器械的空间关系的视觉与数字信息，且是实时更新的。这种增强可以通过多种方式实现。一些系统在虚拟场景中展示从患者的术前 CT 或 MRI 研究中重建的三维模型，或者将通用的现有模型改造成适用于接受评估的患者。其他的系统并没有将解剖学的三维模型可视化，而是用通过肢体力学和骨骼表面的直接测量得来的线和点来显示任务所需的模型信息。一般的手术导航系统包括三种主要的组件。一种是内部操作的位置追踪系统（该设备用于监测操作区域的相关对象，收集与位置和方位有关的实时数据；根据他们使用的技术，这些追踪系统可以是机械的、光学的、电子的或超声波的）（图25-1）。一种是实时更新显示虚拟场景的显示设备（图25-2）；一种是控制软件，其处理由追踪系统收集的数据，以更新虚拟场景中的对象的位置，并生成由显示设备显示的图像。这些图像必须以足够的帧速率提供，以避免闪烁的图像。此外，系统必须能够尽可能频繁地更新它们，因为处理追踪器的数据以显示新图像的时间延迟越长，在再现真实世界的过程中，虚拟环境的精确性就越差（图25-3）。

所有这些系统允许根据患者的特定信息来进行术前或术中的计划，允许对不同的手术策略进行模拟并选择最佳的手术方案。至于术前计划，在介入期间，计划的策略可以显示在虚拟场景中，并与术中信息相结合。在介入过程中，提供的手术器械和患者解剖位置的视觉和数字信息是实时更新的，这些系统给外科医生一个精确的视觉反馈，引导他完成计划的策略。这些系统有能力提供比肉眼更加清晰可见的手术区域的视觉信息，并帮助解决视觉上的问题，特别是在微创手术的情况下。众所周知，较低侵入性的手术有助于达到更好的患者预后，但是侵入性的最小化通常会导致外科医生感知和灵活性的缺乏。这些增强现实导航系统将患者的结构解剖与手术器械一起展示出来，使得外科医生能够通过观看显示设备，来准确地定位解剖区域和到达预先确定的位置。

一些骨科手术很适合使用增强现实导航系统。现有导航系统开发的最常见的任务是关节置换、关节镜手术、骨折治疗和脊柱手术。

正如Picard等提出的那样，手术导航系统可以划分为：①使用术前模型的系统。它们可以是从患者股骨和胫骨CT/MRI图像中重建的术前三维解剖模型（患者特异

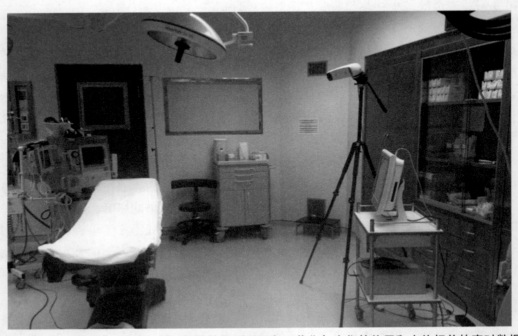

图25-1　用于监测操作现场的相关物体的探测器设备，收集与它们的位置和方位相关的实时数据。它可以探测到关节和仪器的位置，并需要与它们进行视觉接触。根据他们使用的技术，这些跟踪系统可以是机械的、光学的、电磁的或者超声波的

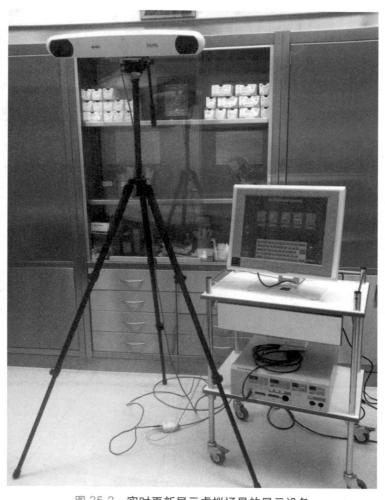

图 25-2　实时更新显示虚拟场景的显示设备

的），也可以是受试部分的通用解剖模型（非患者特异的）。通过检查现有系统的成像模式，我们可以识别出两种对立的趋势。第一种是面向患者的，并且倾向于利用最先进的设备和技术来达到卓越的质量标准。基于 CT 和 MRI 的系统通常都是朝着这个方向发展的，而且非常强大、准确和昂贵。另一种趋势专注于简单性和可及性，传统的基于 X 线片和荧光透视的系统通常不那么准确，但对大多数潜在使用者来说是负担得起的。特定成像模式的选择常与特定的注册方法相联系。基于图像的导航系统有着精确的术前计划的优点，但是额外的

辐射、术前 CT 扫描的费用及术前计划的额外时间，并不能提高其准确性。②使用术中模型的系统。它们帮助外科医生获得计划的假体。膝关节、数据收集探头和假体的插入工具都是用安全固定的光学目标来传感的，在使用特定程序进行注册和校准过程之后，它们可以实时地进行定位和追踪（图 25-4）。它们使用术中获取的医学图像来确定模型（基于图像），使用模型的系统来源于直接测量骨表面或肢体力学的信息（非基于图像）。在手术中，外科医生使用定位器收集胫骨和股骨表面的点，而关于股骨形状变化的统计信息被用来对数

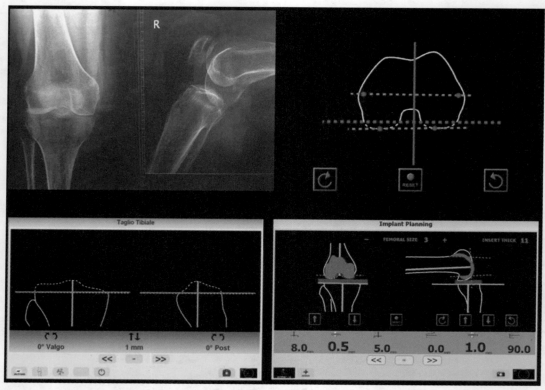

图 25-3　当跟踪系统收集和处理数据时，将生成一个虚拟场景。图像出现在显示设备上，外科医生可以对截骨和假体模板进行术前规划

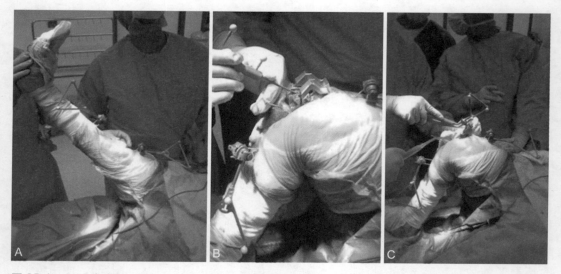

图 25-4　A. 在患者的一侧，外科医生必须在股骨和胫骨上放置骨标记；B. 之后，使用数据收集探头，他必须定义一系列特定的标志；C. 最后根据他的术前计划，可以使用传感切块并进行截骨术，同时可以进行实时定位和追踪

据点进行插值。包括患者解剖在内的所有传感对象都用一个光电子的定位器实时追踪，并且在虚拟场景中重建。然后，通过注册过程，系统匹配所获得数据点和通用模型之间的理想拟合。使用统计方法来建立模型有一定的优势，其需求更少的数据点来获得足够的插值准确性，减少术中获取数据所需的时间。最后，要被外科医生所接受，设备必须是小巧的、用户友好的、安全的，并且与手术环境兼容。在手术室添置任何设备都会增加感染风险，所以该系统接触无菌区域的任何部分都必须容易消毒或覆盖。骨骼标志的数字化是导航的关键步骤之一。这些标志的再现性问题及术中终止问题已经被描述，特别是股骨髁侧的骨性标志上。

## 三、临床数据

为了评估导航 TKA 相比于传统 TKA 的优势，我们需要非常慎重地注意其作为一项新的外科技术应用的结果，包括冠状面和矢状面对线的放射影像学异常值的百分比、假体组件轴向旋转的精确度、屈曲伸直间隙和韧带平衡的改善、一旦获得经验后的手术时间、费用、并发症发生率、学习曲线的持续时间、术后功能评分和 TKA 假体存活率。

根据近期的文献，一些研究表明，计算机辅助导航 TKA 在 3° 偏差范围内于冠状面上实现了垂直的机械腿轴（在下肢全长立位 X 线片上）。此外，下肢力线异常值的数量相较于传统的机械仪器 TKA 有所减少。然而，所有基于图像的导航和传统技术组间的研究在早期临床结果中都是相似的，包括最终随访中的运动范围、膝关节评分和术后并发症发生率。研究小组间没有统计学上的显著性差异。此外，许多支持导航 TKA 的报道中包括了相对短随访的小队列研究，并且显示了低水平的证据。

在大多数报道中，对比两组结果显示，导航 TKA 在冠状面上改善力线和减少放射影像学异常值已经得到证实。尽管如此，与传统技术相比，用导航施行的 TKA 在临床功能评分、翻修率，或提高存活率方面的改善还没有被证明。有许多研究不提供功能随访数据，只报道低于 2 年的临床结果和放射影像学数据。显然，这些研究虽然为外科医生提供了关于放射影像学和对线结果的有用反馈，但是并没有增加支持导航 TKA 在长期功能改善和低翻修率方面的证据。一般来说，从中期到更长期的研究中没有证据支持导航 TKA 的功能改善或降低翻修率。另一方面，即使已经发表的 Meta 分析研究也无法就是否有证据支持导航 TKA 的任何功能改善的概念达成一致。不同的统计分析方法、不完全的权重计算和队列研究结合在一起，导致了令人困惑和矛盾的结果。

此外，许多研究都是由外科医生在高容量的外科手术中心完成的，这些外科医生已经完成了许多 TKA，对行业和导航技术的发展感兴趣甚或有利益冲突。尽管有证据支持在冠状面对线方面有改善，但矢状面和轴向 / 旋转对线还没有得到很好的研究。调整股骨组件旋转对线的准确性是 TKA 中避免出现故障的进一步先决条件。众所周知，即使是组件旋转对线的小偏差也会对髌骨轨迹、稳定性及关节的整体生物力学产生相当大的影响。旋转不良的诊断是具有足够挑战性的，因为它通常需要计算机断层扫描（CT）、骨标（通常是股骨髁）和特殊的软件来减少图像伪影，而这些图像伪影可以在导航和不导航的情况下产生不精确的图像。

计算机辅助导航系统的设计目的是为了提高 TKA 的植入精度。这并不能解释其改善冠状面对线（有更少的异常值）没有提高临床膝关节评分、假体存活率及得到更好的TKA功能或耐久性的事实。这可能归因于三个潜在原因：①两个平面上的更好的对线被轴向（旋转）平面上的剩余错误所抵消，这要么是由于导航系统标志的错误定义，要么是由于在轴向平面上组件的剪切错位；②一个中立的机械轴的对线目标不是正确的目标，需要根据每位患者的解剖变异性来进行个体化的调整；③被研究的组过小（效力不足）和（或）衡量功能状态的临床评分系统不够完善，并且受早期上限效应的影响，因而不能证明其优越性。

导航TKA需要在手术室采取一些额外的步骤，包括计算机处理、接口和追踪器放置、数据点的数组注册及术中数据的分析。手术时间的增加是可变的，增加的范围从8～63分钟到接近或超过手术时间的2倍，这导致更高的并发症发生率，因为与传统TKA相比，导航标志具有小而一贯的错误。外科医生可能依赖于导航，进行最小限度或不充分的骨切除，将手术时间延长得更长。软组织平衡不能从计算机辅助导航系统中得到指导。另一个潜在的错误是导航系统的使用局限于截骨，在最终假体骨水泥黏接之前被停止。最后，外科医生所做的手术的数量及使用计算机导航技术的经验可能是促成因素。

几位学者研究了与计算机导航和TKA有关的主要并发症。他们展示了不同的结果：Bauwens等在感染和血栓栓塞事件方面没有发现差异；Church等进行了一项双盲随机研究来比较导航和非导航膝关节假体间的脂肪栓塞现象，证明了计算机辅助手术（CAS）组栓塞事件的显著减少。脂肪和骨髓是凝血系统的潜在激活剂，并且被认为是深静脉血栓形成的重要因素。

在所有将导航TKA与传统TKA进行比较的研究中，使用导航TKA系统的费用是一个很好识别但很难量化的因素。费用通常是通过增加导航TKA的手术和程序时间来间接解决的。计算机辅助导航的使用导致了费用，包括导航系统的费用和延长的手术时间。如果对患者有益，这些费用是合理的。有学者提出，如果翻修率降低了，导航系统的使用可能是划算的。然而，改善的长期功能、更低的翻修率和（或）存活率并不被任何现有的证据数据所支持。

TKA在功能改善、生活质量和成本效益方面是最成功的术式之一。因此任何新技术都难以进一步改进这些结果。尽管这些研究中有很多都显示了放射影像异常值的改善，但它们正确指出了这些改善还没有转化为改善的膝关节功能、生活质量和假体存活率。人们可以说，可能要花更长的时间才能显现出可能的差异。这些发现并不足以断定外科手术导航必须被抛弃。做相对较少TKA的外科医生也应该对采用导航TKA持谨慎态度。导航并不能替代TKA中细致的外科技术和训练。

导航TKA的既定作用包括在有关节外畸形或保留假体和硬件的患者中使用，这些患者不能用传统的髓外或髓内对线指导。此外，它在住院医生教学中的使用可能是有益的，可以提供关于切割指导放置的准确性的直接反馈。为了有效评估导航TKA的临床结果，未来的临床试验应该被设计成随访患者短中期临床功能改善记录和确定是否达到了更低的长期翻修率。由于上述原因，膝关节置换外科医生仍待回答的主要问题是，如何创建、修正和识别膝关节功能评估工具、成像技术及可靠的组件对线参数，以确定导航TKA的益处。因此，更加敏感的评估工具可能是必要的。

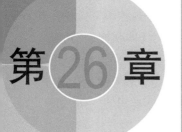

# CHAPTER 26

# 第26章

# 当代设计下的全膝关节置换术后患者生活质量与满意度

Zoe H. Dailiana , Ippolyti Papakostidou , Theofilos Karachalios

Z. H. Dailiana，医学博士，理学博士

I. Papakostidou，注册护士，理学博士

希腊拉里萨市塞萨利亚大学，卫生科学学院，医学院，骨外科学系

e-mail: dailiana@med.uth.gr

T. Karachalios，医学博士，理学博士

希腊拉里萨大学综合医院，塞萨利亚大学，生物医学中心，卫生科学学院，医学院，骨科

e-mail: kar@med.uth.gr

## 一、简介

随着医疗和公共卫生的进步，对现有疾病的治疗取得了进一步的提升，为了改善生命进程，研究者已经改变了健康检查的方式，从导致病死率和发病率的原因上评估健康与个人生活质量的关系。WHO将健康定义为"健康是肉体、精神和社会生活的完好状态而不仅仅是没有疾病或不虚弱"。因此健康和卫生保健效果的测量必须包括疾病患病率及严重程度的变化，以及医疗照护相关生活质量改善之后的幸福感。虽然目前有比较满意的方法来测量疾病的患病率及严重程度，但是没有好的方法可以评估幸福感和生活质量。生活质量是一个广义的概念，有哲学、政治及健康相关的不同的理解。WHO定义生活质量为"不同文化和价值体系中的个体对他们的目标、期望、标准及所关心的事情相关的生活状况的体验"。这个广义的概念受到人的身体健康、心理状态、独立程度、社会关系、个人信仰与所处环境特征的影响。当在健康和疾病的角度看待生活质量时，通常将其称为健康相关生活质量（HRQoL），区别于其他方面的生活质量。健康是一个多层面的概念，因此健康相关生活质量也是一个多维的概念，它包含个人的身体、心理、情感、社会功能等多个领域（表26-1）。

表 26-1 多维 HRQoL 评估的核心组成部分

| 身体 |
| --- |
| 功能 |
| 心理 / 情感 |
| 社会 / 职业 |

几十年来，假体植入手术通过手术并发症、植入物存活和寿命、发病率及死亡率来客观评估。近来，其他的一些主观评分加入到评估项目中。此外，研究人员对植入手术的优势进行了全面评估，认为提供与健康及 HRQoL 有关的项目依据是非常有必要的。这些项目体现疾病的经历，如疼痛和疲乏，以及个人身体状况、情感、社会幸福感在内的更广泛的方面。与以往的医疗指标不同，这些关于疾病和治疗更全面的评估和报道是由患者自己完成的。生活质量的测量有客观的评估方法：疾病如何影响患者生活，影响多少？他（她）如何面对这些影响？这些评估可以被用作基础的结果指标，我们还应该建立一个框架来确定变量对患者生活质量的影响。在这篇文章中，我们介绍了 TKA 对患者满意度及生活质量的影响。

## 二、HRQoL 的评估

根据最近的文献报道发现，对 HRQoL 的评估越来越受到关注。评估方法主要有两种基本形式：通用方法和疾病特定的方法。

通用方法包括单一指标、健康概况和效用指标。这些措施试图获得评估 HRQoL 的重要方面或维度，并适用于广泛的条件和人群。由于其范围广泛，这种方法的敏感性低于某些特定的方法。与通用的评估方法不同，针对具体疾病的评估方法侧重于一些特定的情况，如膝关节骨性关节炎的症状和残疾。虽不能做出全面的健康评估，特定的方法对所定义的区域内的某些变化会更加敏感。如何选择一个敏感变量是测量 HRQoL 的一个挑战，尤其在关节置换方面。该领域的相关研究表明，为了全面评估关节置换的效用，通用方法和特定的方法都是必要的。需要指出的一点是，在国际文献描述中，尽管在健康领域使用 HRQoL 更加合适，但是人们往往将 QoL 和 HRQoL 混淆使用。在本节中，术语 QoL 被用来描述 HRQoL。

TKA 是一个手术量大，且高花费的医疗手段，因此已经有大量的 HRQoL 结果可供研究者量化术前术后患者健康状况的改善。最常用的一些工具有牛津膝关节评分（OKS）、膝关节协会评分（KSS）、膝关节损伤和骨关节炎评分（KOOS）、WOMAC 骨关节炎指数评分（WOMAC）、膝关节置换 SF-36 生活质量调查表（SF-36）。SF-36 是唯一一个衡量 TKA 结果的通用量表；其他的量表都特定于膝关节置换或骨关节炎。除了 KSS 是由医生完成之外，WOMAC、OKS、KOOS 和 SF-36 量表是需要患者自己完成的。OKS 评分是英国膝关节预后研究中应用最广泛的问卷。自 2009 年 4 月以来，卫生署要求常规收集英国国家医疗服务体系（NHS）中的每一位膝关节置换的患者 OKS 量表信息。这就是所谓的患者自我报告结果估量（PROMS）。

## 三、TKA 后的生活质量

根据目前的研究证明，TKA 是一个安全和经济的治疗方法，可减轻保守治疗无效患者的疼痛和恢复身体功能。总的来说，尽管患者的健康状况和特征、植入假体的类型、医生及手术设备还存在一些差异，TKA 已经被证明是一种非常成功的、风险较低的治疗方法。虽然 TKA 后患者疼痛及功能可以明显改善，但是恢复的时间有所不同。在 TKA 后 6 个月，依据疼痛、僵硬程度及 OKS、WOMAC 和 SF-36 的功能评分来评估临床上重要的改善。该做法得到了英国 PROMS 项目的支持，该计划应用 TKA 后 6 个月的功能结果来比

较不同医院之间的差异。还有其他的文献支持，对 3 项随机对照试验 RCT 及 6 项共包含 4369 名患者的前瞻性队列研究进行文献回顾，结果显示 OKS 评分的主要改善发生在 TKA 后 6 个月内，在术后 6 ~ 12 个月存在一个非常小的显著性差异。在一项包含 116 名手术医生、2352 名患者的多中心 RCT 中，使用 OKS、SF-12 和 EQ-5D（一种衡量健康结果的标准化工具）作为主要结局指标，观察到功能状态及生活质量评分的改善发生在 TKA 后 3 个月。结合使用疾病 / 关节特定的问卷及通用问卷可以观察到术后 1 年的缓慢改善过程。通用方法可以显示较小的变化，可能是因为这些方法评估的是整体的健康状况及其他健康状况对结果有一定的影响。初次 TKA 可以带来的最大的变化是疼痛和功能的改善。

尽管 TKA 能够缓解疼痛并改善生活质量，但是随着时间的推移，在没有临床及假体并发症的情况下也可能会出现功能的减退。在一项前瞻性膝关节置换数据库中，对 5600 例 OKS 评分进行综述分析，发现术后 10 年有一个逐渐发展为较严重功能减退的过程。其他部位的关节炎，尤其是腰椎关节炎的进展，年龄因素及有基础疾病的患者数增多是导致功能减退最常见的原因。

## 四、TKA 后疼痛及功能受限

虽然大多数患者显示疼痛和功能评分有所改善，但仍有相当一部分患者没有达到预期的改善水平。

慢性疼痛是人们选择 TKA 的主要原因，因此缓解疼痛是术后的一个主要评估结果。然而，部分患者认为 TKA 没有成功地缓解其疼痛；术后 6 个月这类患者的比

例为 13%。术后 1 年，在一个 116 例患者的样本中，出现医学无法解释的慢性疼痛患者所占比例为 13%。在这项研究中，尽管影像学及临床表现均正常，但仍有 1/8 的患者在 100 分 VAS 评分中得分超过 40。中期结果也发现了 TKA 后慢性疼痛的高发生率。TKA 后 5 年有 6% 的患者存在医学无法解释的中到重度慢性疼痛。TKA 后 7 年，30% 的患者表示自手术后到某一时间间隔内发展成为中至重度疼痛。TKA 后大部分患者的慢性疼痛及相关的残疾是医学上无法解释的。在 27 例因严重无法解释的疼痛而行 TKA 后探查的患者中，只有 45% 发现是假体相关问题。现在有证据表明，可能是生物学因素引起 TKA 后持续慢性疼痛，由中枢神经系统的疼痛调节功能障碍介导，也被称为中枢致敏。

TKA 后功能改善情况也是多样的。TKA 后功能恢复正常的患者很少，只有 33% 的患者关节置换术后表示没有功能受限。近 1/5 的患者认为手术未能使他们恢复正常的体力活动。TKA 后 1 年，与同龄同性别的正常人相比，患者仍然存在严重的功能障碍，尤其是在上楼、弯腰、行走及爬楼梯时。在一项包含 202 例 TKA 术后患者的法国纵向调查中，TKA 后患者相比较正常人，在弯腰、行走超过 500m 及携 5kg 重物行走 10m 的项目测试中表现出更差的功能结果。在另一项研究中，TKA 后因膝关节功能问题而报道活动障碍的患者数量比膝关节功能正常的患者高出 3 倍以上。一部分 TKA 后患者功能结果差可能反映了临床并发症的影响性，而不是假体相关的问题。然而，与正常人群相比则不然。膝关节置换患者达不到正常人群的活动水平。相比同龄同性别正常人，TKA 后 1 年患者仍有严重的功能受限。在一项

7 年的 TKA 患者与健康对照配对队列分析中，患者在功能结果方面显著低于健康对照。同样，在一项法国的残疾相关调查中对近 17 000 例患者进行了随访，发现关节置换术后患者较未行关节置换人群有更严重的活动受限，且健康结果更差。这些差异的根本原因尚不清楚。虽然这些差异很可能是当代假体设计上的生物力学缺陷引起的，但还有一些其他的潜在因素，包括剩余软组织的改变，自身交叉韧带的缺失等。相关因素包括 TKA 患者软组织（包括瘢痕组织在内）的一般情况，还有骨关节炎引起的改变，以及肌肉张力和下肢力量的可能降低。

## 五、TKA 后 PROMS 影响因素

影响 TKA 预后的各项因素均已被评估，其中主要包括性别、年龄、肥胖、医疗因素、假体设计和外科技术等。

### （一）性别

目前与性别相关的数据依然存在矛盾。2003 年美国国家卫生研究所发表声明认为性别与 TKA 早期预后并不紧密相关。在一项大型前瞻性研究中，对 7326 个初次 TKA 进行了评估，在为期 5 年的随访期间，男女双方的疼痛缓解和步行改善程度无明显差异。在四项少于 300 例的前瞻性研究中，性别与 TKA 后 6 个月和 12 个月的疼痛发生率没有相关性。相反，一项针对 860 名 TKA 患者的跨国随机对照研究报告显示，女性在术后 1 年和 2 年时疼痛的程度更严重，但没有年龄差异。在一项大型回顾性观察研究中，女性初次 TKA 患者术后 2 年出现中度至重度疼痛的可能性相比男性要高出 45%。

## （二）年龄

PROMS 与年龄影响有关的数据也相互矛盾。虽然一些研究报道显示老年患者的预后较好，但另一些研究报道显示，所有年龄组的结果没有显著差异。目前还不清楚老年患者是否有更好的预后，因为与年轻的患者相比，老年患者对置换的关节要求更少（如较高的疼痛耐受性或较少的瘢痕形成及僵硬程度），他们的期望水平也不同。另一方面，年龄较大的患者的并发症发生率更高，其改善空间更少。精心挑选的老年患者可以从 TKA 中获得更多的好处。

## （三）肥胖

人们认识到膝关节骨关节炎与肥胖之间的相关性已经有许多年了，在许多文献都很好的记录。肥胖症有很多负面影响，如发病率和死亡率的增加。然而，肥胖与 TKA 预后之间的联系是有争议的，而且对于具体的 BMI 是否可以被用来判定哪些患者最容易出现术后疗效不佳的风险，我们知之甚少。一些研究表明，在 TKA 后，肥胖患者的生活质量和膝关节功能都较低。在一组大数据中，包括 1011 例初次 TKA，于术后 1 年对 5 组患者进行了肥胖与预后相关性的研究。通过使用 WOMAC 和 SF-36 量表进行评价，结果表明肥胖个体的各方面表现明显更低。此外，1 年随访表明，较高的 BMI 对这些个体的活动能力产生了负面影响。在一项前瞻性研究中，其中包括 535 例初次 TKA，平均随访时间为 9.2 年，与配对的非肥胖患者相比，肥胖者中的 HSS 评分明显要低。另一项前瞻性研究通过对 445 例初次 TKA 进行了连续 9 年的随访，将非肥胖者（BMI < 30）的临床结果与肥胖患者（BMI > 30）进行了

比较，结果表明所有群体都有持续且显著的改善。然而，BMI > 35 的高度肥胖人群的功能评分相对较低。一项基于 24 项研究（平均随访 5 年）的系统回顾发现，病态肥胖患者术后的平均 KSS 评分明显低于非肥胖患者。然而，与非肥胖患者相比，肥胖患者的 KSS 评分没有明显降低。病态肥胖患者的假体存活率也明显比肥胖和非肥胖患者要低。然而，其他调查报道显示，肥胖和非肥胖者的 TKA 预后没有明显的差异。这些报道认为体重并没有对 TKA 的早期预后产生负面影响，但在长期看来，肥胖会影响无菌性松动的速度。在肥胖人群中，TKA 后的功能改善的程度仍然存在争议。肥胖患者与非肥胖者在 TKA 后的满意度相似。然而，随着 BMI 的增加（> 40），功能改进变得越来越少，且并发症的发生率逐渐增加。

## （四）医疗因素

医疗因素如大量术前合并症、糟糕的术前状态（疼痛耐受差及残疾）可以对 TKA 不良预后进行良好的预测。抑郁症同样也是 TKA 后疼痛和功能受限的重要预测因子。自信心不足与关节炎中更高强度的疼痛有关，而是否有着对 TKA 后完全缓解疼痛的预期将对术后功能的改善及术后疼痛的缓解有很大的影响。TKA 的成功是由生理及心理因素共同决定的，了解患者的特点可以使术前、术中和术后的决策变得更加容易，从而使 TKA 达到最佳效果。

## （五）假体设计

尽管 TKA 已经取得了巨大的成功，但由于假体的材料及设计是针对特定患者群体，因此一些问题正在逐渐显现。随着

时间的推移，假体设计也在不断发展，成功率也有所提高。目前市面上有许多膝关节假体的设计，但它们的优点通常不是很明确。与固定轴承设计相比，移动轴承假体具有降低磨损和更符合运动力学的理论优势，从而改善功能预后和减少长期失败率。而它的主要缺点是稳定性较差，轴承更容易脱位。根据许多随机对照试验、Meta 分析及系统回顾得出，在接受固定轴承或移动轴承 TKA 的患者活动度没有显著差异。现代假体设计的聚乙烯组件看起来相当耐用。另一个常见的变化是胫骨组件的设计。使用金属底座胫骨假体更有优势，它可以比全聚乙烯胫骨假体更均匀地分布在植骨界面上，从而降低松脱的风险。在金属及非金属组件之间进行了有限的比较发现两者并没有统计学上的差异。是否进行髌骨表面置换各方面意见差异较大：许多外科医生经常使用它，而另一些则选择髌骨保留。虽然没有明确的证据表明哪种方法是最好的，但是软组织平衡和髌骨友好型的假体设计的作用是公认的。

## （六）外科技术

TKA 的外科技术可能是影响其短期和长期预后的因素。目前计算机导航系统的发展提高了 TKA 中对线的精度。假体的精准对线可以最大限度地减少长期磨损、骨溶解及假体松动的风险。因此计算机导航最终可能会降低假体安装不良的风险，改善软组织平衡和髌骨轨迹。然而，这项技术耗资巨大，增加了手术的时间，并且对 PROMS 的影响尚未明确。微创手术（MIS）在传统的 TKA 治疗中得到了广泛的推广。它加快了恢复时间，减少了疼痛，并且需要的辅助设备更少，对于膝关节在术后早期屈曲，以及功能的改善有很大帮助。然而，

由于伤口的延迟愈合和感染，以及 MIS 技术的学习曲线较长，人们对可能增加的并发症有所担忧。手术暴露不佳也会影响长期的结果（如假体安装不良）。在一项关于随机对照试验的系统回顾中发现，MIS 较传统 TKA 操作时间更长，早期（6～12 周）KSS 评分、早期膝关节的活动范围（TKA 后 6 天）及伤口延迟愈合和感染发生率均较高，但总体的并发症及假体安装不良率没有明显差异。同样，MIS 对于膝关节活动度的改善尚未明确，通过对比 MIS 和常规 TKA 临床和放射学结果的随机对照荟萃分析发现，前者的膝关节屈曲明显更大，在早期随访时，股四头肌肌力在早期改善更明显。对 MIS TKA 发表的文献进行系统的回顾发现：与接受标准 TKA 的患者相比，其术后疼痛相对更少、四头肌功能恢复更快、失血更少、活动范围改善更多（大部分报道为短期内）、住院时间较短。然而，在 MIS TKA 组中止血带的时间和假体安装不良的发生率都有所增加。

## 六、患者满意度

满意度的概念在消费市场中被广泛应用，它可以被定义为"一种心理状态，即客户对产品的态度"。在卫生服务行业，患者满意度可能是成功的最重要标准，它已被用作医疗保健的绩效指标。以有效的方式量化满意度难度很大，因为它不是简单的评估，而未经验证的工具可能会提供误导性的数据。

### TKA 的满意度

患者对 TKA 结果的满意程度正逐渐被用于评价 TKA 的成功，并被认为是衡量 TKA 结果的重要指标，因为临床医生和患者所评估的健康状况有明显的差异。

在另一方面，患者满意度的增加可能会使得更年轻、更活跃的患者接受 TKA，这些患者往往希望术后无痛且活动功能改善更多。尽管我们没有一个金标准方法来衡量它，但是详细地评价 TKA 患者的满意度是很重要的。虽然大多数患者对 TKA 后的结果感到满意，并在术后表现出良好的功能，但一些人对结果并不满意。尽管 TKA 在假体设计和手术技术方面进展迅速，但 TKA 患者的不满意率为 5.5%～19%，不满的原因主要是疼痛或功能改善不佳。瑞典关节外科中心报道，在 TKA 后 2～17 年中，25 000 名患者中的 81% 对手术结果满意，8% 不满意，11% 未能确定。在英格兰和威尔士的国家关节登记处发现，82% 的初次 TKA 患者在术后 1 年是满意的。其他研究发现，TKA 后 1 年有 14%～19% 的患者对结果并不满意。对 TKA 的结果的满意程度取决于评估的领域。例如，在一个 407 名患者（523 个膝）的分组中，73% 的患者对疼痛缓解感到非常满意，但只有 50% 的患者对他们在术后 10 年进行休闲活动的能力感到非常满意。在另一个共 1703 名 TKA 患者的分组中，72%～86% 对疼痛缓解感到满意，70%～84% 的患者对术后 1 年日常生活的功能感到满意。在一项随访时间达 7 年的小型前瞻性研究中，86% 的患者对 TKA 感到满意，80% 的患者将再次进行手术，56% 的患者进行规律的活动，并有更好的 WOMAC 疼痛和功能评分。确定哪些因素影响患者对 TKA 的满意程度是一个非常重要的临床问题，它取决于许多因素，包括术后疼痛的缓解和功能能力的提高，以及患者的术前预期和心理健康状态。疼痛的缓解和功能状态的恢复是预测满意度最重要的因子。虽然疼痛缓解与患者满意度有关，但它并不是唯一的影响因素。患者有可能对疼痛缓解满意而对 TKA 整体不满，反之亦然。对结果的期望及对结果的理解结合起来是理解满意度的反应模型。未能达到乐观的预期如不能跪下、蹲坐、爬楼梯等，就会引起人们对 TKA 的不满。

另一方面，老年患者的功能结果表现较差，但其满意度较高，可能是由于术前的预期较低。抑郁和悲观等心理问题也会对结果和满意度产生负面影响。

## 七、结论

晚期膝关节骨性关节炎是初次 TKA 最常见的原因。经过 20 多年的跟踪随访数据显示，大多数患者对初次 TKA 的结果表示满意。其中约 90% 的患者的疼痛、功能状态和与健康相关的生活质量都有着快速和明显的改善。

目前关于年龄、性别和肥胖对患者预后影响的数据仍然相互矛盾，尽管年龄较大的患者的功能比年轻人改善空间更小，较低的 BMI 与更高的满意度和更好的功能结果相关。身心问题可能影响 TKA 的成功，了解患者的差异可以帮助我们从 TKA 获得最大的收益。

尽管初次 TKA 的患者的选择、植入物的设计及手术技术方面在不断进步，但 TKA 后不满意率仍 5.5%～19%，而这些患者不满的理由主要集中于疼痛缓解及功能改善不佳方面。

# 参考文献